くすりの害にあうということ

くすりの害にあうということ

CONTENTS

第1章

薬害って、どういうもの？

効果と害は背中合わせ

「薬剤は、たまたまヒトの病気の治療に役立つ性質が知られて用いられているけれども、ヒトにとって異物であり、害は避け難い」との趣旨を、適切な臨床試験であるランダム化比較試験を日本に初めて導入した砂原茂一氏が1979年に述べています。

しかし今や、単に異物というだけではなく、本質的に「毒」であるとの認識が必要になってきました。毒の面が役立つ人がたまたまいる場合に、それは薬剤として役立つ可能性があります。しかし、あくまでごく一部の人に当てはまることです。多くの人にその「毒」を使おうとすると、「役立つこと」よりも「害」が前面に出てしまいます。例えば、第3章で取り上げている薬剤がそうです。

近代の薬害事件の原点は、米国で生じたサルファ剤シロップ事件です。甘味料として添加されたジエチレングリコールによる腎障害で100人を超す小児が死亡しました。この事件後、米国では薬剤が販売される前に安全性確認のための毒性試験が義務付けられることになり、ついで、世界的な規模で起きたサリドマイド事件（第4章参照）を契機に、薬剤の安全性と有効性の確保に非常に重要な意味をもつ「キーホーバー・ハリス修正薬事法」が制定されました。

このように、重大な薬害事件を契機にして薬剤の規制が強化され、この流れは世界的なものとなって、日本でも同様の規制がなされました。

1990年以降、この規制下では新しい薬剤が許可されにくくなってきました。得られる利益に比べて毒性が強すぎるものしか発見できなくなり、製薬企業にとって不都合なことといえるでしょう。そこで、少々毒性が強くても、また効力の確認があいまいでも許可されるようにと、規制緩和が行なわれたり、病気の診断基準を変えることで「病人」を増やすようになってきました。

その結果、もはや二十一世紀の薬害は、たまたま特別な人に起きる被害ではなくて、ほとんどの人が、大なり小なり害を受けるような事態になってきています。利益をもたらすよりも害をもたらす面のほうが多い物質が、今後も増え、多数の人が被害にあうことになるでしょう。

害にあってしまった人の声を聴く

ここで、章立てについて簡単に述べておきます。どの章から読み始めてもかまいませんが、分けていることの意味を知っておいてください。

第2章は、日常的に用いられていて、おそらく今後も承認が取り消されることはまずないだろう薬剤による被害です（コレステロール低下剤は不要ですが）。ごくふつうに何の疑いもなく処方され、調剤されて、使われる頻度が大きいものばかりです。

いつ、あなたが、あなたの家族が、友人が、被害にあうか、わかりません。被害にあわないために、ぜひともこの章はじっくり読んでほしいと思います。

一方、第3章は、21世紀になって開発や承認がなされた、新たな作用をする薬剤です。HPV

ワクチンでは添加物アジュバントそのものの毒性が厳しく問われ、他のアジュバント入りワクチンの安全性まで問題になりうる、という重大な問題提起がされます。タミフルなどのノイラミニダーゼ阻害剤はすでに4製剤承認されていますが、すべて問題があり、不要です。イレッサは「分子標的薬」の先駆けで、その後同種の薬剤が15種類も登場してきています。

21世紀型薬害では、因果関係そのものを国もメーカーも、頑として認めません。薬害スモンを経験した日本では、被害の認定を裁判でするのではなく被害者を早期に救済する目的で副作用被害救済制度が設けられました。しかし、タミフルの場合、国はその制度への救済申請を却下し被害を認めないため、被害者は提訴しています。

医学的に因果関係が証明できても、それによる被害とは認めない、ということが今後増える可能性は大きいと考えられます。それが、21世紀型薬害と名づけた理由です。

第4章は、裁判の進行がたびたび報道され、医療に関心のある人には知られている薬害であり、裁判は因果関係があることを前提に進められました。C型肝炎やＨＩＶ、ヤコブ事件でも、血液製剤や乾燥硬膜との因果関係は明瞭で、裁判では、国はいつの時点から害を認識できたか、対策が必要であったかが、大きな争点となりました。

裁判はいずれも和解で終結しましたが、裁判の終わりは被害の終わりではありません。被害が治ることはないのですから。

第5章は、ほとんど報道されず、裁判では敗訴したり、和解したものの内容は口外しないという条件付きであったり、ひっそりと終了させられた薬害です。

残念なことに、日本では本書で紹介した以外にももっと薬害は起きました。

これから起きるかもしれない害にあわないために

今後の薬害は、因果関係が争点になるでしょう。そして被害にあっても認定さえもされないのですから、害にあわないようにすることが重要になってきます。

本書は、「薬害にあわないようにするためにはどのようにすればよいか」を考えていただくための一助になれば、との思いで企画し、被害者本人とその家族のご協力を得て、ようやく刊行の運びとなりました。

被害にあったどの方も、薬剤を「体を楽にし、病気を早く治してくれるもの」と信じて使い、害にあいました。何年間も、ときには十年以上もかかる裁判の結果、やっと国に被害を認めさせ、その都度、歴代厚生（労働）大臣や総理が、反省し、「薬害再発防止に最善かつ最大の努力を行う」「二度と薬害を起こさない行政の舵取り」と約束し、碑を建てても、21世紀型の薬害が起きました。

開発者や製薬企業、国にとって、全体的には「毒」であってもよしとする時代になってきています。病気が部分的にでも改善するなら、他の臓器に害があっても目を瞑り、いかにも病気に役立ちそうなシナリオを作り、そのシナリオ通りに発言してくれる医学・薬学の権威者を集め、権威付けのための臨床試験をし、場合によってはデータをねつ造し、有効かつ安全と印象づけられる結果を出し、権威ある医学雑誌に掲載し宣伝をし、学会主導の治療ガイドラインで推奨し、講演会を持ち、一般の医師・薬剤師に「有用」と信じ込ませることができれば、「毒」であっても「薬」として通用するのです。

執筆者の一人である内科医の浜六郎氏は、薬害をつぎのように定義しています。「薬害とは、国や企業・学者が、ある薬剤と被害との因果関係を適切に認識し、かつ、適切な情報提供や回収など、適切な措置をしていれば防ぎえたはずの被害が、利益に比して許容限度を超える規模で生じている状態である。なお、多くの場合、被害が正当に救済されない状態が持続している。」

イレッサ、タミフル、HPVワクチンによる被害はまさしく、この定義どおり「薬害」です。

身近なくすりの害、21世紀型薬害、裁判が終結した薬害、その他の（埋もれた）薬害について被害者の声を聞き、くすりの害にあわないためには、どのようにすればよいのか、いっしょに考えていきたいと思います。

２０１４年11月

特定非営利活動法人 医薬ビジランスセンター 事務局長 坂口啓子

第2章

身近なくすりの害 今も続いている害

医師がふつうに処方している日常的な薬剤が原因で深刻な害が起きること、命に関わることさえもあることを、まず、知ってほしい。その代表が、本章で取り上げたコレステロール低下剤や、かぜに使われる薬剤、抗生物質、ステロイド外用剤、精神科関連薬剤、陣痛促進剤など。

コレステロール値が高いことは病気ではないし、かぜは安静が一番の良薬。感染症に抗生物質を使うことがあるかもしれないが、まれに起きる命にかかわる害を、残念ながら、処方する医師や調剤する薬剤師が知っているとは限らない。

コレステロール低下剤

しっかりした体を作るためにコレステロールは必要不可欠。福田実さんが被った害は、コレステロール低下剤を服用している人ならだれにでも起こりうる。

被害者

福田 実（1963年生まれ。96年に高脂血症と診断された）
闘病生活を続けながら、一人で薬害訴訟を続ける。

きっかけは健康診断だった

（取材協力：大西史恵）

突然起こった「筋萎縮」

入社して12年、営業職で好成績をあげていた福田実さん（当時35歳）が薬害に倒れたのは、1998年12月25日、クリスマスのことでした。

その日は、3人の子どものうち、真ん中の娘（6歳）の誕生日。数日前からひどい腰の痛みで仕事を休んでいたものの、どうにか起きて子どもたちとケーキを食べました。食後、「高脂血症」（現在は脂質異常症）の治療に処方されていたコレステロール低下剤「メバロチン」を服用。その数時間後に、両脚の太股の筋肉が突然、萎縮した、という感覚がしました。それはまるで皮膚の下の膜がすーっとなくなるような、奇妙な感覚で「これはやばい、ただごとじゃない」と直感しました。

その後、筋萎縮は、顔、両肩の後ろ、胸、のどの両側、歯ぐき、両腕、背中など横紋筋**（注1）**のあるすべての部位、全身に広がっていきました。市民病院を受診しても原因はわからない、と医師は言う。のどの筋萎縮の影響からか、次第に話をするのもつらくなり、つばも飲み込みづらくなる。さらには腹筋の筋萎縮からか、尿も出にくくなり、爪や歯の粘膜、皮膚などが薄くペラペラになっていきました。

これらの治療、検査のために、数か月の入退院を繰り返したあと、ようやく原因は「コレステロール低下剤」だと自身で突き止め、その害を公的に認めさせるために長い年月を費やすことになったのです。

注1　体を動かすための骨格筋と心臓には、縦方向の模様と直角方向についている模様があり、これが横紋。コレステロールは細胞膜など様々な生体膜成分の重要な原料であり、低下剤で原料が不足すると動きの激しい横紋筋が融解する。これが横紋筋融解症。福田さんの場合には、横紋筋だけでなく、中枢系の神経まで融解したために、様々な神経症状が出た。自力で尿が出ない、ものが飲み込みにくいのは神経傷害による症状と考えられる。

真面目に治療に向き合った

きっかけは1996年10月18日、年に1回行なわれる会社の健康診断で、「高脂血症」と診断されたことです。高脂血症とは、血液中のコレステロールや中性脂肪が増えた状態であり、そのときの福田さんの血液検査の結果は、総コレステロール257、中性脂肪651でした。当時の高脂血症の診断基準は総コレステロール220以上。「コレステロールが高ければ動脈硬化に、ひいては心筋梗塞や脳梗塞の原因になりますよ」と、日本動脈硬化学会が警鐘を鳴らし、積極的治療の旗を振り続けているなか、福田さんにも、もちろん「治療」が勧められました。

確かに入社時に比べれば体重は10キログラム増えていました。自分の体をきちんと管理しないと部下の管理もできない。真面目に仕事に邁進していた福田さんは、医師の勧めるまま、体調管理のために治療に取り組んだのでした。

その年の暮れから、フィブラート系**（注2）**のコレステロール低下剤ベザトール（キッセイ薬品）が処方されました。禁煙し、酒も節制し、魚中心の食事を心がけ、毎日1時間ウォーキング。努力の甲斐あって体重は2か月で元通りになりました。

そしてベザトールを飲みだしてすぐの12月28日、ウォーキングの最中に脈が飛び、不整脈が起こったのです。高校時代にワンダーフォーゲル部と応援団を掛け持ちしていた頑健な福田さんにとって、ウォーキングで不整脈が起こるなど思いもよらないことでした。そのときにかかった夜間救急で、「正月休みに入る前に」とベザトールに加え、スタチン系**（注3）**のコレステロール低下剤メバロチン（三共製薬、現第一三共）が追加されました（ついでに心臓に痛みが出たら使用するようにと、ニトログリセリン製剤のニトロペンも処方）。

注2 コレステロール低下剤の一種。スタチン系が出る前からあったが、発がん性などの問題があり、あまり用いられてこなかった。

注3 1980年代の終わり頃から出始めたコレステロール低下剤の一種。プラバスタチン（商品名メバロチン）は一時は年間1000億円の販売高に達した。コレステロールを下げるだけでなく、免疫系の抑制、糖尿病の悪化、発がんなど様々な全身への害反応がある。

害反応（副作用）が次々と

服用から3か月目、異変は突然、現れました。腰に痛みがあり、両脚に脱力が出たため、整形外科を受診。「筋膜性腰痛症」と診断され、毎日の骨盤牽引を余儀なくされました。このときが、コレステロール低下剤によって細胞膜が破壊された瞬間だったのかもしれません。これをきっかけに、あらゆる害反応が福田さんを襲います。

顔のむくみ、のどの渇き、のどの筋肉のつれ、血尿。加えて、2種類のコレステロールを服用した半年後には尿意が異常に近くなり、膀胱炎、前立腺肥大の検査を受けます。そして併用1年後、ひどい胃痛、じんま疹、全身の倦怠感と筋肉痛、脱力が出始めました。

さらに半年後、鼻毛まで白髪になり、脱毛。肌と粘膜が弱くなり、瞼は二重に、あごは外れそうに。勃起不全が起こり、尿を出すのが困難になりました。歯髄炎、水虫、結膜炎、へルペス、咽頭炎の緑膿菌感染など、様々な感染症にもかかりました。

「異常なし」でも投薬は続く

体調不良の原因は、この時点ではまったくわからず。出された薬剤を健康のためよかれと思って飲んでいました。医師の指導のとおり、毎日5キロのウォーキングと筋トレも続け、併用から1年で総コレステロールは212まで下降。この時点で、「高脂血症」ではないにもかかわらず、ベザトールとメバロチンの処方は続いていました。

併用から1年半後、度重なる体調不良に、福田さんはついに医師に訴えます。

「メバロチンとベザトール、2つ飲んでからこうなった。どちらか1つにしてくれ」

医師はベザトールのみ1か月処方し、それでも胃痛などは続いたため、今度はベザトールを止めてメバロチンを処方するように。

1996年の健康診断から2年後、総コレステロールは183にまで下がり、当然会社の健康診断では「異常なし」。しかし、それでも医師は言いました。

「今日からメバロチン10ミリグラムを1日おきでいいです」

異常がない体に、なぜメバロチンが必要だったのでしょうか?

最後の出社日となった忘年会

1998年12月20日、その年の忘年会のあと、ずっと続いていた腰痛がひどくなり、この日が最後の出社日に。痛みに耐えきれず、2日目に整形外科で痛み止めの注射を打ったところ、注射針はすぐに骨に当たりました。「血の気が引いた」と福田さん。ワンダーフォーゲルと応援団で鍛えたプリプリの筋肉が、なくなっていたのです。

そうして冒頭に述べた12月25日。福田さんは、当時をこう振り返ります。

「仕事で全国を飛び回っていた30代半ばの時期です。健康診断でコレステロールが高いと言われて、治療をしたほうがいいと医者に言われた。それまで体のことで不自由を感じたことはなかったけども、仕事をこなさなければいけなかったし、そのためには体も完璧なものにしたい。だから医者に勧められるままに治療したまでのことです。医者に出されたものを飲んでいる、安全だ、という感覚ですよ。次々に体に異変が起きてきて、なんで腰が痛いのか、脚が脱力するのか、まったくわからなかった」

仕事をするために、家族のためにも健康でありたいと願い、「コレステロールを下げるための薬」が必要だと言われた。それもわずか1、2種類です。手のひらいっぱい何十錠も飲むわけじゃない。服用から2年、体調不良が続くからといって、それが薬のせいである、とは考えが及ばないでしょう。しかし…

「98年の暮れに倒れたときに、薬が原因じゃないかと思い至りました。治療を始めた頃、勉強のためにと買っていた本（**注4**）を読み直すと、副作用に『神経障害』や『筋肉障害』が載っていた。ほかにも全身筋肉痛、脱毛、ウイルス細菌感染、皮膚・粘膜異常、蕁麻疹、勃起不全と、自分に起こった副作用がすべてある。ああ、全部あてはまる、これだ、これだったんだと知って、ゾッとしましたね。そのときやっと、数々の体調不良の正体がわかったんです」

これまでの日々が〝原因不明の奇病との闘い〟であったのならば、このときから福田さんは、〝薬害を認めさせる闘い〟と向き合うことになったのです。

注4 寺本民夫氏（日本動脈硬化学会副理事長）の『動脈硬化、高脂血症を治す』。コレステロール低下剤の害に気づいたのが、「脂質異常症」を声高にいう学会の重鎮の著書であったというのは皮肉な巡り合わせだ。

国は害を認めない――裁判へ

福田さんの場合、コレステロール低下剤の副作用の認定基準とされている血液CPK検査**（注5）**の値は正常値でした。病院はその数値だけを見て、異常はないはずだと説明を繰り返し、挙句の果てには、「精神疲労」という病名を付けました。しかし、全身の筋肉障害、神経障害に苦しみながら、前髪は抜けてスキンヘッド、歯を磨くと出血する、唾も飲み込めない、尿も出せない状態です。2つの病院に2か月入院したものの治療法はなく、1999年3月、自己導尿を習い、流動食を使用して自宅療養に。それから、副作用の証明をするために動き始めます。

独立行政法人医薬品医療機器総合機構（以下、医薬品機構）にコレステロールの副作用による被害認定の申請をするために、かかりつけの病院にデータをもらいに行き、新たに神経内科で検査。薬の相談窓口や医療消費者110番、くすり相談室、電話相談、日本薬剤師会等々に問い合わせ、厚生省（現厚生労働省）に電話をし、厚生省安全対策局長あてに手紙を書きました。さらに日本医師会にも問い合わせ、検査機関や医師を紹介してほしいとアドバイスを求めました。こうして厚生省と病院と、何度もやり取りをしました。

ウォーキング中に倒れて救急搬送されてから3年8か月、コレステロール低下剤服用から5年8か月が経った2001年8月30日、医薬品機構から「医療費・医療手当」不支給の通知が届きます。国は、福田さんの症状はコレステロール低下剤による副作用ではない、と否定したのです。そこで、厚生労働省へ直接審査申し立てをし、検査データをもう一度念入りに用意。しかし1年半後の2003年2月13日に届いた通知は、坂口力厚生労働大臣名で「審査申し立ては、これを棄却する」でした。

2003年5月13日、福田さんは、不支給の取り消しを求めて東京地裁に提訴。5年の裁判を経て、2008年5月22日、国に勝訴しました。

2010年4月23日、控訴審にて勝訴判決が確定。裁判では、木元康介医師（泌尿器科）、浜六郎医師（内科、薬剤の害の専門家）、別府宏圀医師（神経内科）の3氏が医学的観点から意見書を書き、原告側証人として証言しました。

福田さんの裁判勝訴を伝えたメディアはほとんどありませんでした。

注5 横紋筋にたくさん含まれている酵素の名前。CK（クレアチニンキナーゼ）ともいう。横紋筋が融解すると筋肉から出て血液中に移行するために、血中の濃度が高まる。

子どもがエネルギーの源

薬害に倒れた1998年から国に対する裁判での勝訴確定までの12年の間に、福田さんは製薬会社2社（キッセイ薬品、第一三共）と、コレステロール低下剤を処方した病院を被告とする裁判も並行して進めていました。病院訴訟は和解、製薬会社訴訟は一審で敗訴しましたが現在再審請求を準備中です。自身の被害と裁判に関する本も出版し、ベストセラーにもなっています**（注6）**。

全身を襲う苦痛に耐えながらも、「勝つ」という揺るぎない自信をもって前向きに闘う福田さんを支えているものは、「子どもです。親父としての責任を果たす、ただそれだけです」

「(倒れた当時) 子どもは小さかったから、なんにもわからず、ただ悲しかったんじゃないでしょうか。家を建てたばかりで何不自由なく生活していたのに、わけがわからないまま、お金がなくなり、親父が倒れた。女房もね、大変だったと思います。自分が働き出して、家のことから何から何まで女房にふりかかってきた。薬害に倒れた16年前、自分の命はあきらめたんです。でも子どもを一本立ちさせるまではなんとかがんばらなければいけないし、真実を証明することががんばることなので、当たり前のこととしてお金も取らなきゃいけない。子どもを食わせてやらなければいけない。だから裁判をやり、本を書いたんです」

「ここまで来たのは、とにかくナメるなっていう気持ちですよ。正々堂々と、真実を証明するために、勝つためにまだまだ死ねません。製薬会社にも勝ちますよ。今はメーカーとの闘いに備えて軍資金を集めています**（注7）**が、必ずてっぺんに立ちます」

２０１３年秋に心筋炎で倒れ、心筋梗塞の初期で入院。「薬害で倒れたけれども、その中で応援してくださる方にもたくさん会えました。何の因果か、『薬害を被る人間』として選ばれてしまったわけですから、それを伝えるため、支えてくれる人たちと楽しみながら薬害を証明していくしかない。それは家族と自分のため、そして世の中をよくするため——半分半分の理由からです。体はきついけど、精神的には充実しています」

注6『私は薬に殺される』（幻冬社、２００３年）、『たった一人で国・薬害裁判に勝つ』（日本評論社、２００８年）、『至誠通天』（花伝社、２０１３年）。

注7 福田実さんのオフィシャルサイト（www.geocities.jp/fukuda-minoru-1963/）では、裁判への支援を呼びかけている。口座は、東和銀行東平支店 普通 3031070 薬害副作用認定裁判支援基金

取材を終えて

福田さんの服装は上下黒で襟は首元が見えないようなスタンドカラーです。上着の腕部分をまくって見せていただいた肌は荒れていました。スタンドカラーに隠れている首元も、です。思い切って太腿を触らせてもらいました（服の上からですが）。一見したところ、背丈があり、黒の上下服で恰幅のよい雰囲気です。が、太腿は見かけとは大違いで、女の手でくるっとつかむことができるくらいにやせ細っていました。筋肉がすっかりこそげ落ちたという感じです。

被害は元に戻ることはありません。崩れ折れそうな身体を強い意志で支えておられるのだと思いました。（２０１４年春、編集担当 坂口啓子 記）

専門家

浜六郎（内科医、ＮＰＯ医薬ビジランスセンター代表）
公衆衛生学、医薬品評価を専門とする

高いほうが元気で長寿

低下剤開発の歴史は失敗・薬害の歴史

欧米では、ずっと以前から心臓病が死因のトップでした。今では否定されたコレステロール原因説が信じられて（今でも多くの医師はそう信じているが）、コレステロールを下げる薬剤の開発が始まりました。１９４９年にはすでに研究を開始。初期のものはコレステロールは下がっても、似たような物質が蓄積し、毒性のため使えませんでした。１９６０年に市販にこぎつけて、「素晴らしい」と賞までもらったトリパラノールは、１９６２年４月には白内障や血液障害などさまざまな毒性のために販売中止となりました（文献1a、1b）。のちに、メーカーによる動物実験の死亡率を低く見せる操作が判明し、裁判で多額の賠償金を払うことになりました（文献２）。

１９６０年代に入り、寿命を延長しなければ価値ある薬剤とはいえない、とのあたりまえの考え方が重視され、心筋梗塞を起こした人を対象に死亡減少を目標にした長期比較試験**（注１）**が実施されました。CDP（冠血管用薬剤計画）という大プロジェクトでした（文献3a―3d、4a）。

男性よりも女性のほうが動脈硬化が少ないのは女性ホルモンのためではないか、との考えで女性ホルモンのエストロゲン低用量と高用量、甲状腺ホルモン系物質、クロフィブラート、ニコチン酸などがプラセボと比較されましたが、いずれも失敗に終わりました。

エストロゲン高用量は肺血栓塞栓症（**注2**）が増加し、低用量エストロンではがんが増加し、甲状腺ホルモン系物質では冠疾患死亡と総死亡が増加したために、試験の終了予定前に中止となりました。クロフィブラートは総死亡率に差はありませんでしたが、胆石や肝障害が多く、これも失敗でした。ニコチン酸とプラセボとの比較では、ニコチン酸群のほうが有利な条件であったのに、総死亡率に差はありませんでした（文献3e）。

すでに心筋梗塞が起きた人では効果がないが、まだ心筋梗塞になっていない人に使えば寿命を延長させることができるのでは、との考えで、クロフィブラートを用いた長期の臨床試験がWHOによって実施されました。しかし、総死亡率は逆に23％増加しました（統計学的に有意、文献4a）。他のフィブラート系薬剤、コレスチラミン（陰イオン交換樹脂）、プロブコールなどいずれも、総死亡率を下げたとの証拠はありませんでした。

注1　試験対象者を公平に2群に分けて一方に薬剤候補、他方にはその成分を含まないもの（プラセボ）を用いて、起きる病気の頻度を比較する臨床試験の方法。
注2　肺動脈に血液の塊が詰まる病気。呼吸困難や突然死などの原因になる。

冠動脈疾患が減るという証拠なし

総死亡で比較した試験でことごとく失敗したのち、臨床試験では総死亡の比較はせず、改善が期待できそうな冠動脈イベント（主に心筋梗塞の罹患と死亡）だけを調べるようになりました。

１９８０年代に続々と開発されたスタチン剤は、とりあえず害が目立つことなく、しかもコレステロールを下げる働きは明瞭でしたので、たちまち、世界中で多用されるようになりました。日本でも、メバロチン（第一三共）が年間１０００億円の売上げとなるほどよく使われましたし、今も使われています。その根拠になったのが、発売前の臨床試験です。

１９９０年代、臨床試験にまつわるさまざまなスキャンダルが欧米で社会問題となり、２００４年からＥＵで罰則付きの規制が発効しました。規制前の臨床試験の論文では、よい結果ばかりでした。これが世界中でスタチン剤が多用される根拠でしたが、２００４年以降の試験では、どの試験も、総死亡はおろか、冠動脈イベントの改善すら得られなくなりました（文献5b）。

基準値は気にしなくてよい

２０１４年４月に日本人間ドック学会と健康保険組合が共同で健康人の検査基準範囲を発表しました（文献6d、7）。その中で、総コレステロールに関しては、男性は２５４mg／dL（以下mg／dLは省略）まで、65歳以上の女性は２８０までは問題なしということでした。これは日本動脈硬化学会の基準値よりもかなり緩やかで、新聞、雑誌、テレビなどが連日大きく取り上げました。動脈硬化学会は反論し、基準値を変更するつもりはないようです。

私が本格的に薬害に取り組んだ最初の薬剤は、１９７０年頃に使われていた狭心症用のコラルジルでした。これは、冒頭で述べた米国で薬害を起こしたトリパラノールにそっくりの化学構造でしたので、コレステロール低下剤開発の歴史を徹底的に調べた結果、失敗と薬害の歴史であったことが分かりました。そのため、コレステロール値が基準値よりも高いからと薬剤で下げる必要はまったくないこと、むしろ薬剤で下げると害をもたらすこと、高めのほうが長寿であることなどをＴＩＰ誌（文献4a—4i）や「薬のチェック」（文献6a—6d）、単行本など（文献8a、b、9、10）で述べてきました。

日本脂質栄養学会も、各種調査から基準値より高めが長寿だと解説しています（文献6a、6b）。

福田さんは下げる必要はなかった

健康診断を受けた時点では健康そのものであった福田実さんにコレステロール低下剤が処方されたのは、医師が日本動脈硬化学会の治療ガイドラインにしたがったからです。現在もこの基準は改められることなく、多くの医師がその基準に沿ってコレステロール低下剤を処方しています。健康診断を受けると「コレステロールが高いですね」と言われ、受診するとコレステロール低下剤が処方される可能性はまだまだ十分にあります。

動脈硬化学会のガイドライン通りに処方が行なわれれば、成人の半数近い４０００万人以上が「患者」になります。一方、人間ドック学会の基準では、その数は10分の1以下になります。「薬のチェック」や脂質栄養学会の判断では、コレステロール低下剤は不要です。福田実さんは95年には２５４、96年に２５７で、まったく健康な状態です。コレステロール低下剤は必要がなく、したがって、服用しなければ害にあうこともなかったのです。

国際的な動きは、低下療法不要へ

さて、国際的な動きとしては、これまで積極的にコレステロール低下剤を推奨してきた米国の２つの心臓病関連学会（ＡＣＣとＡＨＡ）が２０１３年、合同によるガイドラインを改訂しました。改訂ガイドラインでは、ＬＤＬコレステロール**（注３）**に基準値を設けて治療する方法の妥当性を証明した証拠はない、と、従来のガイドラインを自ら否定しました。つまり日本動脈硬化学会の基準値も否定されたのと同じことです。

スタチン剤についてもその害と無効が証明され、認識されるようになり、いよいよ、コレステロール低下療法は失敗と薬害の歴史であったことが証明されつつあります。

なぜコレステロールを下げる必要はなく、害があるのでしょうか。その理由を考えてみましょう。

注３　LDLコレステロールとは、総コレステロールの中で、いわゆる「悪玉コレステロール」と呼ばれているものだが、実際は悪玉でない、ということを米国学会が認めたことを意味する。それに、LDLコレステロールは測定値に信頼性がないことが指摘されている（文献11）。

コレステロールは体に必須――下げてはいけない

人の体は、たくさんの細胞によって成り立っています。一つ一つの細胞は、その形だけでなく、それぞれが様々なホルモンや脂質、タンパク質などの化学物質を生み出して大切な働きをしています。それらの形と、適切な働きを保つために、コレステロールはなくてはならない物質です。コレステロールが大切な理由は主に3つ。

1．生体膜の重要な成分であること
2．副腎皮質ホルモンや性ホルモンなどの原料になること
3．胆汁の原料になること

です。コレステロール低下剤を使ってはいけない理由は、細胞が呼吸するために必須の補酵素であるコエンザイムQなど重要な生体成分の多くが減ってしまうからです。これらの点について解説しましょう。

1．生体膜の役割とその傷害・障害

生体膜とは、細胞膜（正式には「形質膜」）のほか、細胞内にある様々な膜成分のことをいいます。生体膜は、いわば生命活動の源なのです。その種類と役割を表に示します。

コレステロール不足になると、細胞膜の強度や流動性が損なわれ、適切な信号のやり取りやイオンの出入りが困難になり、ついには細胞内成分が漏れ出してしまいます。そのため、生体膜の原料であるコレステロールが低下すると、体の機能低下・構造劣化を招きます。具体的に説明しましょう。

①老化促進

人の体の各部分では、古い細胞が死滅して、新たに細胞が分裂し、若い細胞に置き換えられていきます。コレステロールは新しい細胞を作るための重要な部品の原料。この原料が不足すると健康な細胞が作られにくくなり、老化につながります。

②細胞膜が溶ける

筋肉は体の中では最も激しく動く細胞。したがって、コレステロールが下がり過ぎると真っ先に壊れます。「横紋筋融解症（おうもんきんゆうかいしょう）」という病気です。筋肉の崩壊は筋肉内から血中に溶け出したＣＫという酵素（筋肉内に豊富な酵素）の検査で簡単に診断できます。しかも発症例が多いため、コレステロール低下剤の害反応（副作用）として、少なくとも医療関係者にはよく知られています。

生体膜の種類と役割

★核膜：内部にＤＮＡゲノムを有する遺伝子情報の発信源。

★小胞体：核膜から連続して核内の遺伝子情報にしたがい蛋白質や脂質を製造。

★ゴルジ体：それらの不純物を取り除き、移送。

★ミトコンドリア：酸素を利用して呼吸しエネルギーを生み出す細胞内発電所。

★細胞膜（形質膜）：①普通のリン脂質が向かい合ってできた脂質二重膜で細胞の内外を隔てる。②丈夫なリン脂質とコレステロールが豊富な脂質ラフト（脂質いかだ＝筏）の部分では、細胞が働くための信号の受け渡しに必要な受容体やイオンの通り道（チャンネル）がある。③その通り道のため、細胞膜は固体ではなく、コレステロールが存在することで適度な強度と流動性を有する。

③神経機能の低下

脳内や全身に張り巡らされている神経（線維）には神経細胞から長く伸びた軸に鞘（髄鞘）のない無髄神経と鞘をもつ有髄線維があります。この鞘は、シュワン細胞の細胞膜が延長して何重にもぐるぐると軸を取り巻いてできています。これは膜そのものといってもよく、身体の中で、コレステロールを最も多く含む部類に属する構造物です。もちろん、神経細胞本体の細胞膜や内部にも生体膜があります。薬剤でコレステロールを下げると、これら膜構造の流動性が失われ、機能が失われ、そのことが神経障害、あるいはうつ病などにつながります。結果、自殺の増加といった社会現象も招きかねません。

福田さんに生じた害は、横紋筋融解よりも、むしろ神経の傷害のほうが大きかったでしょう。筋力が出なかったのも、筋肉そのものの傷害よりも、筋肉を動かす神経にさらに強い傷害が起きたためです。尿が出なくなったのは、自律神経の障害のためであり、物が飲み込めなくなったのは、延髄**（注4）**の障害のためと考えられます。

神経が傷害されていることを客観的に示すことができる鋭敏な検査はありません。コレステロール低下剤を使った動物実験では、神経症状が出ていなくとも、解剖すると中枢神経に激しい傷害がありました。そして症状が出た場合にはさらに激しい神経傷害があったという事実を考える必要があります。症状が出た場合には、すでに相当重い神経傷害が存在する、と考えたほうがいいのです（文献4h）。

コレステロール低下剤を用いている人は今すぐ中止してください。何の不都合も起きません。

福田さんのような害にあう前に、思い切って中止することをお奨めします。

④感染症やがんにつながる

福田さんは、コレステロール低下剤を服用するまでは感染症とはほとんど無縁でした。ところが服用し始めてから、咽頭炎や尿路感染症、帯状疱疹など、さまざまな感染症にかかっています。感染症にかかりやすくなることは、種々の疫学調査でも確認されています。コレステロールが低下すると免疫細胞の働きが鈍くなるからです。

コレステロールが低いと、特にC型肝炎ウイルスに感染しやすくなります。肝臓にはコレステロールの受容体**（注5）**があります。実はC型肝炎ウイルスの受容体はコレステロールの受容体と同じものなのです。ですから、コレステロールが不足すると、コレステロールが結合していない受容体がたくさんあるため、そこにC型肝炎ウイルスが入り放題というわけです。コレステロールが高い人では受容体に空きがないため、ウイルスが肝臓に入り込めず、C型肝炎にかかりにくく、持続感染にもなりにくい。肝硬変や肝がんにもなりにくい原因はこのためと考えられます（文献4i、6c）。

コレステロールが高いほどがん死亡率が低いことは多くの調査で共通しています（文献4c、4e、4i、6a、6c、5、8）。コレステロールが高いほうが免疫力が衰えにくいためでしょう。

⑤重要な病気の大部分に関係する

感染症やがんだけでなく、コレステロールが高いと、自己免疫疾患、喘息などアレルギー、脳卒中や動脈硬化など、あらゆる種類・系統の病気になりにくいと報告されています（文献4i、6c）。コレステロールが高いことは万病のもと、というのは、全く事実と反します。私も執筆に加わった日本脂質栄養学会の「続 長寿のためのコレステロール ガイドライン」（文献5b）で、その理由を詳しく解説しました。科学的根拠をもっと知りたい読者はぜひ参考にしてください。

注4 延髄は脳の最下部にあり脊髄に接している部分。生命活動に必須の呼吸や循環、嚥下、おう吐、排尿などの中枢があり、ここが大きく傷害されると死に至る。
注5 受容体とは、細胞の表面にあり、化学物質や微生物などの一部（鍵）が結合する部位（鍵穴）に相当する。鍵穴（受容体の形）に合う鍵しか受け付けない。

2．ホルモン——5つの重要なホルモンの原料

コレステロールの二番目の大事な働きは、5種類の重要なホルモンの原料になることです。ストレスに際して分泌する副腎皮質ホルモン、体内の塩分を調節している電解質ホルモン、男性ホルモン、そして2種類の女性ホルモン（エストロゲンとプロゲステロン）です。原料となるコレステロールが少なくなると、これらのホルモンの欠乏状態が起こります。

①副腎皮質ホルモン
副腎皮質ホルモン（ステロイドホルモン）は、ストレスに際して出るホルモンの中では、最強

のアドレナリンに次ぐ強力なホルモンです。アドレナリンとステロイドホルモンを合わせて、ストレスホルモンといいます。

ストレスが加わると、コレステロールの生産量を高めます。ですから、早朝よりも昼間、特にストレスのある時に測るとコレステロール値は高く出ます。福田さんのコレステロール値が高めであったのは、常にエネルギッシュに活動していたためであったのです。

コレステロール低下剤は、ストレスに立ち向かうホルモンを低下させます。気力が失せ、消極的になり、うつ病などになりやすくなります。

②電解質ホルモン

コレステロールは、ナトリウムやカリウムなどのミネラル（電解質）の濃度を調整しているホルモンの原料にもなります。

③④⑤性ホルモン：不足で性機能低下に

男性ホルモン1種類（アンドロゲン）と、女性ホルモン2種類（エストロゲンとプロゲステロン）の原料にもなります。男性ホルモンの不足で性機能障害が起きます。閉経した女性でコレステロール値が高くなるのは、女性ホルモンが減るため、コレステロールを増やして少しでも女性ホルモンを作ろうとするからです。下げるとかえってホルモンバランスは悪くなります。

3．胆汁酸の原料――不足で脂肪消化不良

胆汁酸は、油脂の消化に欠かせない消化液の成分です。欠乏すると食事から摂った油脂成分を消化できず下痢しやすく、栄養不足、エネルギー不足に陥り、免疫力が低下します。

コレステロール低下剤は使ってはいけない

現在、「治療」の主流として使われているスタチン剤（メバロチンやリピトールなど）は免疫抑制剤です。コレステロールが低下するだけでなく、コエンザイムQやドリコールなど各種の成分も低下し、免疫が低下して、さまざまな病気の原因となります。心臓病を防止するという証拠もありません。総コレステロール値が４００にもなる家族性高コレステロール血症でさえ、コレステロールを低下させても動脈硬化は改善しなかったのです（文献4i、6c、5b）。

コレステロール低下剤は全く不要です。

かぜの処方薬剤

かぜやインフルエンザは自然に治る。「脳症が怖いから薬を！」は嘘。くすりは治りを遅くし、脳症で重度の後遺症を一生抱え込むか、死亡することも。

被害者

竹本雪美（娘 梨緒さんが2歳の時にかぜで受診、服薬後脳症に）

かぜで受診、元気な子が脳症に

娘の梨緒は、1999年7月当時、2歳7か月でした（1996年12月生まれ）。鼻水と、咳、37・4度程度の発熱などかぜ症状があり、軽いぜーぜーなどもあったので、行きつけの病院（A病院）を受診しました。その結果、喘息様気管支炎で軽い喘息発作とのことで、吸入治療を受け、テオドール、ムコダイン、ポララミンなどが処方されて服用していました（**表**）。

3日目までは元気で処方された薬剤を飲んでおり、問題の日の前日は、夕食を夜8時頃によく食べて、ふだんのように寝ました。翌朝6時頃に目覚めた時は「おかあさんのカミのケ」と言いながら、母親の髪の毛を触ったり、名前を呼ぶと「ウン」と応答したりできていました。顔色など熱がありそうな様子はなく、すぐにまた寝たので、「まだ眠いのかな」と思いました。

しかしその後、8時半頃になっても起きないので、起こそうと思って見ると、両上肢に数秒間ずつの短いピクピクとしたけいれん（強直症状という）を起こしていました。そのため、午前9時10分、A病院小児科を受診しました。

受診時は、名前を呼んでも答えず、両眼が右に寄って（脳の障害があることを意味する）、体温は39・5度と上がっていました。酸素吸入や点滴をし、けいれん止めの注射をしましたが、なかなかけいれんは止まりません。

表：内服処方の内容（注）

商品名（一般名）1日用量
テオドールドライシロップ（テオフィリン）130mg
ブリカニール細粒（テルブタリン）4mg
◆ムコダイン細粒（カルボシステイン）400mg
◆ポララミン散（マレイン酸クロルフェニラミン）1.5mg
アスペリンドライシロップ（ヒベンズ酸チペピジン）30mg
セフスパン細粒（セフィキシム）60mg

注：低血糖に関係した可能性の高い薬剤に◆マークをしている

そのときの検査結果は『血糖値23㎎／dL』でしたが、これは異常に低い値で、血糖の正常な人は60㎎／dLを切ることはなく、これだけ低い値だと脳は全く働かないということを後で知りました。

ブドウ糖の点滴や静脈注射でけいれんはようやく止まり、大きな病院（B病院）に転院して検査した時には、血糖値はすでに高くなっていました。その後、いろいろと治療が行なわれ、不自由ながらも自分一人で歩くことができるようになりましたが、言葉はほとんど出ない重度の障害が残りました。

まさか薬が原因で障害児になるとは……

娘は2歳半までは順調に何の問題もなく成長していて、まさか病院で処方された薬剤が原因で、自分の子が障害児になるとは思ってもみませんでした。

小さい子どもを持つお母さんたちは、市販の薬は心配と思い、待ち時間の長い病院へ子どもを連れて行き、受診している人は多いと思います。その病院で処方された薬剤の組み合わせで低血糖を起こし脳症になったのであれば、娘のような子どもをこれからひとりでも増やさないように、いろいろ研究をしていってほしいです。

梨緒は病院に着いてからの先生の判断も処置も早かったので重度知的障害は残りましたが命は取りとめたと思っています。娘に重度障害が残ったとわかったときから、「運が悪かった」では割り切れない部分もあります。でも、脳症でお子さんを亡くされた方もたくさんおられます。心に傷を残したままの方もたくさんおられると思います。そういう方々が、これから先、増えることのないよう、小児救急医療の充実と脳症の原因解明に取り組んでいってほしいと思います。

（「薬のチェックは命のチェック」5号の記事より再構成）

※竹本梨緒さんのお母さん、雪美さんに現在の様子などについて書いていただきました。

急性脳症になり15年、これからの梨緒のこと

竹本雪美

梨緒が急性脳症になり、早いもので15年が経ちました。

発病直後には目も見えておらず、首も腰も座っていなくてグラグラ状態。口から食べ物を食べることもできず経管栄養法で食事を摂取していたのが、3か月の入院生活の間に追視、口から食事ができるようになり、ヨチヨチ歩きができる状態での退院となりました。

重度知的障害と多動、尖足**（注）**があったため、とりあえず訓練施設に通い始めました。日常生活は、寝ているとき以外はずっと動いている感じで、寝かしつけるときも何度も何度も起き上がり、寝入るまでずっと横についていないといけない状態でした。発病前には自分ひとりで食事、トイレで排尿、排便していたのに、それもできなくなり、食事は全介助、紙オムツ着用という乳児の状態に逆戻りしました。

同い年の子どもたちと接したり、遊んだりすることが刺激になり、少しでも回復してくれればと思い、翌年（２０００年）4月から3年間、地域の保育所に通いました。

就学に関しては、危険認知ができないこと、奇声、泣く、笑う以外ほとんど言葉が出ないこと、ずっと目が離せない状態であることから、地域の小学校は無理と判断し、特別支援学

校に決めました。就学と同時に知的障害児の学童（現　児童デイサービス）にも通い始めました。

　小・中・高と学校や児童デイサービスでいろんな体験・経験をすることにより、少しずつ発語は増えましたが、耳に入ってきた言葉を覚えて勝手にしゃべっているという感じで、会話としては成り立ってはいません。身の周りのことも自分ひとりでは何もできない状態のままで、叱られていることはわかっても、叱られている理由は理解できないので、何度も同じことをするといった感じで、現在も1歳から1歳半の知能があるかないか程度だと思います。それでも、その場面に合った言葉を梨緒に言って（覚えて）ほしくて「おはよう」「いただきます」「お茶ください」「おやすみ」等々、毎日くり返し言い続け、会話が成り立たなくても沢山しゃべりかけました。

　梨緒が大きくなるにつれて2歳上の梨緒の兄の協力なしには生活できない状態になりました。私が働いているので、学校への送り迎えや、一緒に留守番するなど、お兄ちゃんに助けられました。それでも梨緒の笑顔に癒され、梨緒が場面に合った言葉を言うとうれしく、梨緒が障害児になったことで色々な方との出会いや発見、経験ができたと思っています。

　今年の1月末に梨緒の兄が家を出たことにより、梨緒と私のふたりでは生活できなくなり、梨緒は児童養護施設（四天王寺太子学園）に入所、学校も施設からの便のいい藤井寺支援学校高等部に転校しました。梨緒は毎日会う人の顔は覚えていますが、しばらく会わないと「この人は誰？」という顔をします。いつか私の顔も忘れてしまうのかな？と思っています。

お兄ちゃんにはお兄ちゃんの人生があり、梨緒のために人生を犠牲にするのは違うと思いますし、梨緒のことをかわいいと思っていても、生活していくためには私は仕事をしていかなければならず、介護しながらの生活が不可能になりました。梨緒を家に連れて帰ってくることも施設に会いに行くこともできるので全く会えないわけではありませんが、普通の家庭よりも、子どもとバラバラに生活し始めるのが、早くやってきちゃったなぁと思います。

２０１５年３月には高校を卒業、今入所している施設は児童養護施設なので高校卒業と同時に障害者の養護施設に移らなければならないのですが、施設数が少なく、どの施設も入所待ちの人が何人もいる状態で、空いている施設があるのか、現在、入所できる施設を探しています。

梨緒は人の手を借りないと生きていけません。当然、私のほうが梨緒より先に逝くので、この先一生、梨緒が生活していく施設を、梨緒が過ごしやすい施設を、楽しく生活できる施設を見つけてあげないとならないのです。

梨緒の顔を毎日見れないことは淋しく思いますが、そのことより梨緒のこれからのこと、障害者が安心して生活できる障害者施設がもっと増えてほしいと思っています。

注　せんそくと読む、足の変形の一種で、足指先が下方向に曲がった状態になり、踵が床や地面につかない、つま先立ちの状態で歩くことになり、歩行困難。

専門家

浜六郎（内科医、NPO医薬ビジランスセンター代表）
公衆衛生学、医薬品評価を専門とする

くすりで脳症にならないために

はじめに

かぜやインフルエンザで脳症を起こす原因は主に強力な解熱剤（文献1―6）です。その解熱剤は少なくとも小児にはあまり使われなくなりました。またテオフィリンも厳重な注意がされて使用されることが少なくなってきました。

一方、ムコダインなど痰切りや抗ヒスタミン剤で低血糖になるとの警告は添付文書に書かれていないために、脳症の後遺症が起きる危険性がまだあります。脳症全般を解説する前に、竹本梨緒さんのケースについて述べます。

竹本梨緒さんの場合——

低血糖によって起きたけいれんと後遺症

健康な体なら（新生児を除けば）血糖値が60未満になることはまずありません。血糖値が低下すると、主にアドレナリンが働いてグリコーゲンからブドウ糖が作られ血糖値は60㎎／dL以上に保たれます。一方、サルの実験では、20㎎／dLの低血糖を5～6時間続けると確実に神経傷害を起こしています（文献1h、7）。

梨緒さんの血糖値は、A病院では23㎎／dL。A病院でブドウ糖の注射を受けるまでに約1時間程度経っていますから、けいれんが起き始めた時にはもっとずっと血糖値は低かったはず。梨緒さんのけいれんや障害の原因は、低血糖と考えて間違いありません。B病院の小児科医は、原因としてテオフィリンを重視しましたが、テオフィリンの濃度3・5μg／mLは大変低く、けいれんが起きる濃度ではありません（文献1f）。

血糖値を下げる薬剤

子どもの病気に「ケトン血性低血糖症」があります（文献8）。しかし、梨緒さんの場合は薬剤が関係していると考えました。抗ヒスタミン剤はアドレナリンに拮抗するため原因になり得ます。他の薬剤については文献検索すると、抗ヒスタミン剤以外にも、テオフィリンやムコダインなどSH基を有する薬剤**（注1）**が低血糖に関係しうると分かりました（文献1h、5b）。梨緒さんのテオフィリン血中濃度は非常に低いので、けいれんの原因ではない、抗ヒスタミン剤とムコダインの可能性が高いと考えました。

血糖値を下げる作用のある薬剤は、次のようなものがあります。

①インスリン、血糖降下剤（SU剤など）
②SU剤類似薬剤（サルファ剤やキノロン系抗菌剤、抗不整脈剤など）
③血糖値を上げる作用のあるアドレナリンの作用を妨害する薬剤（抗ヒスタミン剤や吐き気止め、抗精神病剤、β遮断剤、α遮断剤、抗不整脈剤、局所麻酔剤、ある種の抗生物質など）
④SH基を有する薬剤（ムコダインなど）
⑤ブドウ糖の代替エネルギー源である脂肪やアミノ酸からエネルギーを補給できないようにするもの（フロモックス、メイアクトなど抗生物質）

小児では③〜⑤が重要です。成長とともにいろいろの代償機能がしっかりとしていきますが、子ども、特に6歳未満では、神経系の機能が未発達のため、ほかからの応援が十分得られず、低血糖に陥りやすいと考えられます。

小児科やホルモンの主要な教科書（文献7、8）、薬剤の害作用の本（文献9）では薬剤による小児の低血糖に関する記述がなく、添付文書にも記載がありません。ですから現場の小児科医にも知られていないのが現状です。しかし、日本では抗ヒスタミン剤とムコダインなどの「組み合わせ処方」は、いまだにありふれた処方です。梨緒さんと同じように低血糖でけいれん、脳症後遺症を起こす子が出ることがないとは決していえません。

厚生省(現、厚生労働省)の研究班が1996年度に調査した急性脳症の子50人中、41人で使用薬剤が記載されていました。17人に非ステロイド抗炎症剤(以下、NSAID)系の解熱剤、5人にテオフィリンが使われていました。残る19人中、半数以上の10人で抗ヒスタミン剤、そのうち4人がムコダインとの併用でした(文献1h、10)。NSAIDを使っていた場合では死亡率が高く、テオフィリンや抗ヒスタミン剤、ムコダインが使われていて起きた脳症では、死亡は免れても重い障害が残る例が多いのが特徴です。(竹本梨緒さんの事例の詳しい検討は、文献1h、4b、5b)

注1 SH基を有する薬剤には、抗がん剤の6-MPや甲状腺ホルモン剤、リウマチ用薬剤、銅を体外に排出させるためのメタルカプターゼという薬剤などがあり、比較的毒性の強いものが多い。その後、ピボキシル基を有する抗生物質(フロモックスやメイアクト)も低血糖の原因になることが分かっている。

熱をくすりで下げるのはもったいない

スペインかぜは薬害だった

2009年に久々のインフルエンザの大流行があり、WHO(世界保健機構)がパンデミックインフルエンザの宣言をしました。しかし、かかった人は多かったものの、重症度はいつもの年のインフルエンザよりもむしろ軽症でした。死亡数もずっと少なかったのです。そして、イブプロフェン（非ステロイド抗炎症解熱剤：ＮＳＡＩＤの１つ）が市販薬剤として購入できる欧米諸国では死亡率が高いという傾向がありました（文献11、12）。

歴史上最も多数の死者を出した１９１８年のパンデミックインフルエンザ、通称スペインかぜは、薬害であったのです。島津恒敏医師（小児科・アレルギー科）とともに検討した結果、間違いないことを確認して、「やっぱり危ないタミフル」（文献13）に書きました。強力な解熱剤であるアスピリンを使うと、死亡の危険度が使わない場合の30倍に達すること、スペインかぜの死亡者の85％から97％が、アスピリンが原因であったと推定されました。

その後、米国でライ症候群（詳しくは後述）とアスピリンとの関連を疫学調査で証明した中心人物カレン・スタルコ医師が、スペインかぜの死亡増加と米国の当局によるアスピリン推奨との強い関係を報告しました（文献14）。米国健康局長や海軍、米国医師会雑誌などで１日に８グラムから30グラムのアスピリンを推奨した直後の10月に死亡者が急増したのです。

今では、アスピリン１日４グラム以上は中毒量だと分かります。８グラムや30グラムでは血液が酸性になり耳鳴りがし、過呼吸となり肺に水が溜まる。死亡率が高まるのは当然です。

アスピリンは、19世紀末に処方薬剤となり、１９１５年に処方箋なしでも買えるようになって使用が増え、さらに１９１８年秋に当局から推奨されて爆発的に使用量が増えました。

スペインかぜの死者の大半はアスピリンが原因だ、とする論に対して、アスピリンを買えないような貧しい国々でも爆発的に患者数、死亡者数が増加したではないか、との批判があります。

私は、大量のアスピリンで、サイトカインの攻撃から逃れる能力をもったウイルスに突然変異を起こしたのだろうと考えます。アスピリンやＮＳＡＩＤには発がん性があるため、大量に使えば当然ながら変異原性を示すからです。

熱を無理に下げると死ぬ

「水痘で入院した子に解熱剤を使うと熱が長引く。解熱剤を使わなければ40度以上の熱を出すが長引かずにすっきりと治る。解熱剤は使わないほうがよいのでは？」――このように思った小児科医が、動物実験でそれを確かめました。ウイルスを感染させたウサギは、解熱剤を使うと、解熱剤を使わないウサギよりもたくさん死んだのです。同じような実験は10件以上あり、みな同じような結果でした。解熱剤を使うと10倍死亡率が高まりました（文献1k）。

あるいは、イグアナに病原菌を接種し、24時間、外気温を42度に保った場合は1匹も死なず、38度では75％、34～36度では１００％死にました（文献1b、4b）。

このことは人でも同じです。ふだん健康な、体重16kgの３歳7か月の女児の事例です。37・7度の熱があり市販のかぜぐすりのほか、解熱剤として処方されたスルピリンやイブプロフェンの坐剤を使用し、しばらく「うとうと」していましたが、突然のおびえ、眼を見開いて凝視し、時折大きな声で叫びだしたので、入院のうえ人工呼吸器など種々の処置がなされましたが、受診18時間後に亡くなりました（文献1a）。高熱になっても自然に治るはずのかぜやインフルエンザが、解熱剤を使ったためにかえって悪化し、脳症―多臓器不全で死亡した、典型的な、かぜ・インフルエンザ後の脳症の経過です。

熱は自然が与えてくれたもの

解熱剤がこの世に登場するまでは、発熱は、体に備わった外敵に打ち勝つための原動力（エンジン）だ、と考えられていました。トカゲなど爬虫類は自ら発熱できませんので、感染すると、温かい場所へ移動したり、太陽に背中を向けたりして体を温めようとします。体温を上げることができる鳥類や哺乳類は、ウイルスなどに感染すると、体温が低すぎるという指令が脳に到達して、寒気を感じ、毛穴を閉じて熱が外へ出るのを防ぎ、体を震わせて熱を発生させて体温を上げようとします。これは、感染源の病原体を排除するために、真っ先に体が起こす防御反応です。エンジンを全開させて、感染したウイルスや細菌を排除しているのです。

ヒトを含めて、動物は41度台までの発熱に耐えられます。42度を超えるとさすがに危ないですが、感染症では、通常42度は超えません。そしてウイルスや細菌は、高熱に弱いのです。

解熱剤を使うとかえって高熱に

解熱剤で熱が下がると本人は一時的に楽ですが、ウイルスや細菌はもっと楽になり、体内で増殖します。そのために体は、熱が足りないと感じて、もっと体温を上げ、病原体を攻撃するための化学物質を体内から出します。この化学物質は、腫瘍壊死因子とか、インターロイキンなどと呼ばれ、総称してサイトカインといいます。腫瘍壊死因子は、がん細胞さえも殺す作用がある強力なサイトカインです。

解熱剤で解熱後に再び発熱すると、前よりも高熱になる。これはサイトカインが解熱前よりもたくさん出るから。ひどくなると、サイトカインの嵐（サイトカイン・ストーム）でヒトの正常細胞まで攻撃され、全身の臓器がおかされる多臓器不全を起こします。この状態が、「ライ症候群」や「インフルエンザ脳症」などと呼ばれている病気の本態です。

解熱剤は免疫を抑制する

解熱剤の中でも、アセトアミノフェン以外の、アスピリンやボルタレン、ポンタールなどＮＳＡＩＤは、その名のとおり抗炎症作用を持っています。炎症が悪いことだと思っている人は、この機会に、その考えを改めてください。炎症反応とは、傷ついた組織を修復するために必要な広い意味で免疫反応なのです。これを完全に抑えてしまうと、人の体は、壊れたままになり、新しい感染に対して無防備となり、すぐに重症化して死んでしまいます。ＮＳＡＩＤを使うと、解熱して一時的には体が楽になりますが、その間に細菌やウイルスは体の奥深くに侵入して、かえって治りを遅くしているのです。

「ライ症候群」はアスピリンが原因

「ライ症候群」は、１９６３年にオーストラリアの病理学者ライさんらが報告した小児の重い病気です。かぜやインフルエンザなど軽い感染症にかかってから１日から３日後くらいに突然おう吐し、昏睡に陥り、けいれんを伴ったり、呼吸が激しくなり、21人中17人が受診から平均27時間で死亡しました。解剖すると脳が腫れ、肝臓に脂肪が溜まっていました。世界各国で報告されるようになり、特に米国では国をあげて調査がなされました。

1974年には、感染と発熱、解熱の影響に関する研究が始まります。1975年には、58人のライ症候群の子の大部分が服用していたアスピリンが原因として疑われました。

1978年、症例対症研究という適切な方法で、アスピリンとの関係が初めて指摘されました。1980年代に入ってからも、アスピリンの影響を念頭においた本格的な疫学調査がいくつも行なわれ、どの調査でもアスピリンの影響を示す結果が出ました。

1982年、米国当局主導の疫学調査で、アスピリンとの関係を示すほぼ確定的な結果が出ました。当局は明言を避けながらも「確定的な結果が得られるまで、小児のインフルエンザ様疾患と水痘にはサリチル酸剤は使うべきではない」と勧告し、さらに1986年、アスピリンの包装ラベルにライ症候群との関連に関する警告の記載を命じました。

それでも承服しなかったメーカーは、さらに疫学調査を実施しました。1989年メーカーが出資した症例対照研究で、これまでで最も高い危険度を示す結果が得られたために、ライ症候群へのアスピリンの関与については、完全に決着がつき、アスピリンはほとんど使われなくなりました。その後、米国から、ライ症候群は消えたとされています。

日本でも関連を示す動物実験や調査

日本では1967年に1人目のライ症候群が報告されました。その後、厚生省（当時）は、アスピリンのほか日本でよく使われていたジクロフェナク（商品名ボルタレンなど）やメフェナム酸（ポンタールなど）のようなNSAID解熱剤の調査も始めました。メフェナム酸が感染動物の死亡を増やすことが1987年には実験で確かめられました。脳症死亡と非ステロイド抗炎症剤使用との間に強い関連があることを示す疫学調査データを、研究班では遅くとも1989年までにつかんでいました。たとえば、ライ症候群になってもNSAID解熱剤を使わなければ死亡率が17％、使った子は約70％死亡していたという結果があります。

研究班員は、日本の脳症の原因はNSAIDではと強く疑っていましたが、報告書への記載を避けています。また、米国で行なわれたような、きちんとした疫学調査がなされず、ライ症候群など脳症との関連の調査は、1998年には打ち切られてしまいました。それまでにNSAID解熱剤の害を示すデータが少なくとも3つありましたから、分かっていたけれど無視する、隠すことにした、というのが真相ではないかと思われます。

1999年調査でNSAIDを規制

1999年と2000年に、森島恒雄氏（当時、名古屋市立大学教授）を班長とする厚生省の「インフルエンザ脳炎・脳症の臨床疫学的研究班」が、ジクロフェナクやメフェナム酸が脳症による死亡を3〜4倍高める、とその関連を示唆する調査結果を公表しました（文献1c、1d）。

この結果を受け、厚生省は「明確な因果関係は認められないものの」と明言を避けつつ、「インフルエンザ脳炎・脳症患者にジクロフェナクナトリウムの投与を禁忌」としました。

厚生省の公式の考え方では「脳症発症の原因ではないが重症化に関与している可能性」を考え

て規制しただけです。そのため「非ステロイド抗炎症剤（ＮＳＡＩＤ）をインフルエンザに使ってはいけない」とはいっていません。動物実験の結果や疫学調査の結果は、ＮＳＡＩＤが脳症発症の原因であることを示しており、厚生省のこの考えは間違いです。

しかしともかく、一般には、「インフルエンザにはボルタレンやポンタールなどの強い解熱剤は使ってはいけない」と受け止められました。少なくとも小児のかぜやインフルエンザには使わないことになったのです。

別に組織された症例対照研究の研究班の調査結果では、解熱剤との関連は認めないと報告されましたが、この調査結果のデータを私が独自に解析した結果、死亡するような重症脳症をＮＳＡＩＤが起こす危険度は、使わない場合の47倍と計算できました。またしても、厚労省お抱えの学者は、知っていて関連がないという、事実と異なる結果を公表していたのです（文献1e）。

このデータをさらに分析すると、死亡するような重症脳症の98％は、ＮＳＡＩＤが原因だとして説明ができます（文献11）。

使用制限で死亡が激減

２０００年11月の小児の脳症に対してジクロフェナクを使わないようにとの厚労省の使用制限で、ようやく減ってきました。２０００年以前は、脳症になった子のうち約30％が何らかのＮＳＡＩＤを使っていました。しかし、２００１年には約10％、２００２年には約７％にまで減少しました（それ以降は、残念ながら厚労省研究班からの報告がなくなったために不明）。

脳症に占める死亡例の割合も、２０００年以前の30％台から、２０００から２００１の冬には15％、２００１から２００２年冬には約10％にまで低下しました。

なお、小児用のタミフルが承認されたのは２００２年9月。したがって、２０００年から０２年のインフルエンザシーズンに脳症死亡が減ったことと小児用タミフルの使用とは、無関係です。

大人にも起きる解熱剤脳症

脳炎・脳症は、ライ症候群も含めて、主に小児の病気と思っている人が多いかもしれません。しかし、医療現場では、大人にはＮＳＡＩＤがまだまだよく使われていて、脳症は大人でも起きます。医療ミスではないかと私がこれまでに相談を受けた中に、解熱剤が関係していた例が5件ありました。また、２００５年8月にした文献調査では、少なくとも80人が非ステロイド解熱剤が関係した脳症でした。文献で報告されているのは氷山の一角ですから、大人でも何百人もが解熱剤で脳症になったと推測できるでしょう。

私が相談を受けた例は、医薬品医療機器総合機構の副作用被害救済制度に申請し、副作用であると認定され、遺族年金などの支給決定がなされています。

感染症で出ている熱を下げるのはもったいない。
かぜ・インフルエンザにくすりは不要です。

抗生物質とスティーブンス・ジョンソン症候群

初期の症状は痛みを伴う発疹やのどの痛み。皮膚がただれやけどのようになり死亡率の高い重症薬疹。長時間作用型の薬剤は便利だが害も持続する。

被害者

湯浅和恵（かぜで受診して服用した薬剤が原因）
2004年よりSJS患者会代表として活動

インタビュー

ありふれた薬剤でも起きる

（聞き手　坂口啓子／浜六郎）

きっかけは、かぜで出された薬

坂口：発症したのはいつですか。

湯浅：平成3年（1991）の8月でした。かぜをひき、熱はそれほどではなかったのですが、咳が半月ほど続いていて、近所の病院へ行ったのです。普段は、少しくらいのかぜでは行かないのですが、歯科医として開業しており、患者さんの前で咳き込むのは避けたいと思い、受診しました。

坂口：ご自身でも患者さんに抗生物質を使うことがあったと思うのですが、スティーブンス・ジョンソン症候群（以下、ＳＪＳ）はご存知なかったのですか？

湯浅：知らなかったです。私自身、ＳＪＳを知らずに患者さんに処方していました。大変怖いことですよね。大学でもＳＪＳのことは学びませんでしたし、その頃はＳＪＳはまだ一般的によく知られていない病気だったと思います。

原因不明のまま20日もたらい回し

坂口：どういう症状から始まったのでしょう？

湯浅：詳しくは経過表**（次頁）**にしてきました。症状の進み方が急激ではなかったので、かぜで近くの医院を受診してから都立病院へ入院するまで20日ほど経ってしまいました。近医から救急入院したA医大でも原因が分からず、坐剤などいろいろ投薬されました。入院した夜はどうにか痛みが治まったのですが、朝になるとまたひどく痛む。原因を探るため、婦人科、泌尿器科、外科、内科と、車椅子で各科を回りました。

坂口：発疹は出なかったのですか。

湯浅：A医大に入院してから出ました。それまでは熱と関節痛です。肝機能が悪いというの

表：近医初診から入院までの経過（1991年：平成3）

8/19 頭痛、咳等の症状にて近医受診。急性上気道炎の診断にて抗生物質、解熱鎮痛剤、鎮咳剤の処方を受ける（1990.3.3 に同じ処方で投薬されていた）

8/24 22 日には熱が 38℃になり、症状の改善が見られず再度受診。前回同様の薬剤を再度処方される。

8/31 一時症状が軽快したものの、29 日より発熱。31 日（土曜日）午後 2 時 31 分、39.5℃、全身倦怠感等の症状で再々診。抗生物質、解熱鎮痛剤の処方

8/31 A 医大救急外来を受診（この時のカルテはない）

9/ 2 発熱、リンパ節膨大、腹痛にて医大内科を受診。ベノピリン（アスピリン静注製剤、既に使用中止になっている）、ソセゴンの静注、筋注を受けてボルタレン坐剤、ロキソニン、ムコスタの処方を受けて帰宅。夜中、発熱、腹痛にて救急外来を再度受診し、入院。再度セソゴン、アタラックスPの投与を受ける

9/ 3 当時の検査で肝機能障害と膵炎を疑ってB病院（A医大の関連病院）へ入院。顔面から前胸部にかけて発疹。頚部リンパ節腫脹、眼球乾燥感、39℃台の発熱

9/ 4 視力低下を訴え、顔面に水疱形成

9/ 5 血性下痢出現。水疱形成部剥離を伴う

9/ 6 都立C病院転院。TENの診断でプレドニン 60mg/ 日の点滴静注開始

副作用救済機構で障害（副作用）の原因と考えられる又は推定される医薬品（1991年当時）：バファリン・ペノピリン・ロキソニン錠・ボルタレンサポ・カフコデ錠・セフスパンカプセル・パクシダール錠

で、A医大関連のB病院へ転院することが決まり、転院のために着替えた時、何気なく鏡に写った自分の顔を見たら、頬が赤くなって、腕にもポツポツと赤く発疹が出ていました。
転院したB病院で今度は下痢が始まって、急激に症状が悪化しました。転院した夜、トイレへ行って鏡を見たら自分の姿が見えなかった。「私、目が見えないんだ」と、その時初めて気づきました。

だれもが「薬が原因」とは思わなかった

坂口：病院側の対応はどのようなものでしたか？

湯浅：私自身、薬のせいとは思っていませんでした。病院側も同じです。かぜで飲んだ薬のことなど話しません。今出ている症状だけのやり取りになって、その症状に対して治療しようとしていました。
腹痛で検査すると、肝機能が悪い。じゃあ治療をといっている矢先にまた新たな病状が出る。何が原因だろうと考えるばかりで、元々の原因にたどり着けなかったわけです。

坂口：SJSと分かったのはいつ？

湯浅：都立病院へ移ってからでした。目が見えなくなってB病院の眼科の診察を受けた時、眼科医が「これはSJSじゃないか」と。でも主治医の内科医は確信が持てなかったようです。そこで皮膚科を受診したところ、皮膚科医は「これは薬のせいではないか」と言いました。

B病院へ転院してから、もう2日間も過ぎていました。眼科医や皮膚科医が言うことが本当であれば、このままだと死ぬかもしれない。そこですぐに転院してくださいと言われ、慌てて都立C病院へ移ることになりました。

都立病院に到着した救急車に感染症専門医が乗り込んで診察し、「これは伝染する病気じゃないよ」と救急隊員に言ったことは覚えています。それを聞いていて「やっと、治療をしてもらえる」と（笑）。

坂口：SJSの場合、かなりの致死率ですよね。家族も大変だったのでは？

湯浅：ええ、家族は私の死を覚悟していたようでした。もうダメだろうと。

B病院に入院した時の私は、唇はただれ、ひどい姿でした。まだ子どもたちも幼かったので、私の両親は子どもを育てる覚悟をしたそうです。都立病院に入院して2か月くらい経ってからでしょうか。「実は命が危なかった」と聞かされました。

坂口：SJSという診断がつけば、腹痛もそのせいだろうと考えるのでは？

湯浅：それが、SJSの症状が小腸にまで出たのは日本では私が二人目だったそうで、小腸と大腸との移行部分がパンパンに腫れて詰まっている原因はSJS以外かもと、検査ばかりでした。

ライエル症候群**（注1）**という病名がつきましたが、手術する、しないで外科と内科が揉めて、入院7か月以上経ってやっと小腸を40センチくらい切って…。

手術した途端、痛みは無くなりましたが、本当に痛かった。今、思い出しても辛い。こんなにうんうん唸って痛みに耐えて、よく体がもったな、と自分でも思います。入院は8か月にも及びました。

坂口：術後2週間で退院したということですが、見かけも回復して退院できたのですか。

湯浅：いいえ、皮膚はしみがあちこち黒く残って。目もちゃんと見えないままでした。

注1　中毒性表皮壊死症つまりTEN（テン）のこと。体表面積に占める発疹の割合がSJSよりもさらに大きく、致死率が高い。

SJSの症状や合併症はさまざま

SJSの症状の出方は人によって違いがあり、出てくる合併症もその人によって違う。各臓器いずれも傷害されるのが特徴だが、多くは眼と皮膚であり、皮膚粘膜眼症候群といわれるくらい。最初にスティーブンスン氏とジョンソン氏が報告した時の論文タイトルは、「結膜炎と口内炎を合併し発疹を伴った新しい発熱症」。各臓器傷害を伴い、湯浅さんのように内臓に先にアレルギーが強く起こる人もいる。（浜）

爪は2回替わり、角膜移植を4回

坂口：お腹の痛みはなくなったけど、皮膚の回復は時間の経過を待つしかないのですか。

湯浅：そうです。徐々にですね。爪は2回取れて、幸い正常に生え替わりました。ごそっというか、カパッと爪が取れるんです。中には抜けたままの人もいます。

坂口：退院時（1992年4月）、視力は回復していましたか？

湯浅：右のほうが悪かったです。白い斑点が瞳にかかっていて、退院した翌年の夏に手術しました。角膜を180度回転させたんです。視力は落ちましたが、幸い右目は見えています。

左は退院時、右よりも良かったのですが、その年の12月にひどくなって、角膜移植を4回しました。SJSは潰瘍なので角膜に穴があいてしまう。SJS患者は、角膜移植しても角膜上皮が張ってこないんです。

網膜までダメで、いつも眼帯をしています。痛いので塗り薬をしています。眼帯をしていると人が避けてくれますから、誰かにぶつかるのを避けられます。

坂口：網膜までやられて、移植もできない状態になっても、痛みはあるのですか。

湯浅：あります。最初の頃の激しい痛みほどではないですが、左は痛み止めの軟膏を塗らないと痛いです。右は連続使用できるソフトコンタクトレンズを入れています。眠る時も。コンタクトをはずすと眠れない。紙ヤスリでこするような痛みです。

眠っている時は、左は塗り薬をして眼帯をしたまま。右目はコンタクト入れたままだと乾くので、生理食塩水に浸した滅菌ガーゼを置いてラップで覆います。空気が乾燥しているとドライアイになってコンタクトが取れ、痛みで目が覚めます。

SJSを防ぐためにできること

坂口：SJSは一般の市販薬剤でも起きる可能性がありますよね。

湯浅：厚労省の発表で年間300人強。欧米の資料では100万人に1人だそうです。

浜：厚労省の発表する数字は氷山の一角だと思いますよ。実際には10万人に1人くらいではないか。市販の薬剤での被害は、当の本人も分からないままだったりで、把握できていないでしょう。

湯浅：医療機関の友人が言うには、副作用情報があっても、それを気にしていたら薬を使えなくなると。

浜：それは、情報の出し方次第です。正確な頻度の比較ができない情報ばかり出しても、受け取る側は分からない。例えば、アジスロマイシンみたいに半減期**（注2）**が1週間もあると、薬剤の影響がずっと持続するから、もしも副作用が出た場合に重症化しやすい。

フランスなどでは、抗生物質でもアジスロマイシンはSJSが起こりやすいがそれ以外の抗生物質は少ないとか、害反応の頻度に関する情報がきちんとある。だから抗生物質を処方するなら少しでも頻度の少ないものを選択できます。

抗生物質の中でもＳＪＳの頻度が一番高いのはどれだ、ということを調査するのが薬剤疫学なのですが、日本では薬剤疫学が犯人探しをしない。どの抗生物質でも同じように起こるかのように、横並びの情報しか流さない。その結果、医療関係者も本当のところは知らないということになる、それが一番の問題でしょう。

注2 ある物質（薬剤）の血液中の濃度が初期の量の半分になるまでの時間。

今後の取り組みと課題

坂口：ＳＪＳは、あらゆる薬剤でどんな人でも発症する可能性があり、特に抗生物質で起きる可能性が高いです。それについて「注意してください」と情報発信する機会や、医薬品がコンビニエンスストアで売られることに関して、患者会が意見を出すということは考えていませんか？

湯浅：私自身はコンビニでの販売には反対ですが、ＳＪＳ被害者は全国に散らばっていて、しかも、みなさん視力が悪く、全員が集まって討議するのはなかなか難しいのです。

それに会員の多くは自分自身が救済されていません。自分が被害を受けたから他の人たちのために…、とまでは動けません。

私自身は医療従事者でしたし、ＳＪＳを知らずに薬剤を出していました。ですから自分の被害だけにとどまらず、対外的に訴えて活動したいのです。でも、会全体で大きく活動をするには、まだまだ時間が必要です。

被害にあえば、障害者とまでいわなくても、ドライアイとして一生眼科にもかかる。視力が悪くなり、仕事を辞めたりパートになる人も多い。行政に何らかの手だてを打ってほしいです。

（「薬のチェックは命のチェック」18号の記事を再構成した）

単行本刊行に際して、湯浅和恵さんに言い足りなかったことを書いていただきました。

命にかかわる、とにかく早く治療を

湯浅和恵

現在、ＳＪＳの患者会会員の多くは、診断、治療が遅れたために失明や呼吸器障害などの後遺症を負っています。もしも薬剤によってＳＪＳが起きる可能性を知っていたなら、被害者たちの人生は大きく変わっていただろうと思います。目の後遺症で仕事もできなくなり、精神的なダメージも大きくて何年も家に引きこもり、向精神薬でほとんど眠っているような日々を過ごす人もいます。

ＳＪＳの初期症状は、感冒様症状です。ですから、この時点で副作用（害反応）と診断するのは難しいかもしれません。

しかしその後高熱が出て（解熱剤を服用しても熱は下がらない）、結膜（白目のところ）が赤くなり、全身に発疹が広がる。ここまでくると、自分の体に大変なことが起こっていると思うでしょう。家族も気づくでしょう。この状態で早く適切な治療をすれば、大丈夫だといわれています。服薬後に比較的早くこのような症状が出たら、飲んだ薬剤を持って皮膚科を受診してください。この副作用は薬剤を服用して何か月も経ってからは出ません。服用後の早い段階で、高熱、発疹、赤くなるなどの症状が出ます。

予測できない重篤な害反応を、知っているかいないかで命をも左右されることがあることを覚えておいてください。

泣き寝入りしないで

たとえ適正に薬剤を使用しても、起こってしまう重篤な副作用に対しては、被害救済制度があります。この制度そのものが、一般の人々だけでなく、残念なことに医療従事者にもいまだにあまり知られていません。詳しくは医薬品医療機器総合機構のホームページ（http://www.pmda.go.jp/）を参考にしてください。

ただし、この制度は、あくまでも「適正に使用した場合」が対象です。ここでいう適正とは、添付文書どおりということになります。患者会の会員の中には、市販薬の添付文書を読まないで間違った飲み方をしていたり、医師の処方が添付文書どおりでなかったために救済を受けられなかったりする人が多くいます。

市販薬の添付文書をしっかり読みましょう、という知識・教育はなされていないに等しい現状で、いわば被害者は泣き寝入りともいえます。また、医師の処方の過ちなのに患者に被害が及んだ場合に救済できないというのも、解せません。仮に民事裁判しか方法がないのであれば、速やかな判断がなされるような制度がほしいと思います。そして、被害を少しでも未然に防ぐためには、医療従事者はもちろんですが、一般の人々も薬剤に対する意識や知識をもっと持つように見直してほしいと思います。

このような副作用は薬剤の消費に比例しているといわれています。使用は必要最低限にしたい。今後、私たちのような後遺症を負う患者が一人でも減ることを願ってやみません。

スティーブンス・ジョンソン症候群患者会

会のスタートは1999年。坪田一男氏（慶應大学医学部眼科教授、当時）が東京歯科大附属病院に在職時、患者に呼びかけて作ったのが始まり。実質的に活動している会員は約120人。会報やホームページ http://www.sjs-group.org でSJSに関する情報を提供し、患者同士の交流をはかっている。一人で悩んでいた人が多く、この会を創設した前代表が「点から線へ」をスローガンにした。

ステロイドとアトピー

自然に治るはずの乳幼児のアトピーが治り難くなっているのはなぜ？　ステロイド剤は耐性ができ、依存になる。中止は人生を左右するほどに困難。

被害者
雨宮処凛（作家、反貧困ネットワーク副代表）
安藤直子（アトピーフリーコムで活動、大学教員）

乳児の頃にステロイド外用剤を処方された雨宮さんと、ステロイドを止めた安藤さん。異なる立場の２人にアトピー皮膚炎の過去、現在、成人患者を取り巻く状況、ステロイド剤のことなどを語っていただきました。

当事者が発信することで現状は変わる

聞き手：坂口啓子

アトピーは治るはずだった

――雨宮さんの「アトピーの女王」（文献１）には、「もうアトピーに振り回されたくない」

という文言がありました。安藤さんもブログに同じようなことを書いておられます。それを蒸し返すような対談にもかかわらず、お受けいただいて本当にありがとうございます。

本や新聞の報道などでステロイドには副作用があるらしいと知って、自分はそれだと思ったのか、あるいはそれ以前に何かおかしいと気づいておられたのでしょうか。

雨宮：疑問というのはありましたね。ステロイドをただ治療として週1とか月1とかもらい続けているということに。

私は1歳の時から使っていたので、小学校の時は中学生になれば治ると言われ、中学では高校生になれば治ると言われ……「あと、少しで治るんだ」とごまかしながら20年くらい経ってしまった。「いつ止められるんだろう」と（お医者さんや親に）聞けない疑問みたいなものがありました。

その疑問が膨れ上がった時が、ちょうどステロイドがあぶないと問題になった時期だった。ステロイドを塗らないとひどくなるし、ちゃんとステロイドを塗っていても、季節の変わり目とか、自分の知らない状況で悪くなることもある。すごく不安定な状況なのに、悪くなると先生に怒られる。それがすごく不条理というか、病気に対しても、それを説明してくれない医療に対しても、不満、割り切れなさ、もやもやしたものをずっと抱えていたんです。

――一方、安藤さんは、ステロイドの使い始めは思春期ですね？

安藤：私は子どもの頃にアトピーがあったのですけど、そのときは何もしなかった。

父がすごいアトピーで、当時はステロイドなんてないし、祖母（父の母）が苦労したみたいですが、戦争がひどくなって、10代半ばには勝手に治っちゃったそうです。そういう経験があったので、私のアトピーのときも、祖母は母に「湿疹（アトピーという言葉を知らなかった）は勝手に治るから病院へ連れて行く必要はない」と強く言っていて、事実、その通り、勝手に治ったんです。

ところが、思春期の16、17歳頃になってニキビがひどくて受診した時に、何も書いていないチューブが処方されて、それを塗るとすごくきれいになったので、そのまま使うようになりました。そのうち皮膚が赤くなってきて、カーッと熱くなることもあったので、授業中に酒でも飲んでいるのかと先生にからかわれたりしました。

私は理系志望で、（体に起きていることへの関心があったので）皮膚科の本など読むようになっていたんですが、その中に、夜の仕事をしている女性たちがステロイドを塗ってその上に化粧をする、そうするとすごくきれいになる、そしてステロイド皮膚症になった――という記事がありました。そのときは、こんな怖い薬があるのかと他人事のように思っていましたが、その後、院外処方になって、チューブの薬の名前が書いてあるのを見て、実は自分が使っていたものがステロイドだったとわかったんです。「あ、これだ！」と気づいて止めたら、バッと離脱症状が出ました。

それが1980年前半頃です。そこから、ステロイドはすごい危ないいんじゃないかと思うようになったんですね。塗り始める前はごく軽い肌荒れしかなかったわけですから。その後、私は１９８８年にアメリカへ留学したので、日本でのステロイド・バッシングというのを全然知りませんでした。

——ステロイド・バッシングの記事は１９８５年頃から出て き始めて、ワーッと盛り上がったのは１９８０年代終わりから90年代初め頃ですね（文献２）。

ところで、アトピーは要因として遺伝的な素因がいわれています。しかし、遺伝的素因があるとしても、安藤さんのお父さんは何も薬剤を使うことなく治った。そういうふうに、アトピーは成長とともに治る、大人になれば治るはずだったのが、今は成人アトピーが数字の上でも増えています。

アトピー素因の人がいきなり増えたとは思えないのですが、例えばどういう要因が考えられるでしょう？

雨宮：それ、あまり考えたことないですね。これが原因では？と思うことが増えてくると、アトピーが悪化するようなので、どこかで放棄しちゃっていましたね。ちょっと果てしない気持ちになるので、（アトピーの）その背景にあるもの、要因については、どこかで思考を停止してしまったのかもしれないです。結構、長かったから……。

でも今は原発以降、もっといろいろな要因があるともいえますね。

安藤：私は、食事が変わったのは大きなファクターかなと思う。

雨宮：ああ、そうですね、それはありますね。

安藤：それと、清潔指向がひどくなったこと。

特に私が生まれた頃（１９６４年）から小学生くらいの頃、それがすごく変わったと思うんです。毎日シャンプーするとか、石けんでしっかり洗わなくちゃならないとか、それまであまり言われなかったのに、清潔指向が強まり、皮膚に対する圧迫がものすごく強くなった。

もうひとつは部屋の密封がすごいですよね。私の育った家は、どこからともなく風が通りました。今はどこもかしこも密封している。皮膚は体を外から守っている臓器だから、室内と外の温度差や湿度差が大きくなれば、そういう変化に、弱い皮膚は耐えられない。

そして薬剤はかなり怪しいと思っている。私自身、アトピーがそれほどひどいわけではなかったのに、若かった頃にステロイド剤を塗り始めたら止められなくなった。それでも、一度目はなんとか止めることができました。

そのときに、「ステロイドは使い続けるうちに止められなくなる。そして使えば使うほど症状が重くなってますます止められなくなる。そんな悪循環にはまりやすい薬剤ではないか」「もしこれが私だけじゃなくてほかの人の身にも起きているのなら、アトピーって、ステロイドを使うことでかえって治らない病気になってしまうんじゃないか。将来、とんでもないことになるんじゃないか」と思ったんです。

実際、「子どもの頃に治るはず」のアトピーは、今とても治りにくい病気になっています。

私は、自分の経験から考えても、その治りにくさがステロイドと無縁とは思えません。

不適切な食べ物も急激な湿度変化もシャンプーの使いすぎもみな皮膚に打撃だと思うんで

すが、一番大きい打撃は、皮膚に直接つけるものだと思うんです。特にステロイドは薬効の強い薬剤です。

成人アトピー患者と仕事

――雨宮さんは、最初の本「生き地獄天国」（文献3）、そして「アトピーの女王」を出したことで、いろいろ相談を受けるようになったのではないかと思うのです。一方、安藤さんは、アトピーフリーコムという患者の会のスタッフをなさっていて、成人アトピーの方々からいろいろ相談を受けておられます。そこでの相談にどう対処されていますか。

安藤：私はステロイドを止めているので、「止めたい」とか「止めたら大変になっている」という人から相談が来るのですけども、ステロイドを止めること以上に大変なのは、職業の問題です。

仕事に就いていて、アトピーの悪化で続けるのが困難になっている人もいるし、そもそも就けない人もいる。何とアドバイスしたらいいのか。女性に多いのは、若いうちにステロイドで肌をいい状態にしておいて、後で止めればいいんじゃないか、とかいう相談ですね。

――いい状態にしておいてまずは結婚して、それから止めるということ？（大爆笑）

安藤：私がそうだった。結婚後に（ステロイドを）止めて、旦那から「インフォームド・コンセントがなかった、妻は化け物になった」と言われましたが（爆笑）。

雨宮：弟は、大学生のときにステロイド離脱に取り組んで、ちゃんと治して就職をと考えていたのに、でもそれがうまくいかずに卒業が1年延びました。就職氷河期でフリーターをして、結局またステロイドを使って、就職したのがブラック企業（家電量販店）です。

時代に余裕があれば、仕事のことやお金よりも、まず病気を治してと、親も周りも言うと思うんです。もしかしたら、休業手当とかもらいながら治していくということもあると思うんですけど、今はそんな状況じゃない。無理をして働いて、本当に動けなくなったら最悪、生活保護があるから……それくらいしか言えません。

ただ、生活保護だと医療費はただになるけど、ステロイド断ちをしている人って、医療費とは認められないもの、別のものにたくさんお金がかかっていたりするので、難しいですよね。ステロイド断ちをするのに1年とかかかるのであれば、今の時代にそんなゆとりのある家族って少ないし。アトピーって大変な病気だと思われていないから、ステロイド断ち保険とかもありませんし。（笑）

若いアトピー患者と生活保護

――雨宮さんは反貧困ネットワークの副代表をなさっていますが、ご自身がアルバイトしていた時にアトピーの症状が出てきて続けられなかったり、就職できないというつらい思いもなさっている。そういう経験は、反貧困運動をする根っこのところにありますか？

雨宮：ありますね。当事者とか、ホームレスになっている若い人と話していると、アトピー率は高いです。子どもの頃からアトピーですごくいじめられてきた、だから対人恐怖症みたいに引きこもりになって、家族が支えきれなくなった時点でホームレスになったとか、あるいはすごい親子喧嘩をして家出してきてホームレスになった、あるいは就職したけどなかなか続かなくて辞めた、首になった……。それがアトピーが原因かどうかはわからないけど。

アトピーがひどくなればなるほど、あまり人と接する必要のない工場の派遣とかが人気があって、変に需要と供給がマッチングしちゃって。そして派遣切りにあって、ホームレスになっている。

ホームレスになると、保険証もお金もないので病院へ行けないし、貧困状態になって放置しているから、どんどん悪化している人も多いですよ。そういう人を救うには、結局、生活保護を受けると医療費ただになるよ、病院へも行けるよ、と言うしかないですね。

――実際にそういうアドバイスをされるのですか?

雨宮：はい、まずは仕事を見つけるためにも生活保護を受けましょう、と。でも、これだけ就職が厳しくなったら、その人の見た目ってすごく重要なので、就職の面接ではじかれる人がすごくいるんじゃないかな、と思います。

西友がアメリカのウォルマートと合併した2007年頃に、それについてビジネスマンと対談したことがあるんです。すると、その人が、「店員の質が下がった」って。「え?どういうことですか?」って言ったら、「アトピーの人が増えた」って。すっごいショックで、すごい差別だと思いました。

アメリカのやり方は激安がウリなので、経費を削減するがために、日本の店員の質が下がった、アトピーとか見た目が悪い人が増えたっていうんですよ。ビジネス用語の世界で生きている経済評論家みたいな人は、あ、そういう風に人を見ているんだ、序列のひとつとして、レジや店員にアトピーの人がいるってことは、格が下がったことのキーワードみたいになっているんだ、とびっくりしました。

世の中の人事の担当者はそういう見方をしている人もいるだろうし、この10年、20年とアトピーの人にとっての就職は、どんどん厳しくなっていると思う。

安藤：壁紙じゃないですからね、皮膚は。きれいにするといっても、生物だから簡単なことではありません。

雨宮：美肌ブームもありますね。今女性誌では、肌の質とかをすごく重要視しているし、女性たちの間で美肌でなければ生きている価値がないという圧力が暴力的なまでに高まっていると思う。私が今10代でアトピーだったら、もっと傷ついていたと思います。当時はギャルとか肌が黒いし汚いし、それが市民権を得ていたのでまだ楽でしたね。

――知らないで、気づかずに差別していることってあるでしょうね。

雨宮：アトピー差別って、多分、差別とは思っていない人が多いと思う。「だって汚いじゃん」とか。国籍とか人種の違いとかは自分の努力では何ともならないけど、アトピーの人の肌の状態は、「ちゃんと清潔にしていれば治るのに、何やってるの、自己責任でしょ」と本気で思っている人がいる。

――相談に話を戻しますが、雨宮さんへの相談者はどんな人ですか？

雨宮：私の場合は、脱ステロイドの経験がないので、そういった相談ではなくて、私の本を読んで共感して、今までたまりにたまったものを吐き出すみたいな感じです。ステロイド断ちできた人は、ある程度、家族や旦那の理解とかいろんな条件がうまく重なったんだろうな、と思います。仕事を辞めて、それを家族が支えるって大変じゃないですか。

――たかがアトピー、されどアトピーだからこそ、社会問題としての側面を持っていて1990年代に話題になったんだと思うのですが、その後どうなったかというと、何の医学的検証もなされずにすうっと先細りしていった気配があります。

安藤：ステロイドを止めることが想像以上に大変だったからだと思う。ステロイド離脱はほんとに大変だから、止めるということを皮膚科医はしないでしょう。ステロイドの依存が強ければ、止めてもなかなか良くならない。それが、「やっぱり、ステロイドのせいじゃなかったんだ。止めてもよくならないじゃないか」という話になったんだと思います。

――ある皮膚科医が「仮にステロイドを生涯使い続けても、アトピー患者の半分くらいは大過なく人生を終えられるかもしれない」「人生って80歳、長生きしてもせいぜい百歳だろうから」とおっしゃっていました。だったら、その大過なく終えることのできる人が「ステロイド」離脱に踏み切ることで、とんでもないことになる可能性もあるのかな？と思ったんです。「脱ステロイド」って、ものすごく大変でしょう？

安藤：離脱は、半端じゃなく大変でした。でも、大過なく人生を終える人が半分くらいって言われても、それには何の根拠もない。90％がうまくいかなければどうするの、って思う。

人生80年といっても、現実に赤ちゃんのときから80年間ずうっとステロイドを使い続けた患者はまだいませんよね。大過なく過ごせる人が何パーセントくらいか、ステロイド剤を使い続けている雨宮さんが80歳くらいになったとき、ようやく答えが出るという感じだと思います。それも、きちんとした疫学調査がなされて初めてわかることでしょう。

——雨宮さんは今、喘息でステロイド吸入もしているそうですが、中と外（塗る）とからのステロイドで、肌の状態はいいのかもしれませんけど、今後どうなるかわからない。大過なく過ごせる人の一人かもしれないし、そうじゃないかもしれません。そのあたり、どう思いますか。

雨宮：全然わからないですね。ただ、不自由さはあります。移住するとか、放浪の旅とかできない。薬が絶対に必要なのだと思うと。

安藤：私は昨日、今日がちょっとよくないかな。対談を控えての緊張かもしれない（笑）。今ちょっとよくないときがあるのは、更年期もあるのかもしれないし、髪の毛を染めたことも要因かもしれない。

雨宮：私も髪を染めて顔がバンバンに腫れたことありますよ。ステロイドの内服でないと治らないって言われました。

安藤：おしゃれとアトピーは、女の人なら直面する問題と思うんです。合理的に考えたら、ヘアマニュキアを止めちゃえばいいんです。でも、自分が悩んで、これを続けながら皮膚を悪くしない方法を模索できるのならこのままでもいい、普通のことではないか、と思う。

皮膚のことを考えて、アトピーだからと何でもかんでも諦める、止めるのはどうかな、全部犠牲にして、すごくきれいな肌でと自分にプレッシャーをかけるのはよくないと思う。

雨宮：そうですね、諦めたくないですね。

居場所づくりと社会への働きかけ

――アトピーは出会う医師によってその後が大きく変わるので、最初の入り口、医師を選ぶことはとても大事だと思っています。皮膚科の場合、90年代のステロイド・バッシングを経て、アトピー治療が何か変化したのか、アトピーかもしれない乳幼児を連れた親御さんが皮膚科を受診したら、どこの皮膚科でもきちんとした説明と治療が受けられるだろうか、と疑問に思うのです。

雨宮さんが、病気や医療に対して信頼がおけなくなっていた頃と比べて、患者への情報提供のあり方は変わってきたと思いますか？

雨宮：アトピーに使ういろんなステロイドも出てきたし、変わってきた面もあると思うんですが、使うのは自己責任ですよ、と患者に丸投げのところがあります。だれも何が安全かわからない中で、あとは自分の責任で、とされているところが、納得いかないし、状況としては今も変わらないですね。

安藤：アトピーといえば普通にすぐにステロイド剤が出て、患者が「いやだ」と言っても、「これしかない」とステロイドを処方されるという話をよく聞きます。

雨宮：かつては調べに調べてお医者さんへ行っていたんですが、引っ越しなどで近所のお医者さんへ行くと普通にステロイドが出ます。ステロイド・バッシングのときに、あれだけいわれたのに、きちんと説明を受けたことがないですね。

安藤：雨宮さんは、日本皮膚科学会の竹原先生と対談されたことがありますね。彼はステロイドはいいと信じていて、いろんな講演とかもなさっている。ステロイドを推進してきてから年月が経って、使い続けてきて、どうしようもなくなってきている成人患者さんが竹原さんの周辺でも出てきていると思うので、今、彼はどう思っているのか、知りたいんです。

雨宮：あいにく数年連絡をとってないから、わかりませんね。

安藤：竹原さんは、アトピーのガイドラインを作る中枢にいる方ですから、彼の使用経験から、危なくない使い方とか、減らし方とかがもしもわかれば、副作用を受ける人も少なくなるでしょう。追跡調査などをして、もっと「適正な使い方」という意味で、情報を公開していただきたいと思います。

雨宮：脱ステロイドをした人の数もわかっていないし、ステロイドを使ってどの程度よくなったのかもわかりませんよね。それと脱ステロイドをした場合の期間、どの程度社会生活を営めなかったのかとか、半年で止めることのできた人が何人いるかとか。そういうことだけでも数字を出してもらえたら、だいたいの傾向がわかりますよね。そういうデータがないと、患者は対策のしようがない。

安藤：それ、すごく大事なことですよね。ステロイドを止めた人は通院しなくなるからデータが取りづらいんですが。

――医師も同じことを言っていました。よくなった人は来なくなるから、なかなかちゃんとしたデータがとれず、報告できない、と。治療した人を10年間とかしっかり追跡調査する。フィードバックをきちんとするといいけど、それはものすごく煩雑な事務作業になるでしょうね。そうなると、これはもうやはり学会にしてもらいたいことになります。

安藤：追跡調査ができれば、もう少し患者の全体像が見えるようになる。もう少し適正な使い方ができるようになるのではないかと思います。

——安藤さんは報告を書いたりするのは得意分野でしょうから、調査計画書を作って、こういう調査を学会にしてほしい、と患者本人の立場から提案すれば、学会は何らかの返答をせざるを得ないのでは？

安藤：私はあまり目立つことはしたくないのですが……。雨宮さんの活動にとても感心しています。雨宮さんが反貧困の活動をやってみようと思った動機はなんですか？

雨宮：自分ひとりでは解決できなくても、何人か集まると、知恵も出し合えるし、マスコミにつてのある人もいたりする。味方とか同じ思いの人を増やしていく。

貧困もアトピーも同じだと思うんですけど、当事者は苦しんでいるんだけど、当事者同士が会えていなくて。すごい孤独ですよね。コミュニティ、居場所があることによって、当事者同士が元気になってくる。同じ気持ちの人同士が集まる場を作ると確実に救われるものがある、と思うんです。

自分自身も、「アトピーの女王」という本を書いたことで、たくさんのアトピーの人と知り会えました。これの前の本では自殺未遂のことも書きましたが、そういう人たちが集まれる会を作った。作ってしまって、自分たちが生きづらいのは自分たちのせいじゃない、社会のせいじゃないか、って社会のせいにしてしまうことで元気になれた。それが原点。

アトピーでも同じだと思います。苦しい人は同じ状況の人と会うと死なない。でも会えていないうちに死んでしまう。だから会ったほうがいい。命がかかった問題として思います。竹原先生の周辺で、一人の先生だけでも、今までの患者さんにアンケート調査をしたら相当な数が集まりますよね。意外とそんなにお金をかけずにやることが可能かもしれませんね。

安藤：頑張ってみようかな。社会的に何か意味のある、自分が少しでも社会に対してプラスになる、何か残せればと考えたときに、自分はアトピー患者だし、ここだったら私に何かできることがあるのかもしれないと考えて、アトピーフリーコムで活動しているのですけど。

雨宮：当事者が実感から発信することでしか、変わらないと思います。

まさしく貧困問題がそうです。こういう制度がある、だけど実はこういう落とし穴がある、というのは制度を利用してみて初めてわかります。それを当事者が言って、支援者が動き出して、積み重ねることで、（貧困の）底が上がってくる、制度がよくなってくるという、そういう繰り返しでした。

調査しろ、というのは社会運動の原点、まさに自分たちが困っていることです。それを解決するためのまずは第一歩ということで、一番、純粋な運動の動機みたいなものがあると思います。

——お互いに訊ねてみたいことがあればどうぞ。

雨宮：脱ステロイドってどのくらいの期間かかりました？

安藤：私が止めたのは10年くらい前ですが、ほんとにひどかったのは1年8か月くらいですね。半年くらいよくて、また悪くなって、上下しつつ、3年くらい前から昨年まではほんとに全く症状が出なくて、このまま一生いけるかもと思ったのですけど、この1年、また上下するようになって。更年期なのかなと。更年期でよくなる人もいるし、悪くなる人もいます。更年期アトピー女性の統計なんてない。今、同年代の人が更年期とか閉経とかになっているので、どうなっているのかを聞き書きし始めています。

雨宮：あ、それはすごく大事ですね。知りたいです。

安藤：雨宮さんは本で、一番強いランクのステロイドでコントロールできなくなったと書いておられましたね。

雨宮：いろんなことをやり過ぎてこじらせていたんだと思います。それを止めて、普通にステロイドとそのときはプロトピックを使っていたと思いますが、それだけにしました。それと、もうアトピーのことは考えないようにしていた。そうすると落ち着いてきましたね。アトピーを完璧に治そうとしていた時が一番厳しかったです。

安藤：不安を感じて、止めなくてはいけない時が来るかもしれないと思うことは？

雨宮：やっぱり、それで治らなくなったことを経験しているので、これで悪くなったらどうするだろう？とは思いますね。

安藤：私は薬を使わないで安定しているけど、これで悪化したらどうするだろう。薬には戻らないだろうから、まずはヘアマニュキアを止めると思います。もちろんそんなにひどくならないことを願っていますけど。

雨宮：時限爆弾を抱えているみたいですよね。

ステロイドを使わない治療を希望する権利

――ステロイドを使わない治療を希望する患者の権利は、認められるべきだとお考えになりますか？

皮膚科を受診すると、ほぼすべての医師がステロイドを処方するのが実情だと思うのですが、どのようにすれば、ステロイドを使わない治療を実現できるでしょう？

雨宮：そもそも今、皮膚科にアトピーで行くとステロイド治療しか選択肢がほぼないというのが問題だと思います。選択肢は多いにこしたことはないと思います。

ステロイドを使わない権利は、もちろん認められるべきと思いますが、まずは病院側に、「うちはステロイドなしの治療もしていますよ」ということをアピールしてもらって、ネット検索などで簡単にわかるようになってほしいです。

安藤：ステロイドを使わない治療を希望する患者の権利は、当然認められるべきと思います。

ステロイドを使う医師であっても、患者が望まなければ、それにできるだけ沿うようにすればよいのだと思います。そうすれば、中止することでどういったことが起こり、数年後にはどうなるのか、患者の経過をその医師は見ることができるでしょう。

患者の願いに耳を傾け、共に歩もうとしてくれる医師であれば、命の危険にさらされるほどのリバウンドが起き、やはりステロイドを使わなければならない局面になった時、患者はそれを拒否することは少ないと思います。信頼関係のためにも、患者の意見に医師が耳を傾けることを強く願います。

それには、やはり患者側のアクションが必要だと思います。つまり、医療をよくしていくのは、患者側が社会的アクションをできるくらい成熟していくことが必要と思われます。大変難しい話ではありますが、そういった努力の積み重ねで、社会はよくなってきたわけですから、医療も変わっていくと思います。

（2014年1月24日、東京にて）

専門家

佐藤健二（皮膚科医、専門は光皮膚科学）

ステロイド剤によるアトピー性皮膚炎の治療に疑問を投げかけている皮膚科専門医の一人

ステロイド剤を止める

はじめに

アトピー性皮膚炎と診断されてステロイド剤や保湿剤をすでに使っているけれども、止めたい、減らしたいと考えている人に、自己コントロールの基本をお話します。

少しずつ、少しずつ、減らす

自己コントロールのときに大事なのは少しずつ減らしていくということ。ステロイドよりも保湿剤の減量から始めたほうがいい。そのほうが少しでも楽だからです。まず、顔や手など見える部分は後回しにして、見えない部分から始めることです。服で隠れた部位がきれいになれば、顔や手などの見える部位の保湿剤減量に勇気が出ます。止めるのにどのくらいの時間がかかるかもわかります。

保湿剤を少しずつ減らしていくときのポイントは、まず1日に複数回塗っているのなら1日1回にする。入浴後すぐに塗る。一週間毎に入浴後1時間、2時間と塗るのをずらしていきます。1日のうちの一定の時間だけ塗らないという、そんなところから始めていくと取り組みやすいと思います。焦らず、無理をしないことです。

ステロイド剤もお風呂上がりに塗っていたのを1時間ずつずらしていくとか、塗る面積や単位面積あたりの量を減らすとか、ゆっくりゆっくり減らせばいい。自分でゆっくり減らしてうまくいくこともあるけど、でも、あと少しのところで悪くなって離脱皮膚炎が起きてしまったら入院したほうがいいでしょう。外来で続ける人もいますが、ステロイドを中止するのは大変で、覚悟のいることです。

離脱皮膚炎が起こってからの注意

当然、ステロイド剤と保湿剤は使用しない。入浴に関して皮膚科医の中で意見はいろいろありますが、症状のひどいときはちゃんとお風呂に入ってばい菌を取ってほしい。脱ステロイドのときは、刺激されやすい皮膚になっていますから、消毒液は使いません。水分を摂りすぎると滲出液が出やすいので、水分を摂りすぎないことも留意します。滲出液をぬぐったり、かさぶたを取ったりしないように。昼夜が逆転している人が多いのですが、これを直して日常生活をきちんとする。皮膚の感染症には内服の抗生物質を使います。外用は保湿になるから使いません。服を着ていることも保湿ですが、これは仕方がないですね。風呂も長時間なら保湿になります。

日中に布団に入っているのも保湿。だから、夜に寝るときはいいけど、一日中ずっと布団の中というのはよくない。つまり、皮膚を何かで覆っていることが保湿なのです。

かさぶたを取る癖のある人の場合、かさぶたを取ってはいけない。掻くなというのはまた別です。それは無理ですから。周りの人も掻くなって言ったらだめ。痒い人に掻くなと言ったら、どれだけ腹立つことか、本人にとっては、ある種拷問です。

食事は、まったく普通の食事内容でいいのですが、皮膚がポロポロと落ちたり、滲出液が出たりするときは、タンパク質が体からどんどん失われている状態なので、高タンパクの食事にしてください。（詳しいやり方は文献1）

（「薬のチェックは命のチェック」31号の記事より再構成）

専門家

佐藤美津子（小児科医）

子どものアトピー治療に長年取り組んできている

子どものアトピーにステロイドはいらない

はじめに

私は1997年、それまで勤務していた阪南中央病院を退職し、大阪府堺市に小児科診療所を開業しました。アトピーの赤ちゃん・子どもが自然に治るのを診ていると、ステロイドを小さい時に使いさえしなければ、治りにくいアトピー問題はかなり解決するだろうと感じています。

アトピーの子どもを持たれたご家族へ

あなたの赤ちゃん・子どもがアトピーだと診断された時、治療を焦る必要はありません。あなたの子どもがステロイドの被害にあわないために、考える時間はたっぷりあります。ステロイド治療を勧める医師の大げさな言葉は、あなたを心配のどん底に突き落とすかもしれませんが、一刻を争う病気ではありません。

ステロイド治療を選ばない

日本でステロイド外用剤がアトピーに使われだす1954年以前には、実はアトピーは治っていたのです。少し古い皮膚科の本には「大きくなると治る」と書かれていました。

なぜ、ステロイドという強力な抗炎症作用のある薬ができたにもかかわらず、治りにくいアトピーが増えているのでしょうか？

治りにくいアトピーは、実はステロイドの副作用＝ステロイド依存症なのです。やめると、麻薬と同じように禁断症状＝リバウンドが起こります。ステロイドを塗った患者の中で依存症になる人がほとんどいないということなら問題はないかもしれませんが、脱ステロイド後のリバウンドに苦しむ子どもは年齢を問わず増えています。

プロトピック＝免疫抑制剤も使わない

自然に治る病気に、もともと臓器移植にしか使われていなかった薬など必要ではありません。ステロイドではないからという理由で安易に処方されています。さらに、経口の免疫抑制剤ネオーラルが成人の難治性アトピーに使われています。しかし、ステロイドも含めて、免疫抑制剤を使わないといけない重篤な病気ではありません。

アトピーは自然に治る

アトピーが起こる原因・メカニズムはまだ完全には解明されていません。角層の水分保持やバリア機能に重要な蛋白フィラグリンの遺伝子異常のある人がアトピー患者に多いということがわかっていますが、日本人ではこの割合は成人では27%と低く、すべてを説明できません（文献1）。

当院では17年間、赤ちゃん・子どものアトピーにステロイドを使わない治療をしてきましたが、ほとんどの赤ちゃんが1歳から2歳の夏に良くなってしまいます。

開業して11年半目に、顔に湿疹の出る0歳の赤ちゃんを調査し、それらの子、合計441人の状況をまとめてみました。

受診までにステロイド治療のある・なしにかかわらずステロイドなしの治療をしたところ、88%の赤ちゃんが治りました。ステロイドをもともと使ってこなかった赤ちゃんでは、その93%が平均4・8か月で治ってしまいました。残る赤ちゃんたちは途中で来られなくなった赤ちゃんです。来られなくなった理由は調べていません。逆に言うと、ずっと受診された方はみな良くなったということです。

一方、6か月間ステロイド治療をした前後での重症度を調べた調査があります。九州大学皮膚科古江教授の調査です（文献2）。ステロイドの塗り方は多様ですが、2歳未満の子ども206人中、改善が36%、横ばいは61%、悪化が3%で、治癒はありません。6か月間治療してこの結果だということを、患児家族が事前に知っていたら、ステロイド治療を選んだでしょうか？

ステロイド治療＝プロアクティブ治療に見通しはない

プロアクティブ治療とは、1FTU（注1）量のステロイドを手のひら2つ分の範囲に塗るということ。大人だと全身の2％にあたる範囲になります。これを1日2～3回入浴後に行ない、完璧にきれいにしたら、その後も止めずに間欠的にステロイドを塗り続け、寛解（**注2**）を維持するやり方です。

もともとこの塗り方は、週2回塗布することで日常生活ができるぐらいの症状にコントロールし、医療費を削減したいと欧米で始まったものです。しかし日本では、生後9か月の赤ちゃんに、Ⅲ群ステロイド（**注3**）1本5グラムを20本、5日間で塗るようにという信じられない量が処方されています。日本全国でこの量が処方されるなら、それはどこに利益をもたらすか明らかです。

さらに、このプロアクティブ治療を推進する医師たちは、この治療で治った患者がどれだけいるかについて、一切述べていません。そのうちの一人の大矢幸弘医師（国立成育医療研究センターアレルギー科）は、サンデー毎日（２０１３年10月27日号）の記事で「早く皮膚をきれいにした方が、自然治癒力が高まる」と言っていますが、どれだけの人が自然治癒しているかという具体的な数字を示していません。実は、ノバルティスファーマ株式会社の医療サイト「アトピー性皮膚炎ドットコム」で大矢医師は「アトピー性皮膚炎は、きちんと治療すれば必ず改善する」と述べ、前述のサンデー毎日では「再燃までの期間が延びる」と述べています。ということは、大矢医師は、アトピー性皮膚炎は再燃することもある治らない病気だ、と考えているということではないでしょうか。これでは治したいという患者への説明責任を果たしているとはいえないでしょう。

結局プロアクティブ治療はエンドレスな治療だといえます。大矢医師が「寛解導入は簡単だが、寛解維持が難しい」といわれているのをネット講演（２０１４年3月28日　バイエル薬品株式会社主催）で聞くと、一般医がうまくコントロールできるのか疑問です。
ステロイドを使いさえしなければ、1～2歳には治ってしまうアトピーに、延々と続く治療が必要だとはとても思えません。

注1 Finger Tip Unit を略してFTU。チューブに入った塗り薬を成人の人差し指の先から第1関節の長さまで出した量。
注2 症状が落ち着いて安定した状態。
注3 外用ステロイド剤は5段階に分類され、Ⅲ群は strong（強い）というランク。http://www.okiyaku.or.jp/pdf/suteroido.pdf

赤ちゃん・子どものアトピー治療

治療の中で一番大切なことは、もちろんステロイドを塗らないことです。しかしそれだけではなかなか治りません。この点を保護者だけでなく乳幼児に関わる周囲の人々（例えば、保育士、幼稚園教諭、祖父母など）が理解しないと、治るはずのアトピーも治りません。

では、治すには何が必要かというと、

1、食べさせる
2、自由に掻かせる・自分で掻かせる・（親などが）掻いてあげない
3、アトピーを気にせず、かわいがる
4、アトピーに対するサービスは一切しない・鍛える

「食べる」ということ

食べることは特に赤ちゃんのアトピーを治すうえで非常に重要です。母乳・ミルクは水分が多く、タンパク質が少ないので、皮膚を治すには栄養的に問題があります。赤ちゃんは成長しつつ皮膚も治していかないといけません。たくさんの赤ちゃんをみていると、固めの離乳食を食べだすと、湿潤部が乾きだし良くなっていきます。それは、離乳食を食べだすと、カロリー・タンパク質を多く摂れるようになり、その結果、母乳・ミルクが減ることで相対的に摂取水分量が減少するためです。

実は一番問題なのは、母乳栄養の赤ちゃんです。母乳だとどれだけ飲んでいるか、量がわかりません。体重が増えているなら、足りているという判断になります。

母乳で体重がきちんと増えているのなら安心ですが、母親が子どものアトピーに振り回され、夜も寝ずに母乳を与え、疲れ果てて母乳が出なくなってくると、赤ちゃんの体重が増えなくなり、さらに減ってくるという事態になってきます。

その結果、脱水になり、電解質バランスが崩れ、低ナトリウム・高カリウム血症になり、入院が必要になってしまいます。低アルブミン血症も引き起こし、むくみが出てきます。中には1歳過ぎで5キログラムという信じられない体重だった子どももいます。

人工栄養（ミルク）の赤ちゃんは、飲んでいる量がわかりますし、お腹がいっぱいになるので割合よく寝てくれますし、電解質は問題になるほど崩れることはありません。しかし、ミルクを10％濃い濃度で飲んでいても、中には低アルブミンがなかなか改善しない赤ちゃんもいます。やはり、食べないとアルブミンは増えません。

阪南中央病院（**注4**）に入院すると、中期の離乳食を初期の形態でとか、後期の離乳食を中期の形態でという指示で離乳食が出され、通常よりもタンパク質やカロリーが多くなっています。同病院に入院した生後4か月の赤ちゃんは2回食で、1回の量は、タンパク質70グラムを含めて計200グラムとかなりの量が出されます。重症の赤ちゃんではこれだけ食べないとアルブミンが上がらないということです。

しかし、母乳栄養に関する誤った考え（1歳まで母乳のみで良い等）や、食物アレルギーへの不安が、母親たちが赤ちゃんに離乳食を食べさせることをためらう原因になっています。

食物アレルギーがアトピーの原因だという考えが、長い間、多くの小児科医に支持されています。しかしそのことを科学的に証明した論文はないという事実に、医師たちは真剣に向き合うべきだと思います。

注4 大阪府松原市にある総合病院で、佐藤健二皮膚科部長がステロイド依存性皮膚症治療・脱ステロイド・脱保湿治療を実践している。

離乳食はどうすればいいか

育児書や保健所の指導では、調味料は使ったらだめだと言われますが、素材の味のみでは美味しくないので赤ちゃんは食べません。大人と同じ量を食べるわけではないので、家族が食べている食事を食べやすい軟らかさで食べさせてください。
楽しく、無理強いせずに、一緒に食べることが大切です。

食物アレルギー

食物アレルギーは早ければ食べて5分から遅くて2時間の間に、わかる反応―全身にじんましんからショックまで―が出るので、検査をしなくてもわかります。

じんましん程度なら、ごく少量からすぐに食べさせていますが、重大な反応は出ることなく食べることができるようになっていきます。

反応が出ても早く食べさせる理由は、誤食を防ぐことはできないということです。また、食べるものについては免疫寛容**（注5）**が起こることで異物と認識しなくなるという観点からの免疫経口療法が、かなり普及しつつあることもあります。最近もピーナツアレルギーに対しての経口免疫療法の有効性を示す文献が出ました（文献1）。

ステロイド治療を勧める医師たちは、経皮感作を防ぐためにステロイド治療をし、IgE抗体**（注6）**の上昇を防ぎ、食物アレルギーにならないようにすると言っていますが、IgE抗体が高くても食べることができれば問題ないわけですし、100以上という高値でも食べている子どもはたくさんいます。むしろ、徹底的に避けていて、間違って食べた場合（誤食）には、かえってアナフィラキシーなど重大な反応が起きることがあります。

注5　特定抗原に対する特異的免疫反応の欠如あるいは抑制状態。
注6　IgE 抗体は哺乳類にのみ存在する糖タンパク質であり、免疫グロブリンの一種。アレルギー疾患を持つ患者の血清中では濃度が上昇し、マスト細胞や好塩基球の細胞内顆粒中に貯蔵される生理活性物質の急速な放出（脱顆粒反応）を誘起する。これらのことから IgE はヒスタミンなどと並んでアレルギー反応において中心的な役割を果たす分子の一つとして数えられる。

痒み

痒みには2種類あります。本当の痒みとストレスによる痒みです。アトピーの子どもを抱えた親が困っているのは後者の痒みです。

蚊にかまれた時、他の人に掻いてもらいたいと思うでしょうか？　自分の痒みは自分しかわかりません。自分でちゃんと掻いて痒みをコントロールする――これは赤ちゃんでも自由に掻かせるとできるようになります。掻きたい時に手を押さえられると、痒みは増幅し、隙をみて強い力で掻いてしまいます。皮膚をつまみちぎる、バギーの金具で血まみれになっても腕を掻き続ける等の掻き方はストレスによるものです。そこまで掻くと痛みが出るので掻くのを止めるのが普通ですが、自由に掻けないと、掻いても掻いても痒みが収まらないために異常な掻き方をしてしまいます。

ストレスの第一の原因は「自由に掻けない」ということです。これは親にとってもストレスになります。掻かせてはいけないと、1日中子どもを見張ることになってしまいます。

自由に掻かせると案外掻かなくなると、みな言います。子も親もすごく楽になります。

アトピーを気にせず、かわいがる

これも大事なことです。自分が気にされていつも見られていると想像してみてください。子どもにアトピーがあっても、これで良いという気持ち、可愛いという気持ちが、治癒に結びつきます。

アトピーに対するサービスは一切しない・鍛える

赤ちゃんはとても賢い。1日中、母親にかまってほしい。本能的にそう仕向けます。また、母親は、子どもの要求に応えないと、と世話をしてしまいます。

泣きだしたら、掻きだしたら、昼も夜も休みなく抱っこをし、母乳を飲ませています。疲れるのが当たり前。夜眠れないので慢性的な睡眠不足で、うつ状態になった母親もたくさんいます。昼間も気持ちよく子どもの相手ができなくなります。

ここから抜け出るには、子どものアトピーの世話を止めることです。夜は相手をせずに、寝たふりをする。それができなければ、別室でベビーベッドに寝かす。そうすると寝かしつけなくても短時間で入眠し、夜も起きなくなります。実践された母親たちは、楽になったと言います。

また、抱っこばかりしていると赤ちゃん自身は動かなくて済むので、運動発達が遅れます。寝返りの練習、5か月になればお座りの練習、8か月になればつかまり立ちの練習をしてください。

再度、アトピーの子どもを持たれたご家族、およびご自身がアトピーである方に

あなたは決して一人ではありません。

ステロイドを使わない治療を選択したご家族の集まり（注7）や講演会等に参加すると、あなたは一人ではないということに気づくことと思います。

治りにくいアトピーは「ステロイド依存に陥った薬害」です。一番大切なことは、自分の子どもを薬害から守るためには、焦らずじっくり考え、ステロイドを使わない治療を選択することです。

ステロイド依存に陥ってしまった場合は、子どもや自分のアトピーがなぜ治りにくいのかを是非とも見極めてほしいと思います。アトピーと向き合い、ステロイドを止める選択肢があることに気がついてほしいと思います

ステロイド治療を勧める医師たちはアトピーが治らないのは患者や家族のせいであるように言いますが、そうではありません。治りにくい原因を患者の責任にすることで、むしろステロイド剤の害から目をそらす意図を感じます。

成人では生活上の問題から脱ステロイドに踏み切れないとしても、次世代への薬害を防ぐために、はっきり声をあげるべきでしょう。

注7 アトピー児を持たれたステロイドを使わないご家族の交流会であるきらきらぼし。大阪堺、京都、兵庫、東京等で講演会などを行なっている。

最後に

乳幼児のアトピーが難治性になり、成人しても治癒できない現状を診ている小児科医として、日本皮膚科学会に対して次のことを要求したい。

1．日本皮膚科学会は、局所ステロイド剤にも全身使用ステロイド剤同様、耐性、依存性、離脱症状が生じるという医学的事実を認識すること
2．日本皮膚科学会はガイドラインを改訂し、ステロイドを使いたくない患者の権利を保障すること
3．ステロイド依存症に陥っている患者に、ステロイドを止める治療を提案すること
4．赤ちゃんや子どもの患者には、できる限りステロイドを使わない治療を選択し、それを実践している施設のやり方を学ぶこと

研究者
佐藤令奈（医療社会学者、アトピー患者）
（公社）国際経済労働研究所 準研究員

ステロイドの“害”とは何か

はじめに

１９８０〜90年代の日本社会において、社会的な問題として取り上げられた病の一つにアトピー性皮膚炎（以下、「アトピー」と表記）があります。２０００年に入ってアトピーが社会問題として取り上げられる頻度は減りましたが、近年再び問題提起する声が患者団体等から上がり始めています。

アトピーをめぐる何が、問題として提起されるのでしょうか。

１９８０年代から２０１０年までの全国紙三紙（朝日・毎日・読売新聞）の新聞記事分析から、この期間のアトピーをめぐる問題は、大きく３つの時期／論点として整理することができます（文献１）。第一期は１９８０年代半ば頃から90年代初頭にかけて、アトピーの原因として「文明」が問題視された時期。第二期は１９９２年〜90年代末にかけて、アトピー治療に用いられるステロイドが問題視された時期。そして第三期は1990年代末以降、ステロイド治療の正統性が主張され、第二期にみられるステロイドへの問題視こそが問題とされた時期。

アトピーが社会的問題として取り上げられるとき、その多くの部分がステロイドという薬剤をめぐって行なわれてきたといえるでしょう。

第二期と第三期は、ステロイドをめぐって対立する二つの主張がそれぞれ展開されたものです。第二期は、成人のアトピー病者**（注）**を中心にアトピー治療にステロイドを用いることに伴ういくつかの現象が問題として提起され、第三期には、日本皮膚科学会の主流を占める医師たちが中心となって、第二期におけるステロイドの問題化それ自体が問題、として提起されました。第三期における、これら医師たちの主張を象徴するだろう日本皮膚科学会ガイドラインは、医学的側面からステロイドの正統性を主張する一方で、第二期を通じて病者たちが主張したステロイドに対する疑義、不安には正面から応えていないように思われます。

そこで、日本社会におけるアトピー問題の、主として第二期に展開された病者らの主張を改めて整理し、ステロイドをめぐってどのような面が問題として提起されたのか、すなわち病者にとってステロイドの〝害〟とは何かについて述べてみたいと思います。病者の主張に真正面から耳を傾け、ステロイドが病者にもたらす〝害〟の本質に迫ってみたいのです。この作業が、アトピー病者がステロイドの何に問題性を感じ、なぜステロイドを使わないアトピー治療を望むのかを理解する一端となることを切に望みます。

（注）医療人類学者のA・クラインマンは、「病い」と「疾患」を区別している。前者は、生活や他者との相互作用の中で経験される疾病の形を、後者は治療者、特に生物医学に基づく科学的医療の医療者の前で現れる疾病の形を示している。ここでは、クラインマンのこの概念整理を支持し、アトピーを患う人を指すとき、「病い」に対応する「病者」という表現を用いていく。

ステロイドをめぐる3つの〝害〟

アトピー病者がステロイドを問題として提起するとき、ステロイドの〝害〟を指摘するとき、〝害〟とは何を指しているのでしょうか。アトピーやステロイドに関連する新聞記事や病者の手記等の分析からは、アトピー病者の問題提起するステロイド〝害〟は以下の３つに整理することができます。すなわち、

①ステロイドの副作用が身体にもたらす害、
②ステロイド治療をめぐる不適切な診療による害、
③ステロイドの使用をめぐる対立が病者の周囲との関係に及ぼす害、の３つです。

①ステロイドの副作用が身体にもたらす害

病者が第一に訴えるのは、ステロイドという薬剤が直接身体にもたらす副作用という害です。例えば「皮膚が薄くなった」「顔中が真っ赤に腫れ」「体液がしみ出す状態」「白内障」といった身体症状が、ステロイド外用の副作用として訴えられています（文献２）。

これらは医学的にも認められたステロイド外用の副作用です。ただし、どのくらいの期間ステロイドを使用することでこれらの副作用が生じるのか、これらの症状が病者に与える影響をどう評価するのかについては意見の割れるところであるように思われます。

また、同じ記事の中では「もはや薬でも効かず」として長期連用によるステロイドの効果減弱が訴えられています。それまで使用していたステロイドの効果がみられなくなり、効果を求めて使用するステロイドのランクが徐々にエスカレートしていくという問題です。医学的にはしばしば否定されますが、病者は経験的にステロイドの使用期間と症状の悪化、ステロイドのランクのエスカレートに関連を見出し、問題視しています。

身体に及ぶ害は、かゆみ・痛みといった苦痛や外貌の変化、身体機能の低下をもたらし、病者が日常生活の中で様々な制約や苦悩を抱えることにつながっています。たとえ回復可能だとしても、病者のその時・その場の生活が侵されることは軽視されてよいものではありません。

②ステロイド治療をめぐる不適切な診療による害

第二の害は、ステロイド治療を行なう上での医療者の不適切な診療です。たとえば「医師がきっちりと副作用を説明していれば」「別の塗り薬を出すだけで副作用の説明は全然なかった」とステロイド治療におけるエピソードが語られています（文献3）。こうしたエピソードが指摘するのは、ステロイド治療の一連の過程の中で、ステロイドの副作用リスクについて医師の説明がなかった、すなわちインフォームド・コンセントが適切に行なわれなかったということです。

また、「医師がきっちりと副作用を説明していれば、何年間も塗り続けなかった」とも語られています。長期連用にリスクのあるステロイドを長年にわたって処方し続け、ステロイドの副作用に適切に対処しなかったこと、インフォームド・コンセントを怠ったために、病者自身がリスクを理解し自己防衛する機会を奪ったこと、が問題として提起されているのです。

不適切な診療は、第一の害であるステロイドの副作用による身体に対する害を招きます。適切に診療していても第一の害が生じ得るとすれば、不適切な診療はそのリスクを倍加させるといえるでしょう。本来アトピーの治癒を目指すべき医療者の行為がステロイドの害を招くのだとすれば、その事実、あるいは可能性が病者に与える苦痛は顧みられねばなりません。

③ステロイドの使用をめぐる対立が病者の周囲との関係に及ぼす害

第三の害として挙げるのは、病者と医療者、病者と家族、周囲の人びとといった病者を取り巻く社会的な関係に及ぶ害です。副作用についての説明が不十分なまま長期にわたってステロイドを投与され続けたことがきっかけとなって、「医師が信じられなくなった」り（文献3）、「頼れる治療法がない。進学や就職は断念。ステロイドの副作用。医師不信。疲れ切った家族。行き場を失い、部屋にこもる」として、周囲との関係が取り結べず、孤立する病者の姿が語られています（文献4）。ステロイドの使用をめぐる考えや選択が、医療者だけでなく、家族や職場の上司・同僚といった病者の生活上身近な人びとと共有されず、ときに対立することはアトピー患者へのアンケート調査結果でも示されています（文献5）。

アトピーという身体上の不安を抱える病者にとって、医療者、日々の生活で接する家族や友人、学校・職場の人びとといった存在は、生活を成り立たせていく上で心身両面にとって重要な支援者です。「医療不信」といった言葉で病者と医療者の関係の崩壊が指摘されることはありますが、医療者以外の関係への影響はあまり目を向けられることがなかったように思います。しかし病者にとって本当に重要なのは、ある程度代替可能な医療者との関係よりも、代わりのきかない家族や友人であり、一度しかない人生においてそうした人びとと出会う機会なのではないでしょうか。

ステロイドの〝害〟の多重性

前節で述べた3つのステロイドの〝害〟は、すでに簡単に触れてきたように、しばしば連鎖的かつ多重的なものとして病者に経験されます。ステロイドの副作用がもたらす害の存在が、不適切な診療による害の背後にあり、医療者の診療行為が害となることで、病者の周囲との関係にも影響が広がっていきます。ステロイドの害が病者にとって深刻なのは、ステロイドの副作用という第一の害の存在やそれをめぐる評価・判断が、病者の日常生活を取り巻く重要な人びととの関係にまで波及するからです。

ステロイドの〝害〟にあうこととは、ステロイドの副作用が身体に及ぼす害だけを指すのではありません。病者を取り巻く社会的な人間関係を損なうことまでを含んだ経験の全てが、病者にとっての「ステロイドの〝害〟にあうこと」なのです。連鎖的に生じる3つのステロイドの害の多重性こそが、ステロイドの副作用リスクを病者が軽視できないことの根本にあります。

しかし一方で、ステロイドの〝害〟の多重性は、アトピー病者やアトピー治療に携わる医療者にとって、害を乗り越える一つの可能性であるとも私は考えています。

第三の周囲の人びととの関係への影響がなければ、身体に生じる害や診療上の害が残っていたとしても、病者は医療以外との関係の中で支援を受けながら生活していくことができるでしょう。第二の不適切な診療による害がなければ、病者はステロイドが身体に及ぼす害を単なるアトピー治療のリスクとして受け入れ、医療の下で治療を続けていくことができるかもしれません。第一のステロイドの副作用が身体に及ぼす害がなければ、診療や周囲の人びととの関係は、ステロイドをめぐる問題とは異なる問題として、それぞれ解決の道を得られるのではないでしょうか。

つまり、ステロイドの〝害〟のどの水準にアプローチするかによって、その多重性に着目することによって、ステロイドの〝害〟を乗り越える複数の方法が見えてくるのです。

ステロイドの〝害〟に向き合うとき、それが医療上の問題であると考えることによって、しばしば病者と薬、病者と医療者という狭い範囲の出来事としか捉えてこなかったように思います。しかし病者とは、一個の生活する主体です。生活するということは、医療との関係にとどまることなく、広い社会の中で様々な関係を取り結び、それに支えられて生きるということです。病者の生を支えているのは、医療だけではなく、広く社会におけるさまざまな紐帯であり、そこから切り離されて病者の生は成り立ちません。医療はしばしば病者の身体とのみ向き合おうとしがちですが、病者の身体を生かしても、病者を社会から切り離したのでは病者を生かしていることにはならないのです。

病者の声に耳を傾ける

ここまで、主に新聞紙面においてステロイドをめぐって展開された病者らの主張を整理することを通じ、ステロイドの〝害〟の3つの面と、その多重性を明らかにしてきました。病者にとってステロイドの〝害〟が深刻なのは、それが単に身体上のトラブルであるだけでなく、医療を含め、病者の生を支える周囲の人びととの関係を壊したり妨げたりするためだということ。これは、病者の声を丹念に読み解く作業を通して得られる結論です。

社会学における社会問題研究の方法の一つに、「社会問題の構築主義アプローチ」と呼ばれるものがあります。何が社会における〝問題〟なのかを判断するとき、社会にとってプラスかマイナスか、正しいか正しくないかといった基準によって〝問題〟を決めるのではなく、人びとが問題だとみなす事柄を〝問題〟と定め、人びとが問題だと主張する行為それ自体に注目する研究方法です（文献6、7）。

なぜ〝問題〟の定義を社会的望ましさには求めず、人びとが問題だとみなす行為に求めるのでしょうか。

例えば日本では、未成年者の飲酒は法律で禁じられています。飲酒が健康に害を及ぼし、非行の温床となると考えられており、そのことが社会にとって望ましくないと考えられるためにこのような法律が定められています。しかし、19歳364日での飲酒と満20歳での飲酒の間で、健康への害や非行や犯罪行為との因果関係の強さに大きな差があるわけではないでしょう。また近年、参政権との関連で成人年齢の引き下げが議論されるのと同時に、飲酒や喫煙についても禁止年齢を引き下げるかどうかが議論の俎上に載っています。

この例からは、専門家らが定める社会的望ましさの基準は絶対的なものではなく便宜的・恣意的なものであるといえるでしょう。飲酒の禁止年齢の引き下げをめぐって議論が生じるということは、この年齢が成年と未成年の境界を基準としているのか、20歳という絶対的な年齢を基準としているのかの間で解釈の違いが日本社会に存在しており、異なる解釈の衝突が飲酒禁止年齢の引き下げをめぐる問題提起を呼び起こしていることを示しています。

専門家の判断を絶対のものとするのではなく、人びとが「それは問題だ」と上げる声に注目することが社会問題の所在を明らかにし、その声やそれをめぐって引き起こされる人びとの相互作用を取り上げることが社会問題について考え理解を深めることにつながっているのです。

病者の声に耳を傾け、その声が何を言い、どのような応答関係の中で発せられているのか、を丹念に読み解くことが重要です。ステロイドの〝害〟を理解しようとするならば、「ステロイドの害がある」と主張する声こそを聞き取らねばなりません。それを聞き取らないままに示される解決の道が本当に病者に寄り添い病者の回復を願う道であるのか、今一度問うてみる必要があるのではないでしょうか。

精神科関連の薬剤

ちょっと、眠れないから、不安だからと受診すると、薬漬けの日々が待っている。依存症は避けられないし、挙句には犯罪や自殺、中毒死も。

被害者

藤原義治（傷害事件の加害者であるが、薬剤の被害者でもある）

インタビュー
薬漬けの日々のあとに——害反応は、強盗致傷犯になることだった

（聞き手　浜六郎／坂口啓子）

2007年3月、大阪拘置所から手紙が届きました。藤原さん（当時30代後半）は、自分の事件は薬剤が関連しているのではないか？と疑問を抱き、質問する内容でした。その後、大阪地裁で実刑判決を受け、控訴は棄却、5年間服役しました。

1996年　はじめての受診

浜：最初の受診とそのきっかけは？

藤原：1996年頃に最初の通院が始まりました。1日、2日なら我慢するんですが、1か月くらい眠れない状態が続いていたんです。仕事のことで思い悩んでいました。今思えば、自分で解決のつくことではなかったんですが、当時は、なんとか自分で解決せなあかん、なんとかやろうと思って、考えてばかりいました。

会社にそれを訴えることはできない。会社の雰囲気ができない。そういうことは自分で処理しろ、という営業職でしたから。

浜：他の人はできていた？

藤原：多分、性格の問題でしょうね。「そんなもん、できるかい」と開き直れる人ならよかったかも。

フルコミッション制（**注1**）で、僕自身は年収1500から2000万くらいあったんですけど、後輩や部下に給料ゼロもいるんです。ガソリン代がない、服がない、いうたら、買うてやらなあかん。家に呼んで食べさせたり、たぶん自分の給料の半分以上を使いました。でも、いくら代わりにお金を出しても2か月、3か月、本人の売上げがなかったら辞めていきますよ。部下や後輩が辞めたら、管理している僕の指導が悪い、となる。どうしたらいいんやろ、と考えて、考えて、眠れんようになったんです。

浜：受診した当時の処方は睡眠剤だけ？

藤原：はい、2種類くらいだったと思います。それで眠れるときと、眠れないときと。しばらくしたら飲んででも眠れなくなります。

注1 完全歩合給のこと。営業にかかる費用は個人負担。売上げがなければ給料が出ない。雇用契約ではないので労働基準法違反にはならない。

1997年〜2001年　転職、十分な睡眠を取り戻す

坂口：8年後に「悪化して」と裁判資料にはありますが、その8年間はどうなさっていたのですか？

藤原：受診して「うつ」と言われて、自分でも正直しんどいし、半年後くらいに「もう、あかん」と仕事を辞めたんです。兄が運送屋を始めるから手伝ってくれないか、と声をかけてきて、無職でしたので「ああ、いいよ」と引き受けて、トラックに乗ることになりました。荷分け、荷捌き、運送などです。

そのときは薬は飲んでません。1日13〜14時間働いていましたが、体を使っているのがよかったのか、心配事がなかったのがよかったのか、もう、十分に眠れていました。すごく快調でしたね。営業職のときは、寝床で考えごとばかりして眠れなかったです。でもトラックは単純作業で、肉体作業で、すぐ眠れました。即死みたいに眠れました（笑）。でもトラッ

クの償却期間がきたので、営業に戻ろうと思って辞めました。それが2001年頃です。

2004年3月　転職後に不眠で再び受診

坂口：再び営業職へ転職して3年くらい経って、また受診したのですね？

藤原：はい。最初は機嫌ようやってたんです。そこもフルコミッションでしたが、経験があったのですぐに部下を持つことになった。以前のように丸々面倒をみなければいけないほどではなかったんですけど、「ああ、（部下、後輩の）今月も給料がないんだなあ」と気になって、なんとかしてやらなあかん、と思ってしまう。だんだん調子が悪くなっていったのかな。

眠れなくなって、朝が起きられなくなって、途切れ途切れに会社を休むようになって。ああ、これではあかん、と思いました。

仕事と……、そのときに家を買ったこともあると思います。

裁判で証人として立った医師の心療内科クリニックの初診日は2004年3月26日ですけど、ここは再受診のときの三軒目なんです。最初の病院は初診だけで、そこの医師は頼りない気がして、次に別の病院（精神科）を受診しました。その後が心療内科クリニックです。

浜：一回目はハルシオンとドラールだけで、1週間後の4月1日でもうパキシルが20ミリグラム3回、いきなりポンと出ていますが**（表1）**、これは心療内科クリニックの前に受診していた病院からの継続ですか？

藤原：いいえ。病院の紹介状でクリニックを受診したのだと思うんですが、医師に「あんまり改善しないんで」と言うと「今、飲んでいるお薬よりもいい薬があります」とパキシルが出ました。

表1：1回目の処方と2回目の処方

2004 年3月 26 日
・ハルシオン 0.25 mg　1錠（B）
・ドラール錠 15　　　1錠（B）
1日1回　寝る前に服用　7日分
調剤点数　266 点（2660 円、患者負担 800 円）
2004 年4月1日
・ドラール錠 15　　　2錠（1日2回、夕食後と寝る前）（B）
・パキシル錠 20mg　　3錠（1日3回、毎食後）（S）
・ドグマチールカプセル　3カプセル　（P）
・ムコスタ錠 100　　　3錠（1日3回、毎食後）（M）
・ハルシオン 0.25 mg　1錠（1日1回、寝る前）（B）
調剤点数　1081 点（10,810 円、患者負担0円）

B: ベンゾジアゼピン剤、P：抗精神病剤、S：SRI（SSRI のこと）、M：胃用剤

浜：すると、やっぱり、いきなり60ミリグラムか。ふつう初回は1日1回10ミリグラムあるいは20ミリグラムで始めるんですけどね。いきなり20ミリグラムを3回、しかも常用量の上限を超えていますからね（用法及び用量参照）。ちょっと常識では考えられない処方です。

　いきなりこんな量が出て、特別おかしい気分になったり、いつもと違って興奮しているな、とかはなかった？

藤原：あのねえ、なんとも申し上げにくいような感じなんですけど、本人はわからないんですよ、仮におかしくなっていても。妻にはおかしいと言われていましたが、本人は気づかないと思います。劇

用法及び用量
（パキシル添付文書より引用）

うつ病・うつ状態
通常、成人には1日1回夕食後、パロキセチンとして20～40ミリグラムを経口投与する。投与は1回10～20ミリグラムより開始し、原則として1週ごとに10ミリグラム／日ずつ増量する。なお、症状により1日40ミリグラムを超えない範囲で適宜増減する。

的に何か人格が変わるというものではなかった。調子よくなったような気分ではあるんですけど。健常な状態の調子いいとは違う、不自然な調子よさ、です。

僕の場合ですが、物事を判断する際の、視野が狭くなる。視野狭窄みたいなイメージで思考が狭窄するんです。短絡的になる、単純になる、あらゆる可能性を考えたうえで決断するというか結論することができなくなる、思考が狭くなるんですね。

子どもでしたら経験も少ないので、こうしたらこうなる、という予備知識がないので単純な決断になると思うんですが、僕の場合は、予備知識があるはずなのに、それが視野に入ってない状態で決断する、みたいなんです。

それがベストだと、そのときは思っているんです。

２００４年９月　体調不良を訴えると、パキシル増量

浜：パキシルはすでに常用量を超えているのに、初診から半年でさらに20ミリグラム増えていますね？

藤原：日中もしんどくて、（2004年9月9日に）パキシル1日60ミリグラムが80ミリグラム（朝1、昼2、夕1）に増えて、次の受診（9月16日）で「朝がしんどい。どうしてもだめなんです」と言うと、「では、朝2錠にしましょう（朝2、昼1、夕1）」となったんです。

何か症状を言うと、増える。処方が増えているときを聞いていただけたら、そのときはどういうことだったかをちゃんと言えると思いますので、どうぞ聞いてください。

坂口：受診の時に、これこれ、こんな状態なんです、と言うと、処方が増える、ということですか。

藤原：そうじゃなくて、向こうが「今日はどんな具合ですか？」って聞いてくる。聞かれたら、「これこれ、こうで」と答えますよね。すると薬が増える（苦笑）。

浜：そのやり方では減ることはないですね。どんどん睡眠剤が増えていっていますよね。それに対して、「寝れないんです」と言うと、すぐ増えたんですか？ それとも「睡眠剤には習慣性があるんです」とか説明などは？

藤原：いっっーさい、ないです。いっさい。むしろ、知識のない者からすると、不眠は病気ですから、その病気を治してくれる薬、というイメージですね。薬を飲んでいたら不眠という病気が根本的に治るものやと思っていました。

浜：ところで、パキシルは別にして、ハルシオンやドラールといったベンゾジアゼピン系統

図：藤原さんに対する睡眠剤処方量（対常用量比）の推移と診療開始からの日数との相関

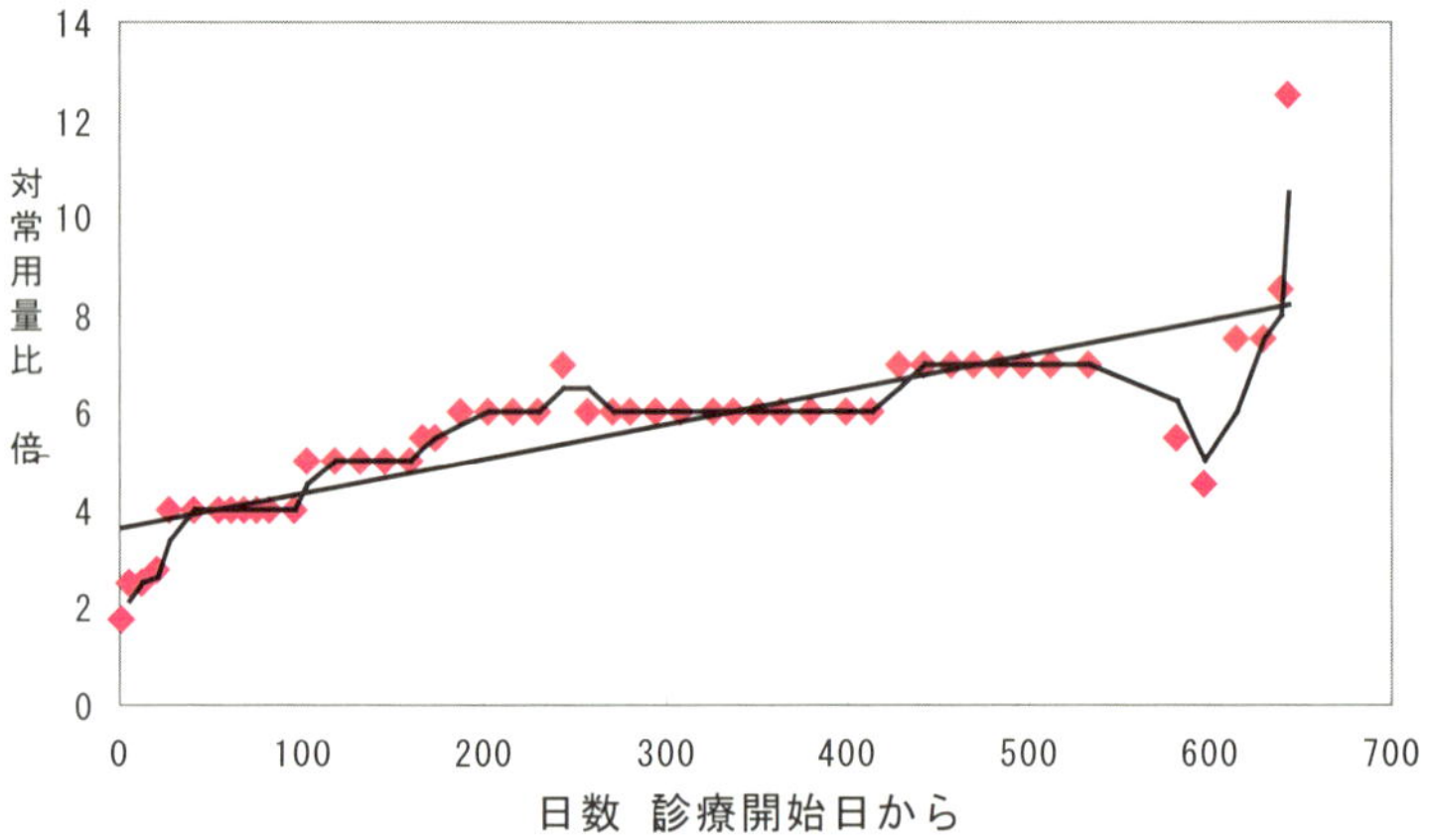

の薬剤を、（クリニックでは）常用量の何倍使ったかをグラフにしたのですが**（図）**、1週間でいきなり2倍です。

藤原：初診から1週間後ですか？　2倍ですか？（苦笑）

浜：そう。ハルシオン、セパゾン、ルジオミール……1か月後くらいに4倍、100日、3か月くらいのところで5倍になっている。これはいわゆる睡眠剤と安定剤だけを見たものです。パキシルなど抗うつ剤は含めていません。

　初診から2年目（2005年）の秋に通院を中断しているんですね？

藤原：中断というより、病院にも行けない状態になったんです。動けない。（2005年）9月までは調子よう2週間おきに受診していたんですけど、行けなくなったんですよ。

浜：2度目の中断後、11月に再受診したときに、処方量はやや少なくなったのですが、その後、再び増えて、最後の受診時である2006年1月7日には、睡眠剤・安定剤は常用量の12倍を飲んでいるんですよ（図参照）。

藤原：12倍？（苦笑）

患者本人は依存に気づきようがない　薬局は何も言わない

坂口：薬局で副作用について教えてもらったことは？

藤原：ないです。処方せん通りに薬が出るだけです。薬手帳に薬の名前と飲む回数などシールみたいなのが貼ってあるだけで、それ以外の何か、をもらったことはないです。

浜：しかし、こんなたくさん飲んでいて、これで本当に治るのかな、と不安は感じませんでしたか？

藤原：ううん（と首を横に振る）。飲み続ければ治ると思っていました。例えば、うつについては「今はうつは治る病気なんです。最近、うつにいい薬が出ました。これを飲み続けると治ります」と言って（パキシルを）処方されました。だから、飲んでいないほうが不安です。

そもそも、先生の言うことに（患者が）疑問を持つ姿勢がなかったらだめやと思います。絶対的に信頼しているわけじゃないけど、素人が口出すことではない、向こう（医師）が言っていることのほうが正しい、と患者は思っていますから。

「いやあ、先生、それ、おかしいいん違いますか」と言う人は滅多におらんと思いますし、そう思う人さえ、そうそういないんじゃないですか。

浜：患者が犯罪を起こすことにならなければ医者は気がつかない、のかなあ。

坂口：浜さんは同業者だから少し甘いのではないですか。藤原さんの主治医は、今も変わらず大量処方をしているかもしれません。

藤原：現在進行形で、今、僕の状態に近い人は、世の中にものすごくいるんやないかと思います。僕が通っていたクリニックの入っているビルの下の階に薬局があるんですけど、いつも並んでいました。一人ひとりに渡す薬剤がものすごい量なので時間がかかるんでしょうね。どの人も袋にいっぱいでした。

たぶん、薬がほしくて行っている人が多いと思います。ほしいというと語弊があるかもしれませんが、薬があると安心して、逆に減らされると「なんでやねん」と怒ることもあって。何か症状を言うとそれに見合う薬を出してくれる。そして話を聞いてくれる。安心感があります。そして袋いっぱいの薬。これで治るんや、と安心していましたね。

浜：そこの、構造やなあ。その構造に切り込むのは大変や。それが依存症の依存たるゆえん。減らしたほうがいいよ、という医者は、「自分のしんどさをわかってくれない」と思うんでしょうね。どんどん薬剤が増えていくことが不安になって、これでいいんやろか、と思う患者は100人に1人いるか、やね。

藤原：いえ、いません。大量に飲んでいたら判断できません。患者の身近な人が気づいて、これでは大変だ、おかしいんじゃないかと介入していくしかないですね。多分、ほぼ、自分で気づくのは無理。

浜：あなたの場合、非常にお酒に強い体質で、薬にも強かったから、これだけの薬剤を飲んでいてアルコールも飲んでいたのに、肝機能は正常なんでしょう？　具体的な身体の異常が出てこなかった。

藤原：僕は身体的依存よりも、医者に対して精神的依存が強かったんだと思います。

2006年1月の事件に至るまで

浜：傷害事件を起こしたとき、仕事は？

藤原：（前年の）9月から休職して自宅療養していました。体がしんどくて、仕事どころか病院にすら行けない状態でした。一度目の中断時の3週間に何をしていたか、と言えば、ご飯食べているか寝ているか、です。

浜：そのときに、パキシルは常用量の2倍、他の薬剤も常用量のはるか多くを飲んで過ごしていたわけですね。1週遅れで2005年9月22日に受診したときの医者の対応は？

藤原：「薬が途切れたから悪くなったんでしょう」と（苦笑）。「しばらく切れているんで、ゆくゆくは増やすけど、少し減らす」という説明でした。

浜：受診が50日ちかく途切れたこのとき、薬も完全に途切れていたのですか？　余っていたのを飲んでいた？

藤原：いいえ、完全に途切れました。その間が一番しんどかったです。

浜：幻覚やケイレンは？

藤原：1週間くらい切れたとき、いわゆるうつの非常に重い状態、眠れないし、起きれないし、全身の関節が痛いですし、体を起こそうにも起きれないですし。横になったまま何もできなかったです。トイレは何とか行ったくらい。食事も摂れない、水も飲めないくらいでした。体全体が、ぐあああっとなって。

それがしばらくして収まって、そこまでしんどいのが収まったと思って病院へ行った。ほんとはそれが、ほんとによくなっていく過程だったのかもしれないけど、「あ、今、(医者へ)行っとかな」と久しぶりに受診したんです(苦笑)。副作用的なことから回復してきた兆しだったのかもしれないですね。

浜：それで止めておけば正解やったのにね。事件も起きなかった。せっかくの機会だった。本格的な禁断症状としての幻覚などが起きなかったというのは、やっぱり薬に強いんだ。

藤原：禁断症状的な症状は滅茶苦茶しんどかったです。

しんどい、しんどい、と朝から晩まで、寝返り打つのもしんどいくらいで。眠れないし。

だから少し楽になったときに、今のうちに病院へ、と思うんです。気分は、暴れたいのに暴れられない、みたいな感覚でした。

浜：そりゃあしんどいでしょう。しかし、パキシルを4錠（80ミリグラム、常用量上限の2倍）も飲んでいて中断して、身体的に不都合が起きなかったというのは……。この時が一番危険で、場合によっては自殺したり、他害行為に及んだりするんですが……。

2006年1月11日　事件当日

藤原：事件を起こした日は、一日中、しんどくて眠れないまま夜になった。そろそろ寝ないかんな、と。日中横になっていたのでほんとはそれなりに寝ていたのかもしれませんが、自分で寝ていないと思っていて、ああ薬も1日飲まへんかったな、と。

（自分の中では）すごい切迫しているんです。ちゃんと夜寝て、朝起きないかんと思ってるし、仕事もいつまでも休んでおられん、と。どこかで切り替えて、夜寝て、朝起きる生活せないかん、と毎日思っているんです。

で、（事件の夜は）1日分（**表2**）をまとめて飲んでしまったんです。でも、自分の中では治るんやったら、もっとたくさん薬を飲んでもいいのにな、と思ってました。

坂口：治るためにたくさんの薬を飲む？

藤原：はい。そしてその日は何も食べていなかったのでトーストを妻に焼いてもらって食べ

表2：2006年1月7日の処方

【2006年1月11日に飲んだ薬】
・ハルシオン0.25mg 2錠（B）
・レンドルミン錠　1錠（B）
・デパス錠1mg　1錠（B）
・ロヒプノール錠2　1錠（B）
・パキシル錠20mg　3錠（1日3回、毎食後）（S）
・ラボナ錠　1錠（1日1回、寝る前）（B2）
・トリプタノール錠25　2錠（1日1回、夕食後）（T）
・ムコスタ錠100　3錠（M）
・ガスター錠20mg　1錠（夕食後）（H）

調剤点数　1670点（16,700円、患者負担0円）

B ベンゾジアゼピン剤、B2: バルビタール剤（B に類似）、S:SRI、M:胃用剤、T: 三環系抗うつ剤、H:H2 ブロッカー

て。妻は子どもを寝かせつけて、「もう寝るわ」と。一人で何もすることがなくて、テレビをつけて、寝られへんな、寝られへん。ちょっとお酒を、と（日本酒5合）飲んだ。

坂口：事件以前に、薬とお酒で交通事故を何度か起こしていますよね？

藤原：はい。今は飲酒運転はしないですが、当時は仕事のあと外で夕食をとって、どうせ寝る前に飲むからと薬を飲んで。家まで車で5分、10分くらいの距離を運転して。

　交通事故のときは居眠りした覚えさえないです。急にガクンと寝てしまったみたいで。その頃は（睡眠剤が）効いていたんでしょうね。電信柱にぶつかって気づいた、という具合です。そういう事故を起こしたことがあったので、（逆に）薬とお酒で眠れると思っていたんです。

坂口：裁判では、「大量の薬を飲んだ状態で更に多量の酒を飲むことは、自傷他害の行為に出かねない危険な状態に自らを置く危険な行為であることを自覚していた」と指摘されていますよね？ 自分自身、そのまま服用を継続することに不安を感じませんでしたか？

藤原：ないです。飲んでいないほうが不安なんですから。

事件の夜も、薬は1日分まとめて飲んで、それでも眠れんから、お酒の力を借りたら眠れるかもしれないと思ってお酒を飲んだんです。ここでお酒を飲んだらあかん、という自制心はもう働きようがありません。

頭の奥がカーッとして。視野自体も狭くなっているんでしょうけど。歩いているのも、ズンズン、ズンズン、大手を振ってスタスタ歩いているイメージです。

浜：そして刃物突きつけて「金、貸せ」、だったんやね。

藤原：はい。頭の中では、「返すから貸せ」だったんでしょうね。

坂口：事件当時、体重はどのくらい？

藤原：90キロ近くありました（身長は174センチ）。

坂口：それはぁー、怖いですよ。30代半ばのそんな体格の男性に、76歳の人が、夜中にいきなり包丁を突きつけられて。怖くて生きた心地がしなかったでしょう。

判決文に「被害者が被告人に対して厳しい処罰を希望しているのも当然であろう」という

文言があって、私は、拘置所でお会いしたときの、礼儀正しくて、薬が抜けてスリムになった藤原さんしか知らないので、判決文を読んだときは、厳しいなあ、と思ったのです。でも、そんな大男（に見えると思う）に、私が包丁を突きつけられた立場だったら怖かったに違いないですし、その罪を薬のせいにするなんて許せない、とも思うかもしれません。だって、普通、わかりません、薬が原因で犯罪まで起こすなんて。

浜：警察が来た時は？　記憶にないんですよね？

藤原：からんでいたみたいです。そのときはすごい激しく興奮していたみたいで。目撃者は大勢いるし、カラオケ店のカメラにも映っているし、警察での様子も映っているし。動かしがたい「証拠」はいっぱいあるんです。

僕は覚えていないいんだけど、これだけ「証拠」があるから、事件を起こしたのは間違いないんだろう、と思うしかない。

実刑判決について

坂口：拘置所に面会に行ったときは、すっかりふつうでしたが、薬が抜けたのは拘置所ですか？

藤原：はい。留置場や拘置所で（薬を中止させられて）、受診を中断していたときと同じ経験をしましたので、間違いなく、あのときの経験は禁断症状だったんだな、と思いました。

（拘置所で）スパッと切られました。そのとき、必死に訴えたんですけど、「その薬がなかったら困るんや」と。

浜：禁断症状みたいなのが出たのは、3剤に減った留置場のときでなくて、全部切られた拘置所のときですね？そのときの症状は？

藤原：（留置場でも）同じような症状がありましたが、まだましでした。拘置所での禁断症状がつらかったです。

坂口：今は何か飲んでいますか？

藤原：咳が止まらなくて少し飲んでいましたが、今は何も。夜も眠れますし。

坂口：実刑判決については不服でしたか？

藤原：実刑判決になるのは覚悟していました。でも刑期があれだけ長くなるとは思っていなかった。強行犯といって、「強」がついている罪状では執行猶予はめったにならないらしいんです。単に「傷害」ではない。僕の場合は「強盗致傷」です。だから実刑は覚悟していましたが、5年は、ね。

浜：心神耗弱（**注2**）が認められているのに、刑期は最大に近いですものね。

坂口：判決の「基礎的事実を踏まえての被告人の精神状態の評価」という箇所を読むと、日頃の本人はいたってまじめな社会人であり、ふだんの本人の言動と比べると違和感があり不可解なことだ、という認定をしていながら、なぜ、実刑5年になるのかが、私にはよく分からないのですが、浜さん、どうお考えですか？

浜：場合によってはふだんの人格とまったく違う、違和感がある、とするときは心神喪失**（注3）**となるんですが、そこまでではない、とされたんでしょう。

「心神喪失」という場合には、「犯行自体が、その人にとって、人格違和的と考えられる」という点が最も重視されています。健忘は、完全な健忘ではなく断片的にある部分健忘であっても、犯行が人格違和的で、詳細な問診の結果、犯行前後の行動についての健忘を認め、直後のチグハグな言動などから、意識障害、特にもうろう状態に基づく犯行、と判断された例があります。

藤原さんの場合は、この点から言うと「心身喪失」に相当はするのですが、裁判中の態度**（注4）**や、飲酒運転で自損事故を起こすなどがあって、注意されていたのに飲んで事件を起こした、という点で、厳しい判決になったのでしょう。しかし、これにしても、常用量の5倍を超える睡眠剤・安定剤を飲めば判断能力が低下して、その結果、非常識な行動になったと言えるのですが、その点を裁判所は認めなかった、ということです。

注2　「しんしんこうじゃく」と読む。法律用語。意思能力はあるが、精神機能の障害のため、その結果を正しく認識しえずに行為するおそれがある。（広辞苑参考）
注3　法律用語。精神機能の障害のため意思能力を欠く状態にある。（広辞苑参考）
注4　本人弁論で、薬剤による副作用を訴えたことが、反省が足りない、と受け止められた可能性。

眠れないことは、病気ではない

坂口：ご自身が傷害事件を起こす経験をして、薬剤の害を本人に気づいてもらうには、どうしたらいいとお考えでしょう？

藤原：こんなことを言うと、身も蓋もないですが、どうしようもない、ですね。本人が気づくのはちょっと無理です。家の人がなんとかせなあかん。だから、一人で暮らしている場合はどうしようもない。

僕の経験をなんとか生かす方策はないかと考えているんですが、わからない。こうして取材に応じて、記事を読んでくれた人が気づいて、1人でも2人でも、おかしいと薬を止めることになったらいいと思います。

でも、何度も言うように、僕自身がそうだったように、薬漬けになっている本人は分からないんです。

浜先生の本を（拘置所で）読んで自分の身に起きたことを振り返って、切実に（医療の）闇が深いと思いました。アメリカのプロザックについての本**（注5）**を読んでもそうです。

原因は、そこやな、と。いろいろ知ると、医学界そのものが製薬企業とどっぷりでしょう？

主治医の言うことは、今、思い返すと、メーカーのパンフレットにある言葉そのままです。

内科を受診して、検査ではどこも悪いところはないから精神的なものではないかと心療内科の受診を勧められて、という患者も多いです。

でも、眠れないことは病気じゃないんだ、と知らなくては。

浜：それを病気にしてしまうのが今の医療。ほとんどの医者が眠れないことを病気であるかのように言って、薬を飲めば楽になる、眠れるようになると言う。

藤原：睡眠剤そのものが、いらんと思うんです。どうしても眠れないときにちょっとだけ使うことはあるかもしれませんが**（注6）**、継続的に使うものではない、と思います。継続的に飲んでいいことなんて、ないです。

僕が、決定的にみなさんに知っておいてほしいのは、病気を治す薬と、その場をしのぐ薬とは違うんだということです。完治はしない。別のところが悪くなる。

睡眠剤の場合は、治らない、何の根本的な解決にもならないことを、お医者さんのほうから患者に伝えておかないと。その場は、いっときは眠れるけれど耐性ができる、耐性ができると増やすしかない、不眠の解決にはならないんだ、と患者は知ってほしいし、医者は患者に伝えてほしいです。

（「薬のチェックは命のチェック」49号掲載の記事を再構成）

注5 デーヴィッド・ヒーリー著、「抗うつ薬の時代─うつ病治療薬の光と影」、星和書店

注6 英国医薬品集（BNF）では、睡眠剤・安定剤の記事の一番目に「よく処方されているが、依存（身体依存も精神依存も）と耐性が生じる。そのためにわずかな期間（a few weeks）用いるだけで中止し難くなる。したがって、不眠の原因を確認してから、急性症状の軽減のために、ごく短期間だけ用いること」と書かれている。

インタビューを終えて

実刑判決後、当時幼かったお子さんたちのことを思い離婚し、出所後も音信はありません。不況時に、前科があって、40半ば近くになり、なかなか仕事が見つからず派遣（日雇い）で働いている、とのことでした。

確かに「強盗致傷」という犯行を引き起こし、被害者に恐怖を与え、怪我をさせました。しかし、藤原さんの薬歴簿を見ながら、その内容を入力しながら、腹立たしくてしかたありませんでした。こんな処方をする医師（精神科医、大阪府内）も、その処方せんで調剤する薬剤師（チェーン店薬局）も、何のお咎めもない、という現実。藤原さんの事件は氷山の一角にすぎません。

現在、睡眠剤や抗不安剤、抗うつ剤などを服用しておられる方が身近にいたら、ぜひとも、減らす努力、飲まない努力に、なんとか力になって差し上げてください。

（坂口啓子）

被害者

中川 聡（精神科薬剤を多剤併用していた妻が中毒死）
精神医療被害連絡会（会員数約千人）を立ち上げ、代表

被害を取り巻く悲しくも恐ろしい現実

これは薬害？ それとも医療事故？ はたまた犯罪か

なぜ、こんなことが起きてしまったのだろう。向精神薬の副作用被害者や家族は、その事実に直面したその時から、問い続けることになります。私自身も、事実に直面するまで、自分には、生涯関係の無いことだと思っていたのです。いや、考えたこともなかったと言うのが正直なところです。被害を実際に経験して初めて、副作用被害は、ごく普通の日常生活においていつの間にか忍び寄り、唐突に誰の身にも起きうることだと気が付くのです。普通に道を歩いていて落とし穴に落ちたようなものと表現するのが一番しっくりくるように思います。被害は険しい山道を歩いていて不注意で崖から転落したようなものではなく、人為的に掘られた落とし穴に落ちたということなのです。

向精神薬に関連する様々な被害の物語には、自分が落とし穴を掘っていること、または落

とし穴のある方向へ人々を誘導していることの自覚がないまま被害に加担してしまっている人々が大勢います。「善意の陰謀」とは、英国の医療消費者保護の運動家、チャールズ・メダワー（文献1）の造語ですが、被害に加担している自覚のない人々の状況を的確に表す見事な表現であると思います。善意であるがゆえに、人々はその間違いに気が付かず、問題が表面化しにくいのです。

1998年頃、公衆向けメディアには、「うつは心の風邪」というメッセージが流されました。私自身もそれを耳にしたとき、これは何か政府広報のようなものだと受け取っていました。このメッセージは、高かった精神科受診の敷居を下げ、私の亡き妻も抵抗なく精神科を受診することになったのです。

妻は、不眠を理由に自宅近くの精神科クリニックを受診しました。後から知ったのは、初診でデパスと睡眠剤2種類が処方され、そのわずか4か月後には10種類18錠（1日当たり）の睡眠剤、抗不安剤、抗うつ剤が処方されていたことです。最終的には11種類34錠（内訳は、8種類が睡眠剤と抗不安剤、四環形抗うつ剤、SRIパキシル、ベゲタミン）の薬剤が処方されていました。

悔やんでも悔やみきれないのは、当初から私が精神科受診を反対していたために、妻は私に精神科を受診していることを隠していたことです。7年の時間をかけ、最初はゆっくりと最後の半年は急激に妻の状態は悪化してゆきました。私の問題への対処が遅れたのは、妻が内科や婦人科などを頻繁に受診し、過度の肥満などの副作用症状を婦人科でのホルモン治療の副作用だと私に説明したこと、また、おかしくなるのは決まって夜で、昼間にはほぼ普通に見えたこと、そして何より、私にもお医者さんにかかっているなら安心だろうと過信があったことです。事態の深刻さに気が付き、入院なり精密検査をするよう話し合いを始めた矢先に、妻は逝ってしまったのです。

後に知ったのは、この「うつは心の風邪」キャンペーンはパキシルという抗うつ剤を販売するための広告であったということです。

日本の薬事法では薬剤の効能を一般向けに宣伝することは禁止されています。そこで製薬会社は薬を宣伝する代わりに、病気を宣伝することを思いついたのです。このビジネスモデル（医療モデルではない）は実に単純です。病気を宣伝し、受診を勧め、不安をあおられた市民が受診すると、医師が広告主の商品（薬剤）を処方するというものです。その構図は現在も変わっていません。最近では、政府や行政までこのビジネスモデルに加担し、実際に政府広報として病気啓発が行なわれるようにさえなってしまいました。

みなさんは、薬害というと何を思い出しますか？　おそらく、薬害エイズや薬害肝炎、古くはサリドマイドやスモンなどではないでしょうか。厚生労働省の作成した薬害教育用のパンフレットにも、これらが代表的な薬害として取り上げられています。

向精神薬による副作用被害は、こうしたある特定の薬剤を原因とした薬害とは多少性質を異にします。向精神薬による副作用被害は最初から予見可能であり、薬剤自体の問題に輪をかけて被害を拡大している原因は、販売促進方法や実際の使い方にあるのです。これは薬害と呼ぶよりも複合的な医療被害と呼ぶのが似つかわしく、それは極めて悪質で犯罪的です。

オーバードーズは患者の責任か

向精神薬の副作用被害の場合は、もともとの症状が精神症状である（とされる）がゆえに、副作用症状が出ても、それは心因性であるとか、個人の人格の問題にすり替えられます。

例えば、オーバードーズ（処方された薬剤を大量服薬すること、以下ＯＤ）は医師に処方された薬剤によって引き起こされるれっきとした医療事故です。しかし、その原因として薬剤の持つ依存性や脱抑制作用（どうでもよくなる、感情を抑えきれない）が考慮されることなく、患者が服薬コンプライアンスを守らないことが問題とされ、すべて患者の責任とされるということです。違法薬物の場合は、その薬物が引き起こす様々な問題行為は、個人の人格に加え、その薬物の持つ悪影響を認め、その薬物を販売した者は厳しく罰せられます。ところが、それが医療目的となったとたんに、それら薬物の特性は考慮されず、薬剤を処方した医師（違法薬物であれば売人の役割）の責任が問われることはありません。

ＯＤの真の原因を探るためには、向精神薬の持つ依存性や脱抑制作用を抜きに考えることは不可能なはずです。さらには、長引く治療やなかなか状態が改善しないことによって引き起こされる焦燥感や絶望感が影響していることも間違いありません。そもそも、ＯＤを繰り返す患者が、最初に精神科クリニックを訪れた理由は何だったのでしょうか。ちょっとした不眠や不安で受診したはずが、治療の過程で、いつの間にかＯＤを繰り返す難治性の患者となっているのではないでしょうか。

治療が長期化し、ODをはじめとする問題行動や薬剤の悪影響によって様々な失敗をするようになってくると、患者周辺の人々は、何かしら患者の病状が悪化したと考えます。そして多くの場合、患者本人も同様に考えます。なぜなら、専門家である医師がそのように判断しており、患者本人も家族も医師の診断と処方を信じているからです。「最近の睡眠薬は安全だ」「お医者さんに任せれば大丈夫」と言われれば、専門家信仰の強いこの国の国民のほとんどはその言葉を信じるのです。この宗教顔負けの専門家信仰が、この問題の解決の妨げになっていることに気が付いていないのです。

私が提訴した医師の責任を問うた民事裁判においても、死亡は妻の責任とされ、医師の責任は問われることはありませんでした。

副作用（害反応）を認めない医師たち

被害者への理不尽な仕打ちは、被害を受けたその時からさらに増え続けます。「安全といわれている睡眠薬や抗不安薬でなぜ死亡したのか」「ただの不安でクリニックを訪れただけの家族がなぜ重篤化したのか」といった素朴な疑問を主治医や他の医師や薬剤師にぶつけても明確な答えはまず得られません。それどころか、向精神薬の服用後に初めて発症した様々な症状を病気の悪化とし、さらに強力な向精神薬が上乗せされることさえあります。被害者は、答えを求めて幾人もの医師を渡りあるき、繰り返し同様な経験を重ねてやっと、医療が被害に対する答えを持っておらず、協力を得られないことを悟っていくのです。

薬剤には必ず副作用（害反応）はあります。それゆえ、薬漬け大国日本にはそれ相応の被害者が存在していることは明白です。例えばうつ病治療に使うSSRIという抗うつ剤には、自傷他害の副作用があります。

代表的なSSRIであるパキシルの医師向け添付文書には、この薬剤の自殺企図の発生率は0.32％とあります。100万人のパキシルの服用者がいれば、服薬の影響による自殺企図者は3200人居ることになります。ところが、実際にPMDA（医薬品医療機器総合機構）に医師や製薬会社から自発的に報告される自殺企図の副作用報告は年間10件に満たないのです。実際に、自死者の多くが、パキシルを服用していたことは間違いありませんが、この国にはパキシルの副作用による自死者は1人もいないかのように扱われているのです。被害が表面化しない最大の原因は、副作用被害を認める医師の不在です。

また、最近の抗不安剤や睡眠剤はベンゾジアゼピン系の医薬品が使われています。これは、製薬会社の行なった治験の段階で、治験者の4割に薬剤がやめられないという依存症状があることが最初からわかっていたものです。薬剤をやめることによる様々な症状は、薬剤で抑えられていた元の症状が発現したのではなく、長期服用により中毒となり、断薬による禁断症状が引き起こされているものです。諸外国がベンゾジアゼピン系医薬品に対して処方を1か月以内にするように推奨しているのはまさにそのためです。しかしながら、日本の医療界はベンゾジアゼピン離脱症候群の患者に対して冷淡です。被害が広がっていることを認めず、救済の手段を講じるどころか、いまだに気軽に処方する態度を改めようとしてはいないのです。

さらに多剤大量処方という日本独自の悪習が副作用（害反応）リスクを相加的に高めていますから、それぞれの向精神薬単剤で確認されている以上の被害が発生しているのは当然なのです。

医師には、薬事法で副作用を報告する義務が課せられています。薬剤との因果関係が証明されなければならないというものではなく、服薬後に発生した新たな症状はすべて報告することになっています。そうやって可能性のあるすべての症状が報告されて初めて本当の副作用（害反応）が把握できるのです。

ましてや向精神薬は、脳に対する作用以外に、自律神経や免疫に関係する様々なホルモンに作用する薬物ですから、副作用の症状は実に多岐に渡るのです。しかしながら、一般の医師が副作用をまめに報告することはなく、報告されるのはまさに氷山の一角で、真の副作用の実態は、規制当局も医師も、誰も把握していないのです。私の妻の事例も報告されることなく、ただ打ち捨てられてしまっています。

さらに問題なのは、医薬品添付文書には、副作用症状が出た場合には、減薬や使用を差し控えるように指示されているにも関わらず、実際の臨床ではしばしば副作用は治療のために我慢すべきものとされます。多くの場合、減薬・断薬が検討されることなく、機械的に新たに生じた症状への薬剤が上乗せ処方されます。足し算は出来ても引き算が出来ないのはなぜなのでしょう。また医師は患者から薬剤の副作用を指摘されることに不快感を示すこともしばしばあります。これは自身の処方した薬剤の副作用が指摘されることを自身の力量や権威が否定されているように混同しているようにも見えます。

医師は薬の専門家ではない

われわれ、一般人は医師を薬剤の専門家と認識しています。専門家と思っているからこそ、医師の指示を信頼し処方された薬を飲みます。

私の妻を死に至らしめたのは、多剤大量処方でした。薬剤の効果や安全性が仮に確認されているとしても、単剤による治験での効果や安全性であり、用量設定のはずです。妻に処方された11種類の薬剤は、そのほとんどが同じように代謝され、同じように中枢神経に作用する同種同効薬です。なぜこのような処方ができるのか理解が出来ませんでした。一部の出来の悪い医師がこのような処方をしているのだという意見がありますが、実際の診療報酬データを使った研究で示されたのは、統合失調症患者さんのうち全体の4割以上が3剤以上の多剤処方であることです。ちなみに、昨年の国立精神神経センターの研究では、統合失調症の治療は単剤で十分な効果が出ることが証明されています（文献2）。

私は、調べれば調べるほど、妻に行われた処方の根拠が理解できなくなっていきました。けれども、その後、その謎を解く重要なエピソードに遭遇しました。それは東大の研究所を訪れてある医師と話をした時のことです。医薬品添付文書についての話が出た時に、その医師は次のように述べたのです。

「医薬品添付文書には製薬会社の言い訳が書いてある」

この言葉は、医師向けの唯一の薬剤の取り扱い説明書である医薬品添付文書を医師が重要視していないことを私に示唆したのです。さらに他の被害者に付き添い、ある精神科クリニックを訪問した際に、副作用に関する私の質問に対し、医師は、次のように述べたのです。

「製薬会社のMRさんに聞かないとわからない」

つまり、この医師は、製薬会社の営業員ともいえるMRさんに薬剤の知識を頼っていると告白したのです。

医師の薬剤に対する知識に疑いを持った私は、それから何人もの医師に確認をしましたが、最終的に得られた結論は残念なものでした。医師はその養成課程において、薬剤に関する十分な教育を受けていないのです。このことを知って、薬理的にあり得ない処方が蔓延していることに全て合点がいきました。自身で常に新しい知識を求め、勉強している医師を除き、医師は決して薬剤の専門家ではないのです。

さらに残酷な事実

米国の医療ジャーナリスト、ロバート・ウィタカーが著書『心の病の「流行」と精神科治療薬の真実』(福村出版、2012)で示してくれた向精神薬にまつわる歴史と薬物治療の様々な転帰研究は衝撃的でした。そこに示されているのは、現在の精神科医療の中核をなす薬物治療が役立つどころか、かえって悪影響を与えている証拠の数々でした。

また、つい10年ほど前までの精神医学の教科書には必ず記載されていた、オイゲン・ブロイラーの統合失調症に関する自然転帰研究があります。統合失調症患者の長期自然転帰を観察した研究です。それによれば、統合失調症患者の中で悪化するのはわずか10～15％の患者で、患者の4割近くが治癒し、残りも一般社会に適応して生活できているというものです。日本の精神医学会は、こうした精神病理学研究を教科書から排除し、いつの間にか統合失調症という病気は一生薬剤を飲まなければいけないと根拠なく再定義を行ったのです。

さらに、ベテランの精神科医の話を聞けば、かつてのうつ病は、通常3か月から半年の間に治癒するものであったということです。ところが、現在では10年も20年もうつ病が治らない患者が大勢存在するのはいったいどういうことなのでしょう。ウィタカーが示した通り、現在の薬物治療はうまくいっていないということを認めざるを得ません。

遺族としての役目

自分の経験をみなさまにお伝えするのは、私にとっては苦痛以外の何物でもありません。もしも、当時の私が現在ほどの知識を持っていたなら、少なくともあの時点で妻を死なせることはなかったと思うからです。自責の念は、医療に対する怒りと同様に、事実を知れば知るほど増大していくのです。医療被害を語るということは、自分の愚かさを語ることでもあります。それでも、語らねばならない理由は、亡くなった家族の死が改善のために生かされないどころか、遺族をさらに地獄に突き落とすような仕打ちが行われているからです。

既に東日本大震災の被災者や遺族に対し、メンタルヘルス対策という名の下で、依存性の高い睡眠剤が配られています。実際に遺族の多くが薬漬けとなり、中毒者となっています。さらに精神医学は、最新のＤＭＳ５（米国精神医学会ガイドライン第5版）で『悲嘆』を病気と定義し、厚生労働省はパキシルのＰＴＳＤでの適応を認めてしまいました。これは遺族の悲しみや怒りを病気とし、新たな投薬を行なおうとする善意を装った新たなビジネスです。

事実を一番知っている遺族が被害を語らねば、いったい誰が被害を語るのでしょうか？

私は、精神医療被害連絡会の代表として、精神医療に関する各地で勉強会・セミナーを開催し、また厚生労働大臣、厚生労働省に対して精神医療改善の為の要望書を提出するなどのソーシャルワーク活動に従事しています。近年では、市民主導参加型の医療・福祉の実現を目指す運動を始めています。残念ながら繰り返される薬害は、この日本社会に自浄作用がかけていることを示しています。私は諦めたくはありません。

専門家

浜六郎（内科医、NPO医薬ビジランスセンター代表）
公衆衛生学、医薬品評価を専門とする

精神・心の病気はなぜ起きる？

人の体は本来、絶妙なバランスを自分でとっている。何かのきっかけで少しずれただけで、なぜ、強力な薬剤を使うのか？　病気の起こり方、薬剤の作用を考えると、精神に作用する薬剤は怖くて使えない。精神科関連の薬剤で害にあわないためにも大事なことです。

精神に作用する薬剤の4系統

精神に作用する薬剤は主に4系統あります。①睡眠剤・安定剤系で**アルコール類似物質**。②**ドパミン拮抗剤系**、③ドパミンを増やす**抗うつ剤や覚せい剤**、④モルヒネに代表される**麻薬**です。

①アルコール類似物質（睡眠剤・安定剤系）。代表はベンゾジアゼピン剤です。少量で不安を和らげ安定剤として用いられ、眠気を起こすのを利用して睡眠剤として用いられます。この仲間に

は弛緩剤や、抗けいれん剤、麻酔剤などがあります。

感覚が鈍くなり、危険を察知し難くなり、興奮することもあります（逆説的興奮という）。中等量使うと、筋肉が弛緩し、けいれんが起きにくくなります。大量に使うと昏睡、さらに大量で呼吸が止まります。大量に使い人工呼吸をしながら手術できるようにするのが麻酔剤です。

数日以上、とくに1か月以上連用すると、耐性ができて元の量では効かなくなり、同じ効果を得るためには増量が必要です。その段階で減量すると、もとの不眠や不安以上に激しい症状が出るため、中止が困難となります。この状態が依存症です。依存症が高じると不正を働いてでも、その薬物を得ようとする中毒（耽溺）の状態になります。著しく減量あるいは中断すると、2～4日後にけいれんや幻覚など、典型的な禁断症状が現れます。アルコールの禁断症状と同じです。ハルシオンなど超短時間作用型の睡眠剤の場合には、ひと晩抜いただけでその翌朝（最終服用から約30時間後）、けいれんや筋硬直などの禁断症状が出ることがあります。

②ドパミン拮抗薬剤系。代表は統合失調症に用いられる神経遮断剤です。このほか、吐き気止めや局所麻酔剤、抗不整脈剤、抗パーキンソン剤の一部、抗ヒスタミン剤、抗ヒスタミン剤系抗アレルギー剤も含まれます。大量に使うとけいれん、血圧低下、あるいは不整脈を起こして、死亡する、という共通した性質があります。

統合失調症に神経遮断剤をやや多めに用いると、勝手に体が動く（筋緊張異常）、居てもたってもいられない（アカシジア＝静座不能症）や、体の動きが悪くなるパーキンソン症状、体が全く動かなくなるカタトニアが生じます。さらにひどくなると全身が硬直して高熱が出る悪性症候群が起き、これも死亡する原因になります。これら、錐体外路症状―カタトニア―悪性症候群は一連の症候群です。

一方、抗パーキンソン剤やベンゾジアゼピン剤、抗ヒスタミン剤の多くは、これら一連の症状を抑えますが、中には錐体外路症状を起こす抗ヒスタミン剤もあります。錐体外路症状の予防に抗ヒスタミン剤を併用すると、けいれん、血圧低下、不整脈を起こしやすくなります。

統合失調症に用いる薬剤も依存を起こします（後述）。

③ドパミン類を増やす抗うつ剤や覚せい剤。 代表はアンフェタミンやコカインなどの覚せい剤です。ドパミンあるいはセロトニンの再取り込みを阻害するなどの方法でドパミンやセロトニンを増やす物質です。使うと非常に高揚した状態となり、眠くならず、自信満々となります。しかし断続・継続使用で重篤なうつ病、精神病になり、依存と中毒を起こします。

発達障害のうち注意欠陥・多動性障害（ＡＤＨＤ）に使われているメチルフェニデートは、アンフェタミンそっくりの化学構造と作用を持つ実質的覚せい剤です。現在は禁止されていますが、以前はうつ病にも使われていました。

パキシルなどＳＲＩはセロトニン再取り込み阻害剤ですが、セロトニンだけでなくドパミンも増やします。依存性があり、攻撃性のため犯罪につながります。

④モルヒネなどのオピオイド剤と呼ばれる麻薬。間欠的に使うと依存を生じやすい物質で、医療に使う以外は違法な薬物です。しかし、がんの痛みの緩和には欠かせない必須薬剤です。最近はこの系統の薬剤が、がんの痛み以外にも使用が許可されるようになってきました。依存症が起きることがたいへん心配です。

このように、精神に働く薬剤はいずれも強力で依存や中毒を起こす性質があり、重大な害があります。しかし、受診すれば医師は気軽に処方します。少しの不眠や不安で受診することは避けるのが賢明です。

病気とは「恒常性の破たん」

人は常にさまざまなストレス（刺激）にさらされながら生きています。外界から食物や酸素、水を取り入れ、刺激を受け止め、代謝し、調整をし、情報を処理し、有益なものを利用し、有害な刺激を受けないように防ぎ、あるいは排除するなどして刺激やストレスを処理します。失敗から学び、次からは失敗をしにくくなります。そうして、難題を解決する方法を少しずつ身に着け、より高度の刺激にも耐えられるようになり、一定の好ましい状態を保っています。こうした働きを、ホメオスターシス（恒常性）機能といいます。

病気とは、何らかの原因によりホメオスターシスが保てない異常を起こし、特に日常生活に差し障りが出てくるようになることです。病的な不眠やパニック障害、うつ病、統合失調症は、精神を平常に保つホメオスターシスの機能が少しばかりずれた状態だといえます。

きっかけは小さな不眠・不安

精神に作用する薬剤の被害者の多くは、ちょっとした不眠や不安がきっかけで受診しています。少し不眠くらいの人のほうが長生きであるのに**（注1）**、不眠で精神科や心療内科を受診して睡眠剤や安定剤を処方され、受診のたびに薬剤の種類も用量も増えた結果、ホメオスターシス機能を取り戻す機会を失い、薬剤によってよりひどいホメオスターシスからのずれが、取り返しのつかない状態にまで至ってしまっています。

注1 約100万人の追跡調査では、不眠など覚えたことがない人よりも、ときどき不眠を覚える人のほうが長生きであった。この理由として私は、その人にとって十分な睡眠をとっていると時には不眠になることがあり、不眠など覚えたことがない人は、睡眠不足なのではないかと推察している。不眠だからと、毎日睡眠剤に頼ると死亡の危険度が25％増しとなり、大病を一つ抱えるのに相当する。

心と体をコントロールする脳

強いストレスにさらされたり、喜怒哀楽で感情がたかぶったりしたときには、心臓がドキドキします。このため、心は心臓にあると思われ、「心の臓」が当てられたのでしょう。英語でもheart（心情、感情）は心臓です。ドキドキするのは、筋肉や脳にたくさん血液を供給するために、アドレナリンが心臓を速く強く動かしているからです。その働きをコントロールしているのは、脳です。

非常事態では、体全体をそれに対応できる状態にするために、脳は興奮に必要な神経伝達物質（グルタミン酸やドパミン）を出し指令します。しかし、これらの興奮物質が出過ぎると、脳の神経細胞（ニューロン）が傷つきます。これは「興奮毒性」と呼ばれています。

ストレスとうつ病・心の病気

うつ病や統合失調症になる前、人はたいてい強いストレス状態にあります。派手に興奮するストレスでも、静かに持続するストレスでも、興奮が強いと「興奮毒性」により神経細胞が傷つきます。その種類や働きに応じて、神経の不調に伴うさまざまな症状（**注2**）が出ます。

神経の損傷は、オギャーと誕生する前、つまり胎内にいる時から始まり、一生、大きなストレスに見舞われる機会があります。ストレスを乗り越えても、常に自分自身をむち打ち、頑張ると、脳は興奮毒性にさらされ続けます。

注2　気分が落ち込む、憂うつで何をしても楽しめない、焦りを感じる、興味がわかない、やる気が起きない、気が散って集中できない、必要以上に責任を感じる……。こうした症状がほとんど毎日あり、それが続く状態です。食欲不振や過食、寝つけない、眠れないなどの不調、自殺願望まで生じます。

脳内安定剤ＧＡＢＡの絶妙な働き

脳内では、興奮物質（グルタミン酸やドパミン）が暴走しないようにブレーキをかけている物質があります。それが、アミノ酸の一種ＧＡＢＡ（ギャバ）と呼ばれる神経伝達物質です。ＧＡＢＡは脳内安定剤だと考えるとわかりやすいでしょう。

このブレーキ役は、興奮状態になると自然に分泌され、興奮物質（グルタミン酸やドパミン）と同時に働き、活動に支障のない程度に、また興奮系が暴走しないように、適度に抑制をかけます。興奮状態が解消されれば自然に分泌が低下するためＧＡＢＡ過剰にはなりません。つまり、ＧＡＢＡは、そのときどきの興奮状態に応じて必要なだけ分泌されるという、素晴らしく絶妙な働きをしているわけです。この「興奮の程度に応じて必要なだけ」というのが、薬剤の必要性とその害を考える際に、大変重要なポイントです。

不安、うつ状態の心（脳）の反応

ＧＡＢＡによる抑制が足りないと、興奮しすぎて不安が強くなり、冷静な判断が困難になり、神経細胞が傷つきやすくなります。例えば、経験したことがないほどの強いストレスで興奮物質が出すぎて体内のＧＡＢＡでは抑えられない場合、神経が傷つくことになるでしょう。不安になりやすい人は、ＧＡＢＡを分泌する抑制系神経細胞の傷が多く、必要な時に十分なＧＡＢＡが出ず、足りない人だと推察できます。うつになりやすい人は、ドパミンやノルアドレナリン、セロトニンなどの分泌に関係した神経細胞の傷が多い結果ではないかと考えられます。

ＧＡＢＡ分泌神経だけ、ドパミン分泌神経だけではなく、どの系統の神経細胞も傷ついているが、少しの違いがあるだけで、それほど本質的な違いはないのでしょう**（注3）**。

注3　興奮系の伝達物質の一つにNMDAというグルタミン酸に似たアミノ酸の一種がある。その受容体（NMDA受容体）の不調が統合失調症の原因という説が現在有力になってきている。ドパミンが大量に出過ぎるのはその結果であり、統合失調症の真の原因ではないようだ。

傷ついた神経細胞の回復を待つ

刺激やストレスを受けた時間が比較的短く、それによってできた傷が小さい（あるいは少ない）のであれば、短期間の休息だけで回復する可能性があります。ですから、まずは休息をとることが重要な対策となります。

刺激やストレスが短時間であっても、それがＰＴＳＤ（心的外傷後ストレス障害）を起こすような大きな傷なら、少し休んだだけでは回復がむずかしいでしょう。休息なしに頑張りすぎても傷は回復しにくくなります。

万が一、ＰＴＳＤを起こすような強い興奮毒性を受けたとしても、多くの神経細胞は生き残っていますし、傷ついても死なずに再生する神経細胞も多いのです。再生する神経細胞をいかに増やすかが、心の傷を治すために最も大切なことであると、私は考えます。

強すぎるストレスにさらされない工夫

不安になりやすい人は、強すぎるストレスにさらされないように工夫することが第一に必要です。分かりきっている、と反論されそうですが、大切なこと、重要なことほど、シンプルに考えたほうがよいのです。

完全にストレスをゼロにすることはできないし、ストレスが少ないままではその状態に慣れてしまって、いつまでたっても難問を解決できません。しかし、自分の対処できる程度のストレスにとどめるよう工夫し、徐々にストレスを増やしていくことで、だんだんと強いストレスに耐えられるようになります。こうあるべき、こうでなければ、と自分自身が要求するレベルと、現実に自分のできるレベルとの差が大きいほど、人は強いストレスを感じます。そこで、将来の目標は高いとしても、現実に明日することの目標は、今日達成したことのほんの少し上に目標を設定すれば、できるかもしれません。

設定した目標が達成できれば、あまりストレスを溜めないですみます。こうして、ほんの少しずつできることが増えて、それが自信につながり、結局は大きな目標を達成することになります。自分の力量を知る、背伸びしない、頑張りすぎない、ということです。

最初は効果が見えにくいかもしれませんが、続けていくうちに効果は確実に出てくるはずです。山頂は見えなくても一歩一歩登っていくと、知らないうちに予想以上に高い地点に到達しているというのに似ています。

また、心臓がドキドキすると、それが重大な病気や心臓の病気なのではないかという不安にとらわれ、パニックの発作を起こしてしまうような人は、恐怖感からますます強いストレスを感じる傾向があります。けれども、すでに述べたように、ストレスで動悸を感じるのは、筋肉や脳にたくさんの血液を供給するための当たり前の体の反応なのです。

ベンゾジアゼピン剤はいらない

私たちは自然治癒力を持っています。薬剤が自然治癒力を阻害することなく、一時的に補助してくれる場合には、何も問題は起きません。しかし、冒頭に述べたように、心＝脳に働く薬剤の代表である睡眠剤や安定剤、抗うつ剤、統合失調症用薬剤はそうはさせてくれません。その作用を検証してみましょう。

まずは、ベンゾジアゼピン剤です。

先に述べた「ストレスにさらされないような工夫」をすることなく、ベンゾジアゼピン剤を用いるとどうなるのでしょうか。

一時的に借りると大きなつけが

ベンゾジアゼピン剤は、体内のＧＡＢＡの代わりになる物質です。その力を借りると、興奮が抑制され、不安が強すぎる状況にある人をその状態から一時的に逃れさせてくれます。つまり、緊急避難的に厳しい状態から逃れられる、という意味では利点がないわけではありません。

しかし、眠くなり思考力が鈍るため、解決すべき難問の解決手段を考えることが困難になります。また、眠くなるまでの間に、逆に興奮したり、異常な言動が起きたりすることもあります。

ベンゾジアゼピン剤によって脳の各部位の活動を絶妙にコントロールしている部分が特に強く抑制されると、各部位が勝手に興奮し、目的にあった行動ができなくなり、異常な言動となるのです。ですから、ベンゾジアゼピン剤を服用すればすべてが解決するという単純な話ではありません。

異常な行動というのは、ふだんのその人の人格からは想像できないほど理性を失った、でたらめな行動です。例えば、藤原義治さんが起こした傷害事件です（１０９頁）。睡眠剤・安定剤を服用する前や、事件後の藤原さんからは、想像できない行動をしています。

常用量でも起きる依存、禁断症状

長期的に見たベンゾジアゼピン剤の害についても見てみましょう。ＧＡＢＡやベンゾジアゼピン剤が働く受容体は、ＧＡＢＡ（ギャバ）—ベンゾジアゼピン受容体といいます。この受容体に結合する部位は、ＧＡＢＡとベンゾジアゼピン剤とで異なるのですが、それぞれが特有の部位に結合すると、いずれにしてもこの受容体全体が働き、同じ効果を発揮します。

体内にＧＡＢＡが不要な場合でも、ベンゾジアゼピン剤はこの受容体を刺激し続けています。これに対して体の方では、強すぎる刺激を避けようとして受容体を減らします。

受容体が減ると、同じ量のベンゾジアゼピン剤では、以前と同じ効果が出ません。これが「耐性」という現象です。耐性ができた状態で強いストレスがくれば、より多くのベンゾジアゼピン剤が必要になり、用量が増えていきます。常用量を続けていても、耐性はできています。

この悪循環を断ち切るために減量を試みたとしても、今度は離脱症状（禁断症状）が出て、強いストレスに対応できず、結局は薬剤を服用することから抜け出せません。これが依存症です。

ベンゾジアゼピン剤による攻撃性・犯罪行為

ベンゾジアゼピン剤への依存度が高まって、飲む量が増えれば、過剰な興奮を抑え、日常の行動、理性的な行動に必要なＧＡＢＡ―ベンゾジアゼピン受容体がなくなってしまいます。

実際、奇異な行動、イライラ、自殺、攻撃性、他害行為など犯罪行為を起こします。体内安定剤のＧＡＢＡが出なくなり、人の体に備わった複雑にして絶妙な自然の制御システムに機能不全を生じ、興奮系神経活動に対して抑制ができなくなる、つまり制御不全による精神神経系の症状ではないかと考えます。

薬が毒そのものになる――抗うつ剤

次に抗うつ剤についてみてみましょう。うつ病になる原因として、過剰な興奮が神経に対して「毒」として働き、興奮毒性によってドパミンやノルアドレナリン、セロトニンの分泌に関係した神経系の神経細胞が多く傷ついている可能性があると述べました。ドパミンとセロトニンの働きについて解説します。

ドパミンは、脳の内部でよく働くアドレナリンという理解でそれほど間違いはないでしょう。ドパミン、アドレナリン、ノルアドレナリンを総称して、カテコラミンといいます。

一方、セロトニンも体を興奮させる方向に働き、アドレナリンと同様に血管を収縮させる働きを持ちますが、作用発現の速さや強さは、全体的に見てカテコラミンの次、二番手です。セロトニンは、脳内にも存在していて、やはりカテコラミンに続く二番手として、情動や摂食、睡眠、性行動、神経内分泌機能に関係しているとされています。

ここで忘れてはいけないのは、興奮や緊張をもたらし、やる気や気力をも起こさせるドパミンやセロトニンなどが不足しているのは、あくまで、神経細胞が興奮毒性によって傷ついてしまった結果であり、原因ではない、ということです。

現在使われている薬剤には、ノルアドレナリンを増やす三環系抗うつ剤、セロトニンとドパミンの濃度を高めるSRI（セロトニン再取り込み阻害剤）、セロトニンとノルアドレナリンの濃度を高める薬剤SNRI（セロトニン・ノルアドレナリン再取り込み阻害剤）があります。これらも程度は軽いものの、神経を休ませることなく働かせ続けるので、かえって傷が広がります。

この系統の薬剤の基本は覚醒剤だということを頭に入れておいてほしいと思います。その悪い点をどれほどに少なくしたとしても、その性質が残っていて、逆にうつ病が悪化したり、攻撃的になったりするのです。

統合失調症も薬剤なしで

２０１３年秋に、統合失調症でさえ、自然経過を観察した研究やランダム化比較試験の結果から、薬剤を用いないほうが経過がよい、自然に治る人が多い、ということを知る機会がありました。その本を紹介してくれたのは、妻を薬剤中毒で失くした中川聡さん（１３０頁）です。

その本が根拠としている論文を取り寄せデータを点検しました。その結果は、薬剤を使わない（プラセボ）群のほうが、再発・入院する率が低かったというものです。

統合失調症ではドパミンが過剰に出ています。治療にはそれを抑える薬剤が用いられるのですが、生体内の物質の中で、ドパミンは興奮させる力が最強の物質の一つです。それを、長期にわたって薬剤で抑え続けるとどうなるか？　生体内では抑制に抵抗する状況が作られ、一種の耐性、依存が生じることは、想像に難くありません。

まとめ：精神に働く薬剤は依存・中毒を起こす

精神に働く薬剤が使われる状況では、強いストレスで神経細胞が興奮毒性のために傷ついています。治療の基本はストレスを取り除き、休養をとることにつきます。睡眠剤に頼らずに睡眠時間を十分に確保するなど休養をとることが何よりも重要です。

神経の回復は、体の他の部分よりも時間がかかり、3〜6か月は必要です。精神に働く薬物はすべて依存症を作ります。緊急避難的なよほど重大な状況以外は使わないこと。仮に使うにしても、ごく一時的使用にとどめ、長くても1〜2週間にとどめる必要があります。

陣痛促進剤

出産時必要のない人にまで、子宮頸部を「軟らかくする」との間違った目的で使われ、子宮破裂が多発している。局所製剤の承認が待たれる。

被害者

勝村久司（第一子を医療事故で失う）

「医療情報の公開・開示を求める市民の会」代表世話人、「全国薬害被害者団体連絡協議会」副代表世話人

インタビュー

医療裁判とレセプト開示

（聞き手　坂口啓子）

陣痛促進剤で子を失って

――医療裁判については、勝村さんの著書『ぼくの「星の王子さま」へ』（幻冬舎文庫）に詳しいですが、ここで読者に少し話していただけますか。

勝村：１９９０年12月、１人目の子どもの出産のときに、必要のない陣痛促進剤を使われて、過強陣痛（強すぎる陣痛）によって、子どもは死亡し、妻も危篤状態になるという医療事故

にあいました。直後は、何がなんだか分からない状態で、初めての子どもが生まれるということで非常に楽しみにしていたので、天国から地獄というか、心の整理がつかなかった。

妻がそのまま死んでいたら本当に何もわからないままだったと思うんですが、幸いに意識が回復し、「ひどい陣痛が来ていると訴えたのに、『これだけ喋れるということは、陣痛が弱すぎる、障痛促進剤注射！』と主治医に言われて、注射を打たれてからはいよいよ耐えきれなくなった」、と聞きました。

「陣痛促進剤による被害を考える会」と連絡をとることができて、典型的な陣痛促進剤の被害にあったのだな、ということがわかり、同じ被害で裁判や市民運動をしている人が全国にいるということも知り、自分も、裁判や被害者運動に関わらなくてはと思うようになっていきました。

——被害者の会は、どういうところから知ったのですか。

勝村：妻のおなかが大きかったときに、新聞の家庭欄で、陣痛促進剤の被害を考える会のシンポジウムの記事を読んだのです。妻に、「今行っている病院は大丈夫か？」と聞くと「主治医が副院長だし、母親教室にも出て来て、『血管確保の目的で全員に点滴はするけれど、自然分娩を大切にします』と言っているから大丈夫」と（のちに裁判の中で、副院長は『全ての妊婦に陣痛促進剤を使っていたが、本当のことを言うと妊婦が不安がるので、血管確保のための点滴だと言っていた』旨の証言をした）。

——すると事故が起きて、裏切られた気持ちでしょう？

勝村：はい。まだ陣痛が来てないのに、無理やり入院させられた直後に看護師が持ってきた薬剤に対しても、妻は聞いていているんですけどね。「これは何の薬ですか」って。すると、「子宮口を軟らかくするお薬です。1時間おきに1錠ずつ飲んでください」って言われている。実はそれも促進剤（陣痛誘発剤）だったんですよね。だましているんですよね。

――促進剤の危険性は勝村さんたちの事件以前からよくわかっていたことでしょうか。

勝村：日本中の産婦人科医に、初めて、陣痛促進剤の危険性について日母（日本母性保護医協会＝現「日本産婦人科医会」）から文書が配布されたのが昭和49年（1974）なんです。胎児仮死や母親死亡、子どもの脳性マヒなどの被害が頻発しているから慎重に、わずかな量から使えとかの注意を発している。ということは、昭和47、48年頃にも、すごく被害が起こっていた、ということですよね。その頃の被害者は自分が被害にあっているなんてなかなかわからなかったと思います。僕らも被害者の会がなければ被害だとはわからなかったかもしれないし、妻があのまま死んでいたらわからなかった。

事故が起きていても表面には出ていなかった。昭和49年から再三、日母が医師向けに警告を出していますが、医師以外には伝えられていないし、おそらく事故を起こしている医師は読まないんでしょうね。

裁判の終わりは、始まりでもある

――ところで、勝村さんの裁判はどのように決着したのですか。

勝村：まず、カルテが改ざんされていた、ということからのスタートでした。病院側は、裁判の中で「改ざんは事務が勝手にやったんだ」と。しかも、肝腎な部分の改ざんについては認めず、一審は僕たちの完全敗訴でした。それが1997年2月でしたが、2年後、99年2月に二審の判決が出て、完全逆転勝訴でした。

なぜ一審が完全敗訴で、二審が完全勝訴なのか、と聞かれることがあるんです。僕なりに考えると、一審は裁判官が途中でコロコロ替わって、二審は替わらなかった。それに尽きるのではないか、と。

――裁判後、病院側の態度は変化しましたか。

勝村：裁判が終わると、病院はそれで「終わり」なんです。裁判に勝って医療を変えたいと、その第一歩として僕らが被害にあった枚方市民病院に要望書を持って行ったら、「しつこいな、裁判は終わったでしょう」みたいな態度でした。

裁判に勝訴して、ようやく同じ被害を繰り返さないように、という活動が始められるんだと思っていた僕に対して、周囲の人までが、「しつこいなあ、まだやるの？」みたいな。（笑）

もうむなしさを感じて。それからの1年半くらいはしんどくて。

――裁判よりもきつかったですか。

勝村：はい。裁判は、それに比べるとしんどくなかった。裁判長がいて、弁護士がいて、いろいろ言う場があった。次の期日も決まっていた。でも裁判後は、自分らで話し合いの場を作るしかない。だけど、相手が拒否したらテーブルがないのです。

そういうときに、外科医だった元院長が逮捕されたんですね。癌じゃないのに癌だと嘘をついて乳房切除していたとか、製薬企業から賄賂を受け取っていたとか、看護師に看護記録の改ざんを指示していたとか、の内部告発がきっかけでした。患者よりもお金儲けを優先していたのです。

それでマスコミの関心が産科医の元副院長の事例で裁判を闘ってきた僕らにも来て、病院側は僕らを門前払いできなくなった。病院の労組の委員長とも会った。すると、裁判の内容、つまり事故の内容を職員は何も知らない。病院を変えるというレベル以前の問題だと思いました。まず、職員に、どんなことがあって、僕らがどんな思いでいるのかを知ってもらうことだろうと。職員研修で話をさせてほしい、という要望に変えた。

ちょうど子どもの10年目の命日になる2000年12月に、病院労組に招かれて話をして、職員研修という正式な場でも話をした。それで、ようやく肩の荷が下りた感じになりました。

これまでの医療裁判は、原告側が勝つことがあまりなかったし、勝っても、それでおしまいで、医療側に対して何も言うことができていなかったですね。裁判に勝ったら、そのまま放っておいても、医療が反省して変わってくれるかというとそんなことはないのです。

――裁判が長いから。そのエネルギーを持続して次につなごうという人はなかなかいないでしょう。勝村さんの場合、ご夫妻の二人三脚が活動の基本にあるように思います。

勝村：妻が精神的に強い人だったので助かっています。それと子どもが死んでしまっていることもある。障がいを抱えて生きていたら、介護で時間やエネルギーが必要だったでしょう。

子育ての年月を市民活動に

——裁判中は、三人目の子どもさんが障がいをもって入院したままでしたよね、大変だったでしょう。

勝村：はい。妻はほとんど毎日、子どもが入院しているA病院に行きました。

——その事故は裁判にはならなかった。

勝村：枚方市民病院は不必要な薬剤を使った儲け主義に走って招いた事故だったけど、A病院は、市民のためにとそれなりに良い医療をやってきているのだから、話し合えるだろうと思って何度も説明を求めました。ところが、病院側の矛盾が見えてきたり事実経過をごまかすような対応があったりして、問題を感じました。しかし、何度も話し合いをする中で、病院側も最後には、その事故の問題点を認め、今後は同じ事故が起こらないよう具体的な改善をするというので裁判という形はとりませんでした。

しかし（A病院の）小児科の事故直後の対応の問題等はいつかちゃんと書きたいと思っています。偽善的な部分というか、まだ十分にまとめられていないのですが、三人目の子どもの事故から学んだこととして、ライフワークとしてやりたいと。僕は高校の教師をしているので、わかるんです。医療や福祉、教育といった人間を相手にする仕事に共通の大きな問題が潜んでいる。善と偽善は、紙一重かもしれない。

――それは具体的にどういうこと？

勝村：たとえば、僕の妻は人前で涙を流さない。三人目の子は、病院の中での分娩中に子宮破裂し、その後の緊急帝王切開も、当初の説明に比べて時間がかかり、低酸素脳症になりました。しかし、妻は、全身に検査のための管を付けられたわが子を見て泣かない。すると、母性が足りない、と責められた。

枚方市民病院での場合だと、妻が促進剤による強い陣痛を我慢して苦しみを訴えたら、「しゃべられるから、陣痛が微弱」、と言われて促進剤を追加された。妻はほんとに我慢強い。だから損をしているんですよね。

ほんとに僕は、当初はすごくしんどかった。今でも、裁判する人はそう思うでしょうが、仕事を辞めなくてはいけないのじゃないか、クラブの顧問（高校のバドミントン部）を辞めなくてはいけないのかなとか。何かを辞めなくてはいけないと思ってしんどかった。

――結果的にはどれも辞めなかった。

勝村：ある時、ふと、名案が浮かんだんです。もしも子どもが生きていたら育児にかけていた時間が絶対あるはずだ。その時間を裁判にかけるんだ、と思えたときは、とても気が楽になりましたね。そして、そのことを妻に言ったら、じゃあ、これからは市民運動や裁判のことで出掛けるときは（子どもがいるつもりで）遊ぼう、と。厚生省交渉の帰りにディズニーランドへ行ったりしてました。

しんどいからこそ、しんどくならない方法を探していて、結構、いい方法を見つけたと思うんです。それまでは、とにかく落ち込んで、暗く、暗くなっていっていた。どこかで、マイナスをプラスに転じるきっかけを掴まなあかん、と思っていたから。

レセプト開示を求めて

――話は変わりますが、レセプト開示についてお聞かせいただけますか。

勝村：当時（91年頃）、インフォームド・コンセントという言葉がはやってきていたことに違和感を持っていました。僕らはカルテ改ざんの経験をしていたし、たまたまレセプトの控えがなくて見れない経験もしていた。レセプトは見られない、カルテも見られない。これでインフォームド・コンセントなんて無意味じゃないかとすごく実感しました。

先ほどもお話ししましたが、裁判の尋問で、「なぜ、陣痛促進剤を使う、と本当のことを言わなかったのか」と弁護士が尋ねたら、「患者が不安がるから」と病院側は答えています。カルテやレセプトを見せない中でのインフォームド・コンセントでは嘘がつけてしまう。僕らの目標は、同じ事故を繰り返させないということだから、カルテやレセプト開示がないままでのインフォームド・コンセントでは、陣痛促進剤による事故は減らない。じゃあ、どうすればよいか。病院側が嘘をつけないようにすればよい。カルテ開示では事故は減らせないと思っていました。

――それはなぜ？

勝村：レセプトはお金に関係することなので素人にはわかりやすい。必要のない促進剤が使われるのは、医療機関がお金のことを考えるからです。夜間や休日のお産をしていたら人件費がかかる。それよりは促進剤を使ってお産をコントロールして平日の昼間に早くお産させる。そして、薬剤を使ったり会陰切開したりと過剰診療をするほどお金が儲かるということがあったに違いない、そういうことを実感として思いました。

僕らが大切と思う医療には価格がつかず、無茶苦茶と思う医療がお金になる。そして、こんなお金の使い方はおかしい、と市民は気づかない仕組みになっている。医師たちは気づいていたかもしれませんが、製薬企業や国や上司に気を使って言ってこなかった。また医師も薬を売ればある程度は儲かるし、製薬企業からの接待もある。

――そこに気がつくって、鋭いですね。

勝村：（病院側に）お金のことを言われましたしね。僕が初めて主治医と話をしたとき、「赤ちゃんは多分だめでしょう。奥さんは2、3日が峠です、お金が何百万かかかります、そのへんちょっとご了解ください」と。

いったいこれはなんや、と。で、枚方市議会の議事録を見たら、お金、お金、お金を儲けろ、ばかりを（病院は）言われているんですよ。

それ以前に、ある市民団体の会報で、公立病院の医師たちが、「営業マンみたいなグラフが医局の壁に貼られて医師の薬の売上を競争させられるんだ」「病院は赤字で困っていて、医事課から、もっと薬を使えと言われる」と話している記事を読んだんです。

ああ、枚方市民病院も赤字で苦しんでいるんだ、と思って議事録を調べていったら黒字なんです。「財政再建10か年計画の○年目にあたる今年も黒字で」と。それで議事録をずっと辿っていったら、過去に3年間で21億の赤字を出していた。「いったいどうするつもりや」と議員に追及されて、市長が「院長も副院長も事務長も入れ換えて10年間計画で赤字を取り返す」と。「どうやって取り返すんだ」と言われて、薬価差益と人件費の削除、患者増、この3つと答えています。

——そういったことは裁判の間に調べたのですか。

勝村：いいえ、91年の裁判の提訴までに、そういうことも含めて大概のことは調べきっていました。

ちょうど、いろいろな市民団体や被害者の会が出来始めていたんですよね。妻も新聞記事などに気をつけて、そういう団体があるとすぐ連絡を取って会員になって、気がつくと10くらいの団体の会員になっていました。それらのおかげで耳が肥えるんです。僕らの被害がもう2~3年早かったら、こうはいかなかったでしょう。

——しかし、そこからレセプトへすっと辿り着くというのがすごいですね。

勝村：当時、カルテ開示は市民運動でいわれていましたが、レセプトのことがない。レセプト開示は当初は市民団体には受け入れられなかったけど、富士見産婦人科問題**（注）**などで厚生省へ交渉に行っている人たちにはすぐに受け入れてもらえた。出元さん（陣痛促進剤の被害を考える会代表）も、「そうよ、レセプトよ」と言ってくれた。

――つまり被害者の立場からすると当たり前のことだった。

勝村：そう。当然のことだったんです。それが、被害者ではない市民団体との違いでしょう。そりゃ、かっこ悪いですよ。レセプトは医療費の明細書ですから、開示請求はお金、お金って、言ってるというような誹謗中傷もありました。

薬害をなくすための厚生省交渉団で、レセプト開示は大事だと交渉項目の1つにしてくれたんです。そして厚生省交渉のときは必ず僕を前に出してくれた。それの繰り返し。

――ところで、カルテ開示よりもレセプト開示を先に、と主張なさったのはなぜですか。

勝村：一点突破です。レセプトを開示してカルテを開示しないわけにいかない。レセプトに病名もあるのだし。オセロゲームにたとえると、真ん中にインフォームド・コンセントがあって、周辺にカルテ開示があって、一番隅にレセプト開示があると思う。オセロゲームは隅を抑えるのが勝ちなんですよね。

注　埼玉県所沢市にあった産婦人科病院。医師免許を持っていない理事長が診断や手術をし、誤診で健康な子宮や卵巣の摘出をしていた。

善悪に左右されない医療を

――今後の活動の方向は。

勝村：今はカルテ開示です。99年7月に医療問題答申会で、医師会自身で開示の努力をするから法制化は待ってくれ、と先送りになり、3年経って、ようやく新たなカルテ開示の委員会（診療に関する情報提供等のあり方に関する検討会）が発足し、来年（2003年）春を目指して検討することになりました。

僕らが主張していることが論点になっているのですが、どこまで検討されるか、きっちり見ていかなくては。幸い、この3年間に国立大学付属病院ではカルテを開示するようになりましたし。

――カルテ開示は実現までどのくらいかかると思いますか。

勝村：ここ数年である程度まではいくか、かなり進歩するかでしょう。悪くはならない。すぐに法制化はできないかもしれない。国が医師会に対して、「法制化は阻止するから、こういう条件はのめ」といった、政治的バランスをとって結論が出る可能性もあります。

――それに対してどう動くのですか。

勝村：状況を見ながら少しでも進歩させて、気を抜かずにしっかり見ていかんといかんやろな、と。裁判が終わっても終わりではなかったし。病院の職員研修で話してもそれで終わりではなかったし。これをやったら終わりだろうというのがないです。

カルテ開示も法制化されたら、それで満足か終わりかというとそうではないような。だから（活動が）長くなってもいいように、息の長い活動ができるように、出来るだけ軽く。医療事故で裁判するなら証拠保全すればいいので、カルテ開示は必要ない。カルテ開示の意義は、日頃から医療事故が起きないように、変なことをさせない、きっちり見守っていく必要があるということです。医療の消費者としてきっちり見ていく努力を市民はしていかなくてはいけません。

——裁判や厚生労働省交渉や、市民活動を通して、医療に従事する方々に希望を持つようになりました？

勝村：医療の実態を知れば知るほど、とんでもないなあ、と思うことが多いけれど。その中でいろんな人と知り合って助けてもらったし、世の中、捨てたものではないと思いたい。

いい人間と悪い人間とに分けるのではなくて、システムを変えなくてはいけないと思っています。一部の正義感の強い人に頼ってもいけない。情報公開することで、仕事をする上で、みんながいい人にならざるを得なくなる。そして、医療全体の質の底を上げていくことが大事だと思っています。子どもが殺されてしまった枚方市民病院が潰れてしまえばよい、という運動をしたいとは思わないし、子どもの被害をきっかけに、枚方市民病院が、事故を繰り返さない素晴らしい病院になってもらいたいと思っています。

（「薬のチェックは命のチェック」8号に掲載のものを再構成した）

※単行本刊行に際して、妊婦やその家族に、特に伝えておきたいこと、を勝村さんに書いていただきました。

お産前のインフォームド・コンセント

勝村久司

２００９年１月１日に始まった、出産時の何らかの事故で重度の脳性麻痺になった子どもに補償金を支払う「産科医療補償制度」。この制度は、各事例の原因分析報告書を元に、２０１１年から毎年、「再発防止に関する報告書」を出しています。第一回報告書は、分析対象15事例を元に、第二回では79事例、第三回は１８８事例と増え、そして第四回では３１９の重度の脳性麻痺事例を元にした報告書が公表されました。私は、この産科医療補償制度の再発防止委員会の委員をしています。

第一回報告書が公表されたときに最も注目されたのは、やはり陣痛促進剤の問題でした。重度の脳性麻痺になった対象事例15の中で、使用方法の基準を逸脱して「子宮収縮薬」が使われていたケースが６例もあったからです。

継続して取り組む必要があるこの問題は、第三回の報告書でもテーマとして取り上げられました。その結果、重度の脳性麻痺になった対象事例１８８件の内、３割にあたる56件で子宮収縮剤が使われていたことがわかりました。そして、その８割近くの43件で、初期の使用量や増量する際のスピードが、診療ガイドラインや添付文書で規定された基準を大きく逸脱していて守られていませんでした。残り13件の中にも規定が全てきちんと守られていた事例はほとんどありませんでした。

さらに、妊婦本人に子宮収縮剤を使用することの同意を文書で得ていたのは2割にとどまり、口頭で同意を取ったとしている事例は3割弱で、妊婦が知らない間に子宮収縮剤が使用され、赤ちゃんが重度の脳性麻痺になってしまっているケースが半数もあったことが明らかになったのです。

そのような理由から、産科医療補償制度の再発防止委員会は、第四回の報告書作成と同時に、「分娩誘発・促進（子宮収縮薬使用）の際の患者や家族への説明書・同意書」を作成しました。この「説明書・同意書」は、「産科医療補償制度」のホームページ（http://www.sanka-hp.jcqhc.or.jp/）のトップページから「資料集」→「再発防止に関する報告書・提言」とクリックしていったページの下の方にある「産科医療補償制度　再発防止委員会からの提言」の中にあります。（該当ページの文書には2つのリンクが記載されていて、その内の下の方を、さらにクリックすれば、「説明書と同意書の例」が出てきます。）

医療機関で出産をする妊婦本人や家族は、ぜひこの「説明書・同意書」のひな形を印刷して医療機関に持って行っておきましょう。そして、「子宮収縮剤を使う場合は、必ずこの文書に沿ってインフォームド・コンセントをしてほしい」と医師に伝えておくとよいでしょう。

医薬ビジランスセンター　浜　六郎より

分娩が近づくと、女性ホルモンのエストロンが急速に母体内で分泌され頸管（赤ちゃんの出口）を軟らかくし、さらに分娩が近づくと広がり始めた頸管でプロスタグランジンが作られる。そのためますます軟らかくなり頸管が広がるにつれてプロスタグランジンの濃度が高まり子宮の収縮が起き始める。

日本では「陣痛促進剤」と称され、子宮を収縮させるイメージでプロスタグランジン製剤が内服剤を中心に用いられている。しかし、世界的標準は、少量の局所膣製剤（ゲル、膣錠など）で子宮頸部を軟らかくして自前のプロスタグランジン分泌を促し「陣痛誘発」のみを目的として用いる方法である（陣痛促進には用いない）。

経口剤は、添付文書上で頸管がすでに熟化していることを確認のうえ使用することになっているが、しばしば子宮頸部が硬く出口が塞がれたまま使われ、一旦内服すると調節がきかないため、子宮は収縮し過ぎて破裂するという非常に危険な状態となる。

日本では、比較的安全な局所製剤をメーカーは製品化しようとしていないし、被害者の側でも、その承認を要望する動きがみられないのは残念である。

内服あるいは注射のプロスタグランジン製剤には、このほか血圧をことさら上昇させる作用があり、出産時の脳出血などの危険があるが、国もメーカーも、認めようとしない。

第3章

21世紀型薬害

1990年以降は画期的薬剤が開発され難いため、本来「毒」であるものを、無理をして「薬」と称して使用できるようにしている。そのため、大部分の人には、役立つよりも「害」すなわち「毒」の要素が強い。高価で害もあるのに、良い面だけが強調され宣伝されるため、医師も患者も「良い薬」と思い込まされている。

害が起きる仕組みが複雑で、しかも厚生労働省やメーカーは「因果関係なし」と害を認めないため、医師も患者も安全と信じ込んでしまい、被害が救済されない。

それが21世紀型薬害である。

ＨＰＶワクチン

元気だった少女が突然、認知症のような状態になる。体が意志に反して勝手に動き、止まらない。さまざまな自己免疫病も発症している。

被害者

松藤美香（娘が2度目の接種で重篤な害反応発症）

全国子宮頸がんワクチン被害者連絡会　代表

被害から学んだこと

重篤で激烈な症状

私の娘がＨＰＶワクチン（いわゆる子宮頸がん予防ワクチン）の一回目を射《う》ったのは２０１１年９月でした。10月に二度目を射った直後から、その悪夢は始まったのです。

腕の痺れが直後から始まり、痛み、頭痛、熱、吐き気、腕は赤黒く腫れ上がりました。翌日には入院したものの、治療はほとんどなく、「製薬会社から聞いた話では症状は数日で治まるようです」という医師の言葉を信じ、治まるのを待つのみ、という受身の入院でした。
しかし、症状は治まるどころか、むしろひどくなる一方で、『この子は死んでしまうかもしれない』という気持ちにただひたすら苛まれ、どうか（あの世へ）連れて行かないで、と祈る日々でした。

左腕の痛みは腫れ上がったまま、本人が全く意図しない体の動き（不随意運動）や複視があり、普通の光をまぶしがりスキーのゴーグルをして日々生活しました。おう吐、嚥下障害、アロディニア（異常な痛み）、味覚障害、むずむず脚症候群、脱毛、かゆみ、突然起こるアレルギー、しかも記憶障害で自分の名前すらわからなくなりました。家族のこともよく分からないのです。さっきしていたことがわかりません。

計算障害は、1から10までの数さえ数えられなくなりました。発疹や両手足の皮がかゆみと痛みとともにズルズル剥けてしまう。アカシジアやジスキネジアのような状態になったり、尿が出なくなったり。そして、突然暴れて「殺してくれ」と叫んだり、ひたすら意識を飛ばし、泣きながら自分を叩いたりしました。

もちろん痛みで歩けず、車椅子の生活。家の中ではトイレに立たせることもできず、園芸用のカートを買い、その上に娘をなんとか乗せてトイレに連れて行く毎日でした。

睡眠障害は接種2か月後から始まりました。不眠、過眠のほか、レム睡眠行動障害のように寝入るとすぐ、足や手が勝手に動きました。そして、しゃべり始めるのです。その頃は痛みが少し落ち着き、室内では歩けたのですが、眠っているはずなのに、勝手に歩き出します。

そのような娘を私は寝袋に入れ、寝袋の紐を私の腕と体に巻きつけ、対処しました。娘が動くと紐が引っ張られるので、すぐさま飛び起き、押さえて怪我をさせないように朝まで娘と格闘する日々でした。

まだまだ書ききれない症状が娘を襲い、私たち家族は、本当に大変な日々をずっと過ごしてきています。そう、1本の注射が娘を変えてしまったのです。

娘の治療のため、10か所以上の様々な病院に通いました。中には、「注射はきっかけで、学校に行きたくなかっただけ。精神病院に行け」という医師や、「お母さんを治療するとすぐにお嬢さんは良くなる。お母さんのせいだね」と言って、私に投薬と通院を勧めてきた医師もいました。

まさに、ワクチン接種直後からの症状にもかかわらず、ワクチンのせいだという医師はとても少なかったのです。HPVワクチンを知らない医師も多数いました。

現在の主治医ですら、このワクチンの問題が報道され、ワクチンの害がいわれるようになるまで、娘のこの症状を「ヒステリー」として片付けていたくらいです。とても悔しいことです。今でもそういう医師がとても多く、HPVワクチンの被害というだけで、分からないから診ないという医師も多いと聞きます。

ワクチン接種の教育

私が、HPVワクチンの副反応（害反応）について、その重篤な症状や状態を事前に自治体からリスクとして知らされていたのならば、決して娘にこのワクチンを射たせなかったはずです。アナフィラキシーショックが稀に起きるというパンフレットの記載だけで、ワクチンを接種する医師からは何の説明も受けていませんでした。

治験が途中で打ち切られていることなど、当然、知る由もありません。そのとても短い、途中で打ち切られた治験で、10代の少女たちに、成人女性接種者の3倍もの副反応が起こっていると知っていたら……。国は海外で起こっていた副反応についての情報を出さず、杉並区（東京都）はリスクに関する情報を適確に得ることなく、HPVワクチンで子宮頸がんは100％予防できるという、効果のみを住民に広報しました。

安全という言葉の裏の薬害を開示しない環境。過去に起きた薬害はごく一部の人たちという、過小評価な報道の仕方。内情を知らない者は、国や医師の「安全」という言葉を信じてしまうのです。

当時、私はツイッターやブログはしておらず、HPVワクチンが危険だという情報は全く知りませんでした。むしろ、ワクチンで子宮頸がんが防げるのであれば、なんと素晴らしいことかと思っていました。

しかも、自治体や、国、医師も勧めるものであれば安心だという考えもありました。杉並では国に先駆けて任意接種でありながら無料のお知らせが来て、ご丁寧に2011年9月までに一回目、10月に二回目を、3月までに三回目を射てというスケジュールが予診票の封筒に印刷されていました。

私は小さい頃から、予防接種を受ける家庭に育ちました。母が看護師だったのもあります。私自身も大学が理科系で、ワクチンは射つものという前提の教育を受けていました。

当然、私の2人の子どもにもワクチンをスケジュール通りに射たせてきました。ご丁寧に、毎年インフルエンザワクチンまで。特に子どもたちは小さい頃、保育園に入れていたので、ワクチン接種は必ず行なわなければ保育園に入れてもらえないものだと考えていました。

加えて、現在の日本では、子どもの頃から、予防医学として何度もワクチンを射つべきという教育も行なわれています。今、娘が通っている高校の授業でも、ワクチンに関する授業が保健体育だけでなく家庭科にも入っており、二重三重の教育が刷り込まれているのです。

「ワクチンは射たなければいけない」

そういう教育が行なわれています。

国の教育と子どもたちを病気にさせたくなければワクチンは必ず打つべきであるという流れの上で、日本では338万人の少女がＨＰＶワクチンを接種したといわれています。

任意接種であった時から、自治体のほとんどが無料にし、保健所から電話がかかってきたり、学校でお知らせの手紙が来たり、保健師がワクチンを射たせるため学校に説明しに来た事例もあったと聞きます。抗え切れないほど強力な接種勧奨が日本中で行なわれ、推奨されてきました。言えることは、日本国内で行なわれるべき治験を途中で止め、副反応検証すら見切り発車し、強い勧奨接種とワクチン接種の教育が、ここまでＨＰＶワクチンの被害を大きくしてしまったということです。

補償は保障されない

「ワクチンに副反応はある」

それはもう、誰もが知っていることです。しかし、被害にあった場合必ず補償されるとは限りません。この点を多くの人が知りません。私も知らなかったのです。

ＨＰＶワクチンの被害者で補償を受けることができたという人は、現状ではほんのひと握りです。しかも、その金額は微々たるもので、治療費の補填にすらなりません。多くは、補償を受けられず、ワクチンによる被害であるにもかかわらず医療費も自分たちで支払い、さらに医療機関をたらい回しにされ、医療現場からネグレクト（虐待、いじめ）に遭っています。途方に暮れて10、20もの病院を受診し、その通院治療費は保護者が払っているのです。

専門家とされる医師たちが「このワクチンは安全であり、しかも唯一ガンを予防する。副作用はほとんどない。将来の子どもたちのガンは母親の決断で予防できるものになった」との話を、声高らかに広めていました。任意接種としながらも、自治体からは「ぜひ打つように」とお知らせが来て、国も強く勧めることとなりました。

しかし、被害にあえば「因果関係がわからない」「ヒステリーではないか」「ワクチンのせいとは証明できない」という言葉で補償を回避します。

ましてや、このワクチンに仮に効果といえるものがあるとしても、それは接種後約９年間という話です。今までにない遺伝子組み換えのワクチンで、成分が長く体内に留まるように新しく開発されたものだといいます。

体内にワクチンの成分が留まっている期間に体内で起こった事象に対して、副反応とは認めないという発想には普通は陥らないはずです。しかし、ワクチンの副反応に関しては、「1か月以内に副反応が出た者のみを副反応と考えよう」という線引きまで国が定めてしまいました。1か月以降に副反応が出たものは泣き寝入りをしろ、というのが国からのメッセージです。

厚生労働省は、製薬会社にきちんとした治験を求めず、海外の副反応は問題視せず、製薬会社のお抱え医師や社員が書いた論文をそのままワクチン導入の判断データとして採用しています。

国には責任はなかったのでしょうか？

娘の場合は、接種直後から副反応が出たのですが、それでも国からの補償は一切ありません。

これが日本の予防接種の現実なのです。

被害に遭わないためにはどうすればいいのか

まず、そのワクチンの添付文書を読むこと。それが真っ先にすることです。今ではインターネットで検索すれば、どんな添付文書でも読めます。どんな材料で、どのようなものなのか。副作用（害反応）情報も含めてしっかりと熟読してほしいです。

厚生労働省ではワクチンの被害報告に関して、副反応検討部会というワクチンの副反応について検討する会議が定期的に行なわれています。委員の多くは専門家とされる人たちです。部会の資料は厚生労働省のホームページに一式掲載されています。医療用語ですが、どんな報告がどのくらいの件数上がっているのかを知ることができます。

ここで注意したいのは、その報告はあくまで主治医がワクチンの副反応と認め、厚生労働省に報告をしたものだけであるということです。実際の副反応はもっと多いということを念頭において見るべきです。

そして、被害の生の声を聞くという意味では、インターネットのブログを探してください。必ずどこかに、ワクチンの被害ブログがあります。どんなワクチンでどのような症状が出ているのか。家族がどんな思いでそのブログを更新しているのか。家族の生の声で、リアルにその状況を知る手掛かりになります。自分自身あるいは家族、友人がそうなるかもしれない。被害にあうと、日々の暮らしはどうなるのか。生の声を知るということが、実は一番大切です。そこには、自分に置き換えて考えられる、日常生活が綴られています。万が一ということを念頭に、ぜひ参考にしてほしいと思います。

インターネットが身近にないという人は、本屋さんや図書館で、ワクチンの本を読んでみてください。たくさんのワクチンの本が出されています。たいてい、立ち止まって考えようという趣旨のワクチン本が多くなっています。

昔と違い、今では小児期のワクチン接種数はとても多くなっています。同時接種も当たり前という世の中で、ワクチンの用量（接種の内容量）も以前と比べて増えているなど、ワクチンを取り巻く状況は年々変わってきています。変わらないのは、ワクチンの種類は増える一方であり、減らないということです。

どんなワクチンを、どのくらいの量打つのか。スケジュールが必要というくらい、次々にある中、成分はどうなのか。保護者はぜひじっくり読んで調べてほしいのです。自分の子どものことは、親が学んで決めていく。今はもうそういう時代になっています。

国で決められている。国が定めたことだから……。実はもう、そういうことではなく、親が調べて決めることが求められる時代になってしまいましたよと、今の私は、多くの人に伝えたいのです。

現実として

自動的に補償などされません。被害にあえば自分で全ての手続きをしなくてはなりません。病院をたらい回しにされながら、副反応（害反応）だと診断してくれる医師に巡り会うまで、あちこちの大きな病院を何か所も、被害にあった子どもを連れて歩き回ります。入院費も治療費も、交通費もかかります。医師と話して子どもの状況を説明するためにも、自分でワクチンのことを調べ学んで、医師に伝えなければなりません。

やっと理解ある医師と巡り会っても、高いお金を出して診断書を書いてもらい、いくつもの書類を自分で書き、補償の申請を医薬品機構に提出しても、それが通るかどうかも分かりません。審査に8か月から1年もかかると言われています。

しかも、被害にあえば家族は孤独です。看病で仕事を辞めなくてはならなくなることも。脅かしているのではありません。まさに多くのＨＰＶワクチンの被害者とその家族は、そういう道を歩んで、苦しんでいます。

今、娘は自由診療という医療の選択で、症状の改善が少し出てきています。後戻りするかもしれず、手探りですが、それが希望に変わってほしいと期待しながら日々を過ごしています。診察、通院のお金を工面するのも大変です。でも、長く患ってきた娘をとにかく一日でも早く、健康にしたい。普通の生活を送らせてあげたい。友だちと一緒に過ごさせてあげたい。そう願う一心で、試行錯誤を続けています。

「疑わしくは補償する」という言葉を以前聞いたことはありますが、断言します——

『今の制度では、「絶対にこのワクチン（薬剤）が原因であるということ」を被害者が証明しないと補償などされません』

未来を見る

全国子宮頸がんワクチン被害者連絡会は２０１３年３月25日に発足しました。当時８人ほどだった被害者が２０１４年８月25日現在では２６２人に膨れ上がり、相談は１０００件を超えています。

私たちがしてきたことは、患者自身や家族が、現実に何が起こり、どういったことに苦しんでいるのかをツイッターやブログで、その生の声を世の中に伝えたこと。これは意味がありました。そして、被害がどのような状況でどこに被害者がいるのか、病状がどうなのか。その集計を取り、集めた症例の数を提示し、厚生労働省に挑んだことです。

さまざまな分野の方々の協力や助力、報道などで、ようやく、ＨＰＶワクチンの激烈で重篤な副反応（害反応）が、少女たちに多数出ているということが、少なくとも日本では広く知られるようになりました。

次はすべての人が治るよう、治療体制の強化と、接種者全員の調査をしてもらうよう願っています。国が勧めたワクチンで、多くの少女たちが犠牲になりました。ワクチンのせいだと、まだ気付いていない方もかなりの数いると思います。私たちは、一人も残すことなく、全員が完治できる手立てはないかを探しています。希望は自分たちの手で掴み、拡大するのです。

専門家

浜六郎（内科医、NPO医薬ビジランスセンター代表）

公衆衛生学、医薬品評価を専門とする

健康だった少女たちが認知症・歩行不能

HPVワクチンは中止すべき

「子宮頸がんを予防する」とのふれ込みでHPVワクチン（ヒトパピローマ・ウイルス・ワクチン）、いわゆる「子宮頸がん予防ワクチン」が、日本では2009年12月に導入され、13年4月からは定期接種の対象となり無料で接種が受けられるようになりました。

私は、HPVワクチンを検討し、危険であり中止すべきとの結論に達し、そのことを医薬専門の情報誌などに書きました（文献1a、2a）。

2013年6月14日、厚生労働省（以下、厚労省）は、専門家会議の意見を取り入れて積極的な接種の呼びかけの一時中止を決定する、という動きがありました。理由は、接種後に体中の痛みを訴える例について、「接種との因果関係が否定できず、原因が分からないため、国民に注意点を説明できない」というものでした。

その後も、私はHPVワクチンの害について独自に検討を重ねてきました（文献1b、1c、2b、2c、3a—3e）。

厚労省は2013年12月と翌年1月の会議で、少女らに起きているのは強い痛みに反応した単なる心身の反応であるとほぼ結論し、同年2月の会議で「再開」を強く打ち出す可能性が迫ってきていました。

そのような切迫した中で、厚労省の見解に対する批判を公表（文献3d）するとともに、2014年2月25日に東京で開催された、海外の研究者も交えた「HPVワクチンの害に関する国際シンポジウム」で私の考えを発表しました（文献3e）。

重篤反応が54人に1人

厚労省は、企業からの報告と医師から直接報告のあった重篤例について、公表して

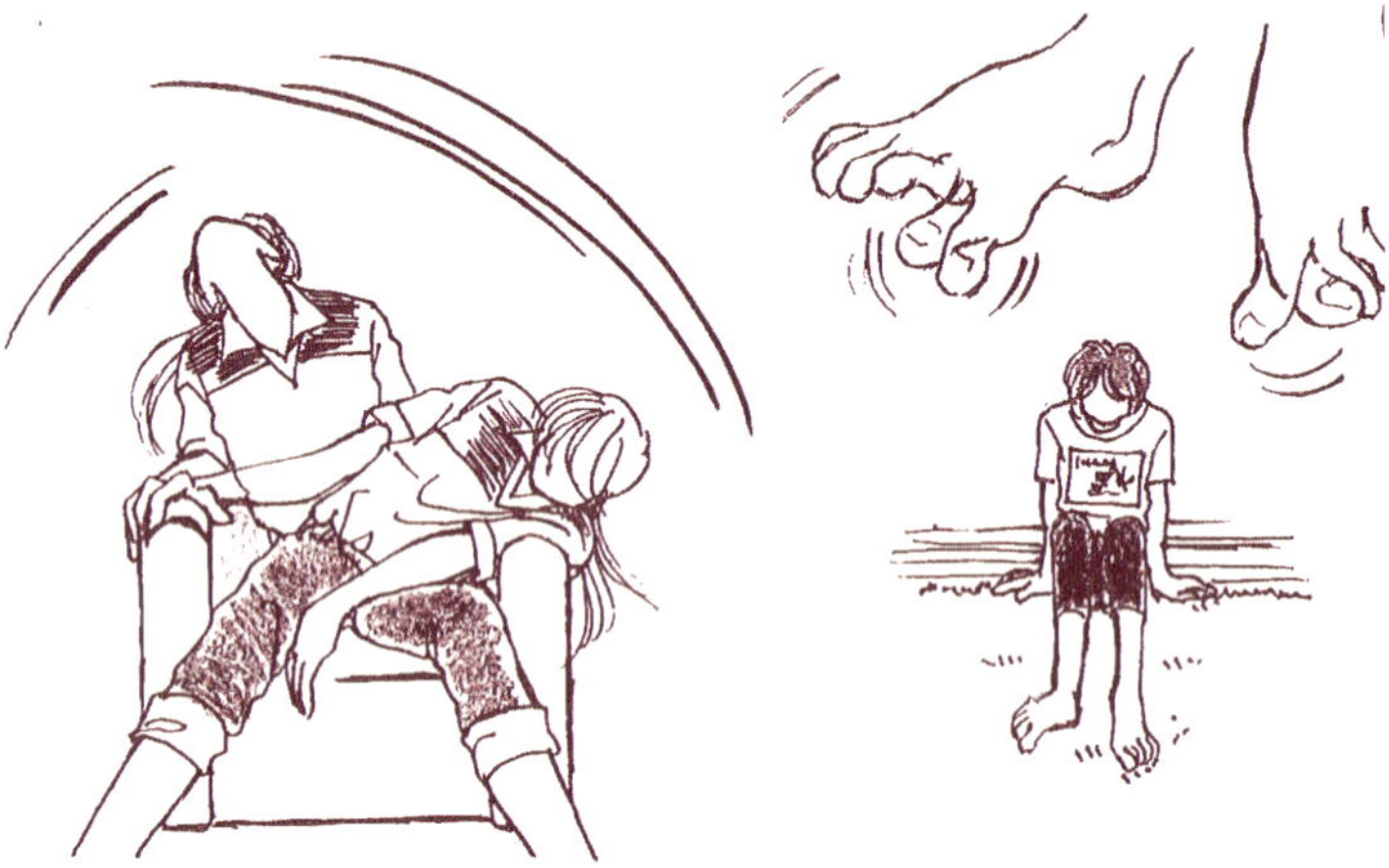

体の各部位が勝手に動く（不随意運動）が1日中止まらない子、足し算も引き算もできない、勉強しようにも集中力が続かない、歩くこともできない、ものを覚えられないなど、認知症のような症状が健康だった子に突然起きている。

きました。積極勧奨前までの集計ではサーバリックス（グラクソ・スミスクライン社）の接種を受けた人数は約260万人と推定され、約800件の重篤例が報告されていました。つまり、およそ3000人に1人の割合で重篤な害反応が報告されていたのです。

2013年6月に「接種との因果関係が否定できない原因不明の痛み」などのために積極勧奨が取り止めとなりました。積極勧奨中止後であることが明瞭な2013年8月1日~9月30日の2か月間にサーバリックスの接種を1回でも受け、その後半年間以上を経過した人が推定217人いました。そのうちの4人に重篤な害反応が報告されました。54人に1人の割合で、3000人に1人の約60倍です。非常に高頻度に重篤害反応が起きていることが推定されます。

後述するように、サーバリックスでは接種から3.5年以降、自己免疫疾患や死亡が急増しています。54人に1人という割合も、少な目の推定値で、今後さらに重篤な反応が現れると推察されます。

重篤な反応の報告が、積極勧奨の中止前と比べて中止後には約60倍にもなったのはなぜでしょうか。接種によって深刻な害が起きることが知られたために、医師も接種を受けた人や家族も、その後の経過をよく観察するようになったことが、報告数の増加に如実に示されています。

神経・リウマチ専門家からの警鐘

2013年から14年にかけて、神経やリウマチ・膠原病、あるいは線維筋痛症の専門家が、これまでに診たことがないような異常な症状の女児を診察する機会が次々にありました。

２０１４年9月4日に開催された日本神経免疫学会や同年9月13～14日に開催された日本線維筋痛症学会では、これらの分野の専門家らが、ＨＰＶワクチン接種を境に、線維筋痛症や既存の神経の病気では説明がつかない病気の少女を多数診察したと報告しました。

症状は全身の痛みのほか、止まることのない不随意運動、かろうじて登校できても、記憶できない、足し算や引き算ができない、学習内容が理解できない、など認知症のような症状です。それまでは健康で、部活動などをしていた少女たちに、ある時点（ＨＰＶワクチン接種）を境として、神経やリウマチ・膠原病などの専門家が異口同音に「こんな病気見たことがない」という病気が多発しているのです。

例えば、前横浜市立大学小児科教授で小児のリウマチ・膠原病が専門である横田俊平医師は、「臨床医にとってそれまでになかった病気を３人診たら、それは新しい病気として認識して、病気の解明に取り組まねばならないものだ」「厚労省の審議会では、心身の反応として脳神経科学の面から検討しようとしない。これは〝臨床医学の死〟を意味する。〝新しい疾患〟を目の前にして持てる知識、入手できる科学的成果を最大限に動員して問題を解決していくのが臨床医の役割であるはず」との趣旨を文書で述べ（文献4）、同様の趣旨を日本線維筋痛症学会（２０１４年9月開催）でも述べています。

症状が極めて特徴的で因果関係は自明

私もこれまで数々の薬剤による害反応を検討してきましたので、３人でも連続してそれまでになかった症状を経験すれば明らかに新しい病気と認識できる、という、横田氏の意見にはまったく同感です。極めて特異的な場合には1人でも、また2人連続すればさらに疑いがもたれ、3人連続すればそれは何か新しい原因を考えなければならない。そして、動物実験などから起こりうることが推察できれば、因果関係を強く疑います。

しかも、HPVワクチンの場合には、もともと健康な少女が、ある時点を境に、まるで認知症のような状態に陥り、これまでの病気では説明がつかないさまざまな症状が出ています。このような少女が3人どころか、各施設から数十人の単位で報告され、6施設(信州大学、国立精神神経センター、難病財団、横浜市立大学、国立てんかんセンター、北海道立子ども総合医療・療育センター)から報告された人数を合計すると、すでに約200人にも達しています。

このように、HPVワクチン接種後に生じた病状は、極めて特徴的であり、定型的な疫学調査(例えば、症例対照研究)を実施すれば、直ちに強い関連が証明できるはずです。しかし、HPVワクチンとの時間的な関係があまりにも明らかであるためか、そうした疫学調査を実施するまでもなく、神経やリウマチ・膠原病、線維筋痛症の専門家はHPVワクチンとの関連を自明のものと認識しているようです。

子宮頸がんを減らすとの証拠はない

一方、子宮頸がんによる死亡を減らすことができるという科学的証拠はありません。

国立がんセンター(文献5)の情報によると、日本における子宮頸がんによる生涯死亡率は

332人に1人（千人中3人）。子宮頸がんの原因となるウイルスは、100種類以上の型があるヒトパピローマウイルス（HPV）のうち16型と18型が最も多く、海外では約70％、日本では59％（44％との報告もある）がこれらのタイプです。ほかにもいくつかの型があります。

現在承認されているHPVワクチンはサーバリックス（グラクソ・スミスクライン社）とガーダシル（MDS社）の2種類があり、どちらも子宮頸がん予防を狙ったウイルスのタイプは16型と18型です（ガーダシルには尖圭コンジローマ予防用に6型と11型も入っている）。

そして、接種すると、狙ったタイプ（16型と18型）のHPVウイルスに感染しにくくなりますが、子宮頸がんを起こす別タイプのウイルスには感染します。また、効きめは長期に持続することが予想（期待）されていますが、実際にワクチンを接種した子で、子宮頸がんを減らすことができた、という証拠は全くありません。

国や専門家が期待している予防効果が最大限度まであると仮定して、16型と18型のHPVウイルスによる子宮頸がんを100％生涯にわたって防止できるとすれば、子宮頸がん死亡のうちの59％もしくは44％（子宮頸がん死亡者と罹患者でウイルスの型が同率として）を防止できることになり、生涯で800人（59％予防の場合）から600人（44％の場合）に1人の子宮頸がん死亡を防ぐことができる計算になります。この人数は生涯で予防できる人数で（年間では10万人中1～2人）、しかもあくまで仮定の話です。本当に防止できるとは思わないでください。

害は利益をはるかに上回る

ところが、害はというと、サーバリックス注射後4年足らず（3・65年間）で、30人に1人が慢性の病気になり、100人に1人が自己免疫疾患になり、800人に1人が死亡する可能性が考えられるのです。これはサーバリックスの臨床試験の報告書論文3編（文献6―8）を詳細に分析して得られた結果です（文献1c、2b）。

サーバリックスの臨床試験で、対照群の女性に接種したのはアルミニウムアジュバント（以下、アルミアジュバント：**注1**）入りのA型肝炎ワクチン（以下、HAワクチン）。慢性疾患や自己免疫疾患、死亡、の割合はサーバリックス群と対照群で差がなかったことを根拠に、製薬会社はサーバリックスを安全としています。しかし、両方のワクチンに含まれているアジュバントそのものに毒性があるため、両群に差がないことがワクチンの安全性の証拠とはなりません。

このような場合にはどうすればよいのか。ワクチン接種に害がないのであれば、病気は自然の発症率だけしか発症しないはずです。ワクチンに害があるなら、接種を境にして、病気の発生率は時期別に大きく変動するはずです。そこで時期別の変動があるかどうかを分析しました。

接種後3年以降には、比較的頻度の低い時期（1〜3年）に比べて、発病する人や死亡者が多数に上ると考えられました。その規模は、100人に1人が毎年新たに慢性の病気になり、160人に1人が毎年新たに自己免疫疾患になり、千人に1人が毎年死亡する、という可能性さえ考えられるのです（**図**参照）。

あくまでも、これは、サーバリックスと、その対照群であるHAワクチンを接種した人を追

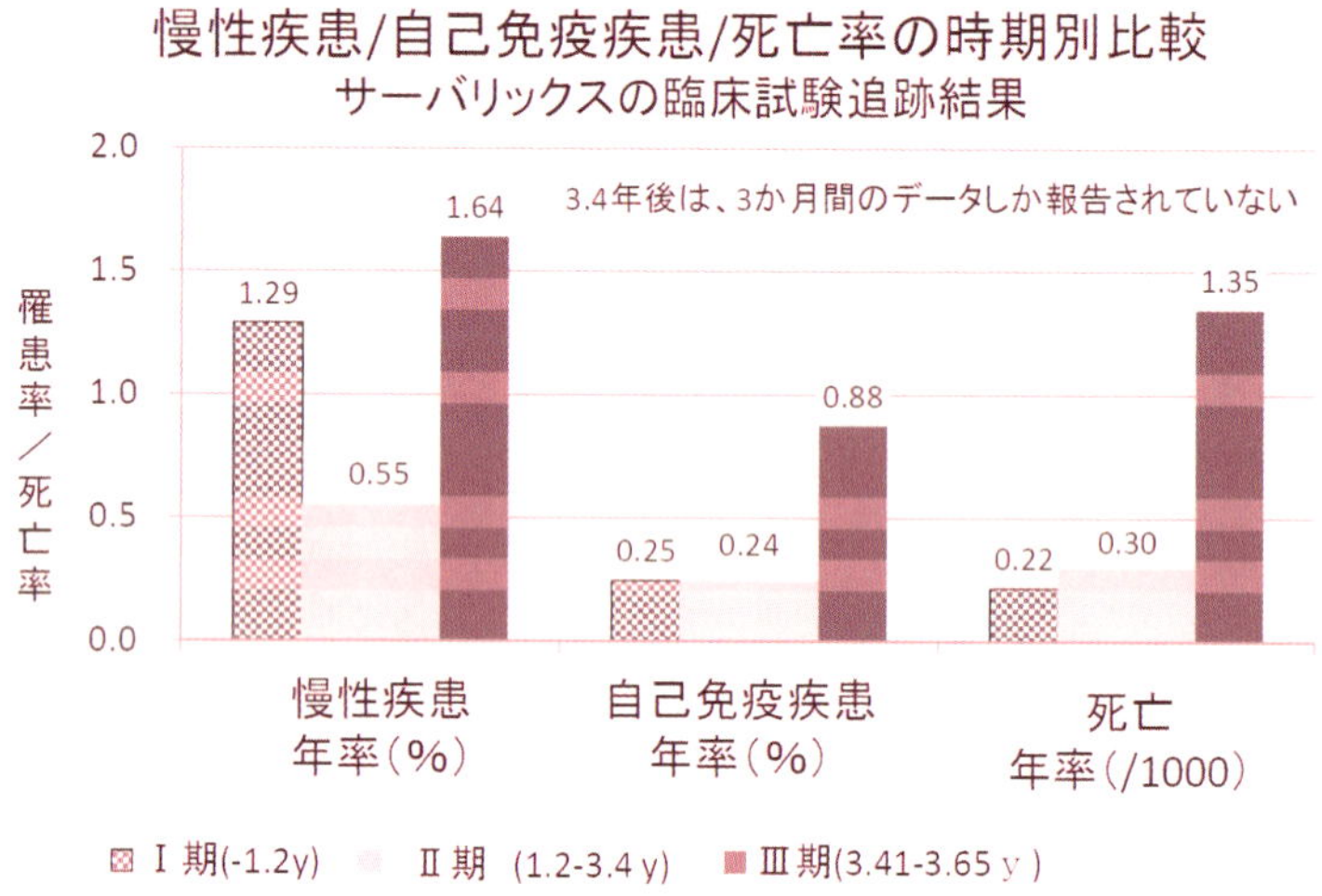

Ⅲ期の自己免疫疾患は10万人対880人。Ⅰ～Ⅱ期との差は10万人対630人
Ⅲ期死亡率は10万人対135人、Ⅰ～Ⅱ期との差は10万人対100人超

サーバリックス3論文［文献 6-8］の分析結果［文献 1c,2b より］
なお、重篤有害事象は年率 2.8、1.8、5.9%であった。メーカー報告から計算した接種後半年で 1.8%（年率 3.6%）とほぼ同水準なので、この海外データは日本にも適用しうる。

跡した結果です。

アジュバントによる組織の傷害の強さはサーバリックスのほうがＨＡワクチンよりも強いのに、なぜ、サーバリックス接種後とＨＡワクチン接種後で、ほとんど頻度が違わないのか不明（**注2**）ですが、少なくとも、接種後の時期別にみた病気の発症頻度が、このような変動を示すことは、ワクチンの害を想定しないでは説明がつきません。

注1　アジュバントとは、ラテン語の adjuvare（助ける）を語源とする。ワクチンに用いるウイルスや細菌のタンパクだけでは接種した人に抗体ができにくいため、

抗体作りを促す目的で添加される免疫補助剤のこと。一般的にはアルミニウム化合物が用いられることが多い。アルミニウムはアラムとしばしば略されるが、ここでは日本でなじみのある「アルミ」を用いた。アルミアジュバントそのものは注射部位の組織を傷害し、傷害された細胞から出たDNAがタンパクやアルミ粒子と結合して安定化し、これが免疫反応を誘導するため、アジュバントの本態はむしろDNAやRNAと考えられている（文献9）。

注2 メーカーは2009年に接種後3.41年までのデータ（文献7）を公表し、その3年後の2012年にも論文（文献8）を公表した。3年が経過しているにもかかわらず、時期別変動で最も高い頻度が出た3.41〜3.65年のデータは、わずか3か月程度でしかない。3.65年以降にはもっと多くの自己免疫疾患や死亡例をメーカーは把握しているのではないか、との疑問が残る。また、HAワクチンについても、従来の報告よりも害が大きい可能性を示唆しているのかもしれない。3.65年以降のデータの公開が必要である。

神経系自己免疫疾患は一般人口の3〜15倍

ガーダシルの臨床試験ではアルミアジュバントを対照群に用い、種々の自己免疫疾患の頻度が同じなので安全としています。しかし、サーバリックスで検討したように、アジュバントそのものに毒性があるため、時期別の変動や、一般人口における罹患率との比較を行ないました。

時期別変動については、最初の接種から7か月間（1期）と、その後2年間まで（2期）の結果が集計可能でした。3年以降のデータはありませんでしたが、それでも、多くの有害事象は1期で多く、2期で少なくなる傾向がありました。サーバリックスの場合の慢性疾患の時期別変動（1期と2期）の関係に似た傾向でした（文献1c、2b）。

一般人口との比較では、ガーダシル試験対象者と同年齢（ほぼ15〜24歳）の一般人口女性の自己免疫疾患罹患率を文献検索で求め、比較しました。多発性硬化症**（注3）**、エリテマトーデス（SLE）**（注4）**、炎症性腸疾患（潰瘍性大腸炎とクローン病）**（注5）**の3疾患群を調べました。

代表的な神経系の自己免疫疾患である多発性硬化症**（注3）**の場合、罹患率**（注6）**が極めて高いことで有名なアイスランド（10万人年あたり12・5人）やスウェーデン（同8.4人）よりも、ガーダシル接種後の罹患率（同14・7人）のほうが高く、フランス（同1.0人）の約15倍、英国、イタリア、などの4〜3倍でした（文献2b、3d、3e）。それを**図2**に示しました。

注3　多発性硬化症は、中枢神経系の神経の髄鞘という部分がなくなり、脳の機能が部分的に障害される典型的な神経難病の一つ。

注4　頬に蝶型の発疹が出現し、関節や腎臓、脳など全身の結合組織に炎症を起こす代表的な自己免疫疾患。結合組織（膠原）が炎症を起こすので「膠原病」の代表例でもある。

注5　潰瘍性大腸炎は大腸に潰瘍やびらんができ、クローン病は、小腸や大腸に肉芽腫様の炎症を作る自己免疫疾患。両者を合わせ炎症性腸疾患という。

注6　罹患率とは、一定の期間（通常は1年間）に、ある病気に新たに罹患した人の割合。通常は、人口10万人年あたりの人数で表す。死亡率を表すためにも同様に、人口10万人年あたりの死亡人数で表す。例えば、100万人の人口集団から1年間に100人死亡した場合、死亡率は10人／10万人年。また同様に多発性硬化症に新たに20人が罹患した場合、多発性硬化症の罹患率は2人／10万人年。

図2　多発性硬化症の罹患率比較

一般人口女性とガーダシル試験（全期間）

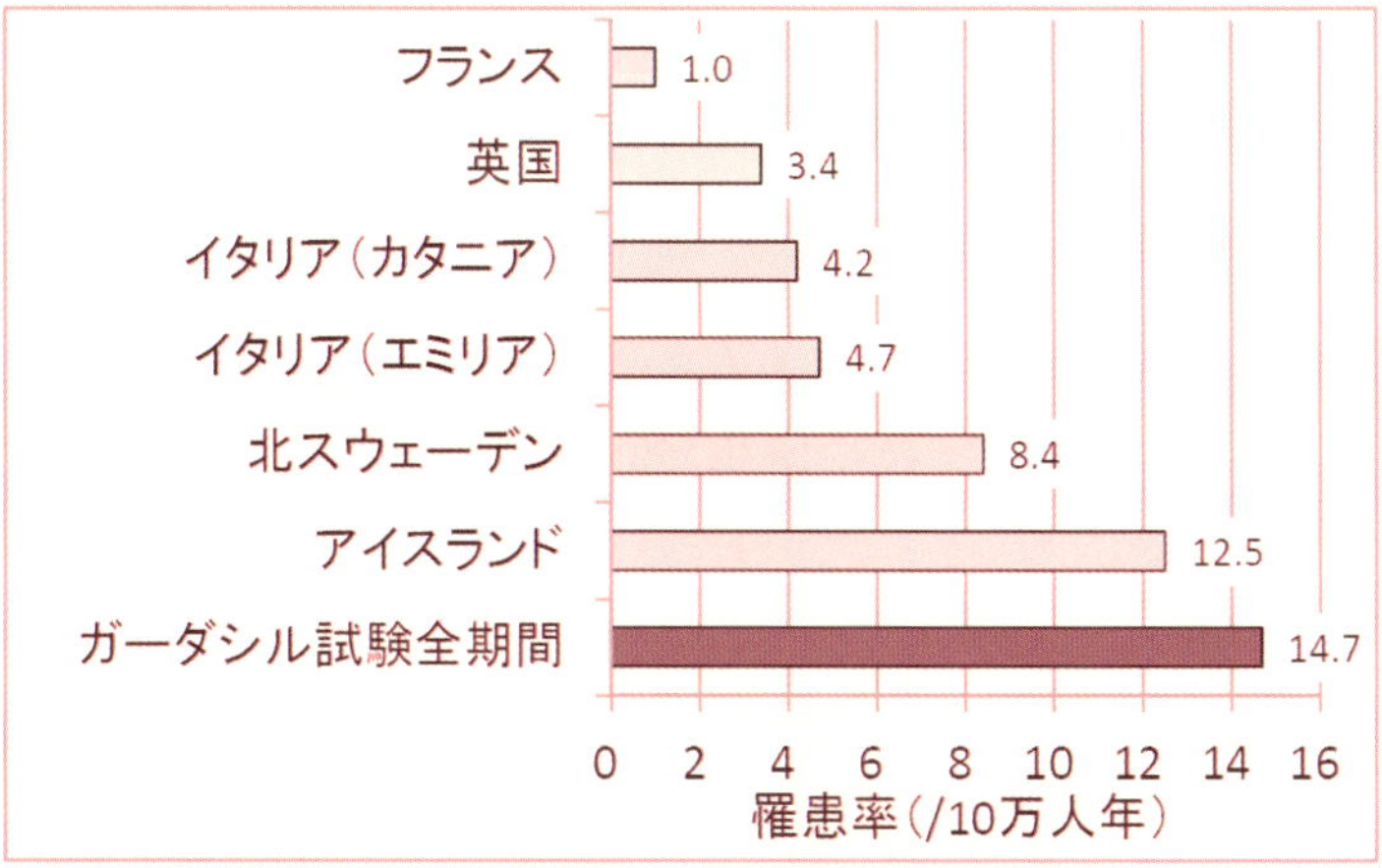

ガーダシル試験では自然発症頻度の 3 ～ 15 倍であった。

他の自己免疫疾患も3～5倍

潰瘍性大腸炎とクローン病を合せて炎症性腸疾患といいます**（注5）**。罹患率は10万人年**（注6）**あたり51・1人でした。炎症性腸疾患の疫学調査のうち、同年齢の女性と比較が可能であったのは、ハンガリーからの報告の9.1人、米国ボルチモアの6.2人、米国ミネソタ州の10・3人、カナダ・マニトバの31・1人でした（それぞれ10万人年あたり）。いずれの地域の罹患率よりガーダシル試験での罹患率が高く、しかも、北欧などと同様に、罹患率が著しいことで知られているカナダ・マニトバよりも高いのです。

ガーダシルの試験では、最初の接種から7か月間（1期）と、その後2年間まで（2期）の結果が集計可能でした。比較すると、1期が76・7人、2期27・8人と大きく変動していました。減少した2期でもなおカナダ・マニトバと同程度に高い罹患率であり、他の約3倍でした。ガーダシル試験では、腸の自己免疫疾患についても著しく高率であったといえます。

SLE（エリテマトーデス）は、全身の結合組織に炎症を起こす自己免疫疾患の代表的なものです。ガーダシル試験では年間10万人あたり9.8人が罹患していました。比較が可能であった英国の疫学調査では10万人あたり3.5人でした。ガーダシル試験におけるSLEの発症は一般人口の約3倍となります。

国や専門家（産婦人科、感染症などの分野）がいう「生涯で600人から800人に1人の子宮頸がん死亡を防止できる可能性、年に10万人当たり1～2人の子宮頸がんによる死亡を防止できる可能性」は、科学的根拠はなく、仮定に基づいているに過ぎません。

しかし害のほうは、臨床試験対象者を追跡した結果、現実に年間160人に1人の自己免疫疾患、毎年千人に1人がワクチン接種後によけいに死亡していた。いいかえると、10万人当たり630人がよけいに自己免疫疾患にかかり、10万人当たり105人が毎年よけいに死亡していたのです。

現在判明している害の規模と、子宮頸がんを減少させる効果（があると仮定して）とのバランスは、明らかに害の方が大きく、報告漏れを考慮すると害の大きさは計り知れません。

HPVワクチンの接種は中止すべきです。

被害者の会が結成され、その強い要望で、厚労省はようやく調査を開始し、神経学やリウマチ・

膠原病、線維筋痛症などの専門家も多数が究明や治療に取り組みはじめており、2014年当初の厚労省の思惑に反して、11月現在、積極勧奨接種は再開されていません。

医師は、接種後に生じたすべての自己免疫疾患や神経、精神症状は、ワクチンとの関連を考え、自分の知識で処理できない病態を無視せずに丹念に診察し・検査し、たとえ検査結果が陰性であってもHPVワクチンとの関連を否定せずに経過を見る必要があります。

厚労省は、これまで接種した全員を遡って調査し、自己免疫疾患、神経難病に罹患していないかを徹底的に検証するべきであり、被害者の救済を遅らせてはなりません。

なぜ厚労省は認めないのか

神経やリウマチ・膠原病、線維筋痛症の専門家がこれほど多数声をあげて、因果関係を主張しているにもかかわらず、厚労省は、HPVワクチン接種と、接種後の重い傷害・障害との因果関係を認めず、原因を「気持ちの持ち方」に帰すという姿勢を崩しません。

なぜなのか。そこには、タミフルによる突然死や異常行動死との因果関係を認めない、イレッサによる死を薬害と認めないことと共通した深刻な事態が横たわっていると私は考えています。

薬害タミフル、薬害イレッサについて解説した後で、なぜかたくなに厚労省は因果関係を認めないのか、薬害と認めないのかについて改めて論じたいと思います。

HPVワクチンのアジュバント

アジュバントについては、**注1**で簡単に解説した。HPVワクチン以外のワクチンでは、アジュバントは主にアルミアジュバントであった。しかしHPVワクチンでは、ガーダシルはアルミアジュバントとウイルスDNA、RNAの断片が含まれている。DNAやRNAは不純物として残存していると国もメーカーも主張するが、そのものがアルミ・ナノ粒子と結合して安定化し強力なアジュバント作用を有している可能性が強い。またサーバリックスには、アルミアジュバントのほか、サルモネラ菌の毒素成分（リピッドA）の誘導体である最強のアジュバント（MPL）が含まれている（アルミアジュバントとMPLと組み合わせたアジュバントはAS04と呼ばれている）。

細菌やウイルスのDNAや菌体毒素は、人の体にとっては異物そのものであり排除の対象となり、強い免疫反応・炎症反応を起こす。自分自身のDNAでも、アルミアジュバント注射で組織が傷害され細胞が壊れDNAが断片化すれば異物となり、それを排除するための免疫反応が起きる。このようにして起きる免疫反応が、タンパク成分単独では起こりにくい免疫反応を増強する。

したがって、強い組織傷害を有するものでなければアジュバント作用は有しない、優秀なアジュバントとは毒性が強いものでなければならないのである。

アジュバント病（正式には、アジュバント誘発自己免疫・自己炎症症候群：ASIA）という概念が2011年にシェーンフェルドにより提唱された（文献10）。これまで別個に報告されていたアジュバントによる自己免疫疾患4種類を包含する概念として提唱したものである。

4種類の病気とは、①アルミ粒子を食ったマクロファージが脳組織を含めて全身に炎症反応を起こし重い神経症状を呈するマクロファージ筋膜炎症候群、②湾岸戦争に出兵する前に連続してワクチンを接種された兵士に多発した湾岸戦争症候群、③ワクチン接種後の自己免疫疾患、④豊胸術などに用いられたシリコンによる自己免疫疾患である。

アルミ・ナノ粒子に結合したDNA断片が複数のガーダシル製剤から証明され（文献11）、ガーダシル接種後死亡した少女の脾臓にも証明された（文献12）。国（日本）によるガーダシルの審査情報でもウイルスDNA、RNAが各々pg/mL、μg/mLのレベルで存在することが示されている（極めて小さい単位だが十分に高濃度）。ガーダシルではこうしたアルミ・ナノ粒子と結合して安定化し残存したDNA、RNAの断片が異物として認識され、脳の組織をはじめ全身に炎症反応を起こして、認知症のような精神症状、痛みなど神経症状、運動障害を起こしていると言えよう。

実際、マウスでは注射部位の筋肉には、マウス寿命の4分の1にあたる6か月後にもアルミ粒子が残っていて、炎症反応を起こしている。接種直後には脳組織にナノ粒子はほとんど取り込まれないが、3週間後には少し取り込まれ、6か月まで取り込みが増加することが実験で確認されている（文献13）。

HPVワクチンは強力で、かつ、健康な多数の10代前半の少女に一気に接種したため、その被害が目立っているが、他のワクチンでも、程度の差はあっても同様の被害が起きていないとは限らない。

タミフル

死ななければ関連を否定しないが、死亡例は「無関係」とする国。この考えで100人を超す突然死や30人以上の異常行動死が否定され続けている。

被害者

岡田正子（息子恵眞ちゃんがタミフル服用後数時間で突然死）
薬害タミフル脳症被害者の会会員　被害救済却下に対して提訴

わずか数時間に何が起きたのか？

クリスマス会を楽しんだ夜の発熱

2002年12月27日が金曜日だったことを覚えています。前年までの暖冬と違い、寒い冬となったこの年の、この日、息子が、この世を去りました。

前日の26日は、年賀状に使う家族写真の撮影を淀川の土手でし、私の仕事先でのクリスマス行事に息子（3歳3か月）を連れて行きました。保育園をお休みしてお母さんと一緒に過ごす、ということで息子は朝からウキウキしていました。少し咳をしていましたが、食欲があり元気そうでしたので予定通りに出かけることにし、出張する夫の車で駅まで送ってもらったのです。

午前11時頃、会場に到着。クリスマス会では、保育園とはまた別の雰囲気と新しくできたお友だちとの出会いに興奮気味でした。ここでも食欲はあり、元気そのもので、いろいろな遊びに夢中の様子でした。午後4時頃に終わり、帰り道々、仲良しになった子の話などをしながら、買い物をして帰宅の途についたのですが、その頃から少し元気がないことに気づきました。でも、新しいことに興奮していたのと、いつものお昼寝をしないままでしたので、そのせいかな、さすがに疲れたのかな、と思いました。

帰宅後、夕食をすませて熱を測ると微熱でした。寝かせつけて、息子の傍で用事をしていたのですが、様子を見ると寝返りを打って、なかなか寝つけないようでした。深夜零時頃だったと思います。熱を測ると38度5分ありました。インフルエンザシーズンで、保育園でも流行っていましたので、心配になり、出張先の夫に電話したりしました。それでも午前3時頃には寝つきました。

たった1カプセルのタミフル

27日金曜日、息子は自分で起きてきて着替えも自分でしました。でも熱を測るとまだ38度5分あり、保育園は休ませて受診することにしました。ふだんの私は滅多なことで薬には頼りません。かぜくらいなら暖かくして様子を見ていました。でも、息子はまだインフルエンザにかかったことがなくて、当時、どんな症状になる病気なのかを私自身がちゃんと理解していない、そしてインフルエンザ脳症は怖いと思っていたように思います。そこで、念のためにと受診することにしたのです。

午前11時頃、小児科クリニックを受診し、迅速検査でA型インフルエンザとの診断。息子に気管支炎の症状があるからと、ネオフィリンの点滴がなされ、気管支拡張剤の吸入もしました。点滴中は抱っこで寝ていましたが、終わる頃には起きて、「オシッコ」と自分で歩いてトイレに行き、帰りも看護師さんに「バイバイ」と手を振って帰りました。そのときにタミフルが処方されましたが、この時点では飲んでいません。

午後2時頃に帰宅し、おかゆを食べさせて、食後服用のタミフルドライシロップを飲ませました。先にも述べましたが、ふだんはかぜや発熱くらいだと、温かいものをとらせて、暖かくして寝かせつけて様子を見ていました。でも、初めてのインフルエンザで、心配で、受診し、タミフルを飲ませせました。

息子はなかなか寝ようとしません。26日も、今日も、昼寝をしていませんし、熱もあるのですから、体は休息が必要なはずなのですが、だっこしても、あやしても、ウトウトするだけで寝ません。大好きなアニメ「アンパンマン」を見たいとせがむのでビデオをつけて、私はその場を離れました。

30分後くらいだったと思います。息子はテレビと反対方向（左を下にして）を向いて寝ていました。「寝入ったんだな」と思い、ビデオのスイッチを切り、用事に戻って10分後くらい、息子を見ると、うつ伏せになっていました（**編集部注**）。姿勢を変えようと傍に行くと、すでに顔が違っていました。息子は鼻汁を出し、呼吸は無く、脈もありません。この時点で、たぶん午後3時から3時30分頃と思います。

１１９番し、救急搬送されたのは午後4時30分過ぎ、息子の死が確認されたのは午後5時30分です。帰宅後1時間30分くらい、タミフルを飲んでから1時間後くらいの、一連の出来事でした。

自宅での死亡ということで「異常死」とされ、警察で解剖されることになりました。息子の亡くなったのが12月27日金曜日の夕刻でしたので、監察医がおらず、休み明けまで息子は警察署内に一人で残されることになりました。まだ3歳でした。ひとりでお泊まりしたことはありません。私は警察署の周囲を一晩中、グルグル回りました。けいしんはどこにいるんだろう、ひとりでさみしがっている。警察署の人に、帰宅するように促されましたが、その場を離れることはできません。息子に会えたのは、12月29日でした。

解剖結果はそれから約半年後。「高度の肺水腫が認められたが肺炎はない」「インフルエンザ脳症」という所見でした。

２００２年度より、子ども用タミフルが出たそうで、「救世主」のようにいわれていました。私は、子ども用タミフルが使われることをこの時点では知りませんでした。この年の冬、インフルエンザにかかり、息子と同じように短時間で亡くなった子どもが、息子を含め大阪で

6人いました。

編集部注 このことを副作用判定会議では事務局が「午睡し」と説明し、報告書でも「1時間の昼寝が可能であったことや、その後うつ伏せで寝ていることから、呼吸困難があったとは考えにくく、感染症の急激な悪化とも考えられる」とされている。岡田さんの話のどこに、「1時間の昼寝」が見出せるのだろう？ うつ伏せに眠っていたのではなく、うつ伏せになっていたのが現実の状況である。

また会議では、「インフルエンザ脳症とは考えにくく」と解剖所見を否定しつつ、「剖検で高度の肺浮腫、脳浮腫が認められており、これらの症状が医薬品服用後1時間半で生じるとは考えにくく」と浮腫については認定し、結論は「状況不明により判定不能」である。

真摯に原因を明らかにしてほしい

2005年11月、新聞記事でタミフルによる突然死を知りました。息子のあまりにも急激な死亡は、もしかするとタミフルが原因ではないか、と思って、NPO医薬ビジランスセンターに手紙を出しました。

2006年3月、浜六郎医師に意見書を、タミフルを処方した小児科医に投薬証明書を書いていただいて、医薬品機構へ副作用被害救済の申請をしましたが、2010年2月、「状況が不明であり、判断することができない」と申請却下、不支給との通知でした。判定会議の内容は、肝腎な点が黒のベタ塗りになっていました。

2010年5月、大阪地裁へ提訴し、裁判は進行中です。

先に提訴した家族の東京地裁での判決が今年（2014年）9月にありました。敗訴判決でした。タミフルが原因でなければ、私たち被害者の会の息子や娘、夫は、何が原因で突然の死を迎えなくてはならなかったのでしょう？

東京地裁の判決後、ネットの書き込みで、浜医師のことを詐欺師呼ばわりしているのを知りました。曰く、子どもを突然に失って、その原因をどこかに持って行きたいのはわかる、彼らは犠牲者だ、なんでも副作用と言いたい医師の詐欺にあっているようなものだ——と。私たちは詐欺師にそそのかされて裁判している愚か者なのでしょうか。

タミフルが登場する前にはなかった現象、インフルエンザにかかって、ある薬を飲んで半日も経たない、数時間のうちに亡くなるという現象を、この人たちはなぜ、真摯に考え、検討し、原因を突き止めようとしないのでしょう。あまりに悲しく、情けない思いです。

タミフルが登場する以前の、インフルエンザにかかった後で脳症になった子たちの、その経過は、息子の場合のような急激なものではありません。この違いを、きっちりと見つめ、原因を探ってほしいと、切に願います。

当時のこと、忘れることはないのですが、言葉にし、文字にするのはとても辛い作業で、あの日に戻ってしまうのが恐ろしくて、ここまでを書くのがせいいっぱいです。

被害者

秦野竜子（息子皓平さんが服用後転落死）
薬害タミフル脳症被害者の会代表

息子は、なぜ死んだのか？

タミフル服用からほんの数時間の出来事

息子は、２００５年2月5日にタミフルを服用後、異常行動により自宅マンションの9階から転落死しました。当時、中学2年生（14歳）です。野球部に所属し地元の野球チームにも参加している活発な子でした。亡くなる前日2月4日（金）の夕方、まだ職場にいた私の携帯電話に「熱っぽくて風邪を引いたみたいだから塾を休む」と、学校から帰宅した息子から連絡が入りました。

急いで帰宅すると、レトルトのカレーを自分で温めてすでに食事を済ませ、ベッドに入り眠っていました。その時38度の熱がありましたが、午後7時を過ぎていたので医者には行かず、そのまま休ませました。

翌朝2月5日（土）熱は39度になっていましたのでそのまま寝かせ、午前11時過ぎに起こして11時30分頃に内科医院を受診しました。

簡易キットでインフルエンザA型と診断され院外薬局にてタミフルカプセル4日分を受け取りました。この時、薬剤師さんは「朝、夜1回ずつの服用ですが、もうお昼過ぎなので、昼、夜の食後でもいいですよ。」と言いました。

自宅へ戻ったのは正午を30分ほど過ぎていましたが、息子は具合が悪く、昼食もとらずリビング横で寝ていました。この時は、とにかく頭が痛く、ガンガンすると言ってとても辛そうでした。しかし、何も服用しないまま寝て、何度か汗をかき、パジャマや下着を2回着替えました。午後4時頃、熱は37度5分に下がっており、おかゆを食べると言ったので食べさせ、おかわりもし、ここで最初のタミフル1カプセルを飲ませました。中途半端な時間でしたが、食事をとったので飲ませたほうがよいと思ったのです。

解熱して楽になっていたのか、息子は姉と一緒にリビングで音楽DVDを見ていました。「今日は、部活が休みで、野球部の仲間とボウリングに行く約束してたのにな～」などと、インフルエンザにかかったことをとても残念がっていました。

テレビを見ていては体が休まらないと思い、玄関横の自室でしっかり休むように言い、午後5時30分くらいからカーテンを閉め部屋を暗くしてベッドで休ませました。

その後、私は娘とリビングでテレビを見ていましたが、2人ともうとうとと寝てしまい、午後6時過ぎに玄関扉の「ヒュ～」という閉まる音が聞こえたようなので目が覚めた私は、ベランダへ出て洗濯物を取り入れました。そして、息子の様子を見に行くとベッドは空で、トイレなのか、起きてきてまた和室にいるのかなどと思いながら家の中を探しました。しかしどこにも見つからず、もう一度玄関を見に行くと、息子のサンダルはそのままで、玄関のドアは閉まりきってない状態でした。おかしく思いドアを開けると同じ9階のエレベーター寄りのお宅の前で、そこの家の人と8階の人が何か相談するように話をしていました。声をかけると「誰かが一階の駐車場に転落して、9階の住人で看護師の人が、救急車が到着するまで何かすることはないか聞きに来た」と言いました。

「うちの皓平がいないんだけど、まさか…」と言いながら通路の手すりから下を覗くと黒い服の男性が横たわっていました。急いで1階駐車場へ行くと、そこに横たわっていたのは息子の皓平でした。

涙も出ない夜を過ごして

濃紺のフリースのジャージを着た息子は、仰向けになり顔は鼻のあたりが打ったように腫れていました。目は閉じ何も言わずにじっと横たわっていました。誰かが毛布を掛けてくれていました。呆然としながらも、私は小さな声でひたすら「皓平、皓平!」と呼んでいたと思います。

しばらくして救急車が到着し、救急隊の人が息子を担架に乗せようとして、「こっちに移るよ」と声をかけたとき、足を動かして自分で移ろうとする動作をし、救急隊の人が「大丈夫、こっちでやるから動かなくていいよ」と声をかけてくれました。この時、この子は意識があるのだと思いました。

息子と2人救急車に乗り、豊田刈谷総合病院に向かいました。いつも通る道なのになかなかたどり着かない遠い、遠い、道のりでした。

病院に着き、やっと治療をしてもらえるとほっとしたのを覚えています。担当の医師に状況を聞かれ、インフルエンザで休んでいたことを伝えました。途中、医師に呼ばれ頭部の写真を見せられ、頭にはひどい損傷はなく、腰を強打していて出血がひどいことを教えてもらいました。この時、頭の損傷が少ないなら何とか命はあるのではないかと微かな望みを抱きました。


しばらくすると別の階へ移動しましたが、どこをどう通ったのかもわからず、そんな時、担任、校長、学年主任の先生方が駆けつけてくださいました。新たな処置室の前に待合室がありベンチの下に膝をつき座面に頭をつけ祈る思いでいました。助かったら、ＩＣＵとかで「何で9階から落ちたの?」って、聞こうねって娘と話しました。麻痺が残って一生体が動かなくても生きててほしいねって話しました。

この時の緊張感は今までで比較することが出来ないほどのものでした。口の中が渇き、こんな時に不謹慎かと思いましたが、娘に自販機で冷たいお茶を買ってきてもらい、それをどれだけ飲んでも渇きがおさまらない、とてもとても苦しい時間でした。

そしてついに処置室に全員呼ばれ、もう手をつくしたが助からないと告げられ、全員が「皓平！」と叫ぶ中、息を引き取りました。午後11時5分でした。

助かると思っていたのでしばらくは泣けもせず、ただぼ～っとしていて学校の先生方に両脇をかかえられて退室したことくらいしか覚えてません。

その後、先生方や家族3人が別々のベンチに座らせられて、息子がどんな子だったか、当日、前日までの様子、いじめにあってなかったか、などの質問を警察から受けました。転落死ですので、いじめなど自殺を考えるしか警察も聞きようがなかったのかもしれません。

深夜に家へ帰ってからも、警察から数人いらっしゃって、息子の部屋を見たり、当日飲んだタミフルカプセルを1つ持って行かれました。この時でさえ私たちは息子が飲んだ「薬」が「タミフル」という名前であることも知りませんでした。お恥ずかしいことですが、その頃までは、薬害などには全く知識もなく、どちらかというと病気になればすぐにお医者さんに行って「薬」をいただくか、注射や点滴でもしていただいたら即、効いて楽になれると思っていました。

ですから、死亡したこの時点でも「薬」が原因だとは思っておらず、いったい何が原因でこの高い9階から転落したのかと苦しみました。

息子の横でひと晩添い寝をしました。腫れた顔に何度も触って「痛かったよね、どうして家から出ていったの？」と話しかけました。ふうっ、と目を覚ましてくれないかな…ゆっくり寝たら、翌朝息子が「お母さん、起きて！」って私の体をゆすってくれないかな…苦しい辛い一晩でした。

タミフルが原因では？

通夜は、エレベーターから降りれず階段で下の会場まで溢れるほどの多くの方々が息子に会いに来てくれました。同級生たちは棺の回りから離れず、泣き崩れて立ち上がれない男の子もいました。亡くなってみて、友だちいっぱいの自慢の息子だったのだなと改めて思いました。そして、この子たちをこんなに悲しませて本当に申し訳ないと思いました。

葬儀も済みご近所に御礼を言いに回っていたら、あるお宅で「皓平君タミフル飲んだんじゃない？」と聞かれました。この方は、インフルエンザでタミフルを服用して立ち上がれないほど辛い思いをした、と教えてくれました。さっそく家に戻り、残っていた「薬」を確認すると「タミフルカプセル75」でした。

そして、息子の友人のお母さんと一緒にパソコンでタミフルについて検索していたら、厚生労働省のホームページに、「タミフルを飲んで2階の窓から飛び降りそうになっている少女をお母さんが抱きとめた」という報告がありました。これは息子の転落死の原因につながらないかと思い、いろいろ検索していて見つけた「カンガエルーネット」（子供の病気や薬について相談しあうサイト）に、「息子の死はタミフルではないか？」と投稿してみました。

死亡から約2週間が経った2月20日のことです。

薬害を訴えている団体の方など多くの方から声をかけていただき、大阪のNPO医薬ビジランスセンターの浜六郎医師と連絡が取れ、「これは、タミフルの副作用だから独立行政法人医薬品医療機器総合機構へ被害救済申請をするべきだ」とのアドバイスを受けました。

浜医師の意見書を添え2005年6月に申請しました。

判定不能により不支給

受理から1年が経ち2006年7月に届いた通知は、タミフル服用から転落までの状況が不明なので、「判定不能により不支給」でした。

この時点で、同じようにタミフル服用後に死亡し、副作用被害の申請をしていた4家族のもとにも通知が届きました。異常行動により屋外へ飛び出し、国道でトラックにはねられ死亡した高校生には、当日服用したタミフルではなく前日服用のシンメトレルの副作用ということで救済決定があり、他2家族の突然死にはタミフルの副作用とは認められないということでの不支給決定でした。

タミフル以外に転落に結びつく状況や原因がないために申請したにもかかわらず、タミフル以外の状況証拠を調査されるでもなく1年間放置され、不支給というのはとても納得いくものではなく、即、翌8月に審査不服申し立てをし、どのような審議がなされたのかを知るために、同年12月、保有個人情報開示請求をしました。

情報開示請求から提訴まで

開示された文章が届き、点検すると、「誰が」「どのように」意見を述べたのか、という肝腎な箇所は黒塗りされていました。親である私たちは、息子の死についてどのように審議されたのか知りたいだけなのに、審議した人たちや行政の立場を守るためだけに法律を使い、受け取った者が納得いかない書類を堂々と送りつけられ、一般市民がいかに弱い立場なのかを痛感しました。

審議委員に選出されるという立場の人ならば、黒塗りによって守られて発言するのではなく、公表されても自らの意見に自信をもって発言し、家族の死について遺族が納得できるような説明をしたいと本心から望む人であってほしい。

しかし、残念ながらそうではなく、機構に申請してからの1年間、息子に関する情報収集など一切せずに放置し、審査不服を申し立てると、厚生労働省の意見陳述時の記録の不備という国の事情で何度も書類の出し直しをさせられ、最終の棄却裁決まで3年以上費やしました。故意に遺族のエネルギーを消耗させているのではないかと思いました。

なぜ、そこまでタミフルと製薬企業は守られて、私たち市民の安全は蔑ろにされるのか？日本は世界中でタミフルの消費量が7割、小児用のタミフルは8割を超えている話や、日本はインフルエンザのパンデミックに備えて沢山のタミフルを国が備蓄している話が聞こえてきました。この様な事情があるから、タミフルが死に至る異常行動などの副作用があると認めてしまったら、国は国民からどんなにか非難されるかと思います。ここに、想像してもいなかった日本の産官学の成り立ちを知り、とても大きな恐怖を感じました。

この様な過程があり、私たち、副作用被害救済申請の棄却を受けた被害者、遺族は２０１０年10月から順次、「不支給決定の取り消し」を願い提訴しました。

提訴するまでにも、私たちは、厚労省へ出向き、何度もタミフルの危険性を訴える要望書を提出してきました。また、薬害根絶デーなどのイベントに参加し、タミフルの副作用を訴えるビラ配りも行ないました。それと同時に厚労省もタミフルの副作用の調査研究班を作り随時報告がありました。しかし、未だに国の意見は変わりません。

さらに被害者が出て、ようやく10歳代に禁止

そんな中、２００７年2月に、愛知県と宮城県で1人ずつ、新たにタミフル服用後、中学生がマンションから転落死するという事故がありました。そして、やっと、翌3月に、厚労省は慌てて深夜の記者会見を行ない、「原則10歳代のタミフル使用禁止」という緊急安全性情報という名の危険性情報を出しました。

この時の被害者家族（遺族）は、タミフルの副作用で異常行動があることは新聞報道などで知っていたけれど、国が副作用と認めていないので大丈夫だと思って服用させた、と言っています。それ以前に亡くなった子どもたちとその家族・遺族が被害救済の申請をした時点で国がタミフルの副作用を認め、広く警告していたら、この２人の中学生の命は救われてい

ます。表に現れている被害者は氷山の一角です。医師の処方による死亡しか報道されていませんが、兄に処方されていたタミフルを家族内感染したのかな、と服用した弟がマンションから飛び降りて死亡したというケースが、私たちの会に寄せられています。しかし、医師の処方薬剤ではないので、医薬品機構へ副作用被害申請すらできないのです。

厚労省もタミフルを服用することが危険であると認めた会見をしたにもかかわらず、新型インフルエンザが流行した年には、「パンデミックになり、日本では6万人もの死者が出る」と恐怖を煽りました。6万人どころか、例年よりも少ない198人でした。すると、被害が少なかったのはタミフルを服用したからだ、とされて、恐怖を煽りながら、いつのまにか「原則10歳代使用禁止」も全く無視して10代にもタミフルを使い、予防にも使うという恐ろしい状況になっていました。

この頃は、薬害タミフル脳症被害者の会のホームページに沢山の方から被害の報告がありました。

話をすり替える国と専門家

私たちが被害を訴え、国もようやく危険性を発信したのに、パンデミック騒ぎを契機にタミフルの副作用については触れなくなり、挙句の果てには、インフルエンザ自体に異常行動を起こす心配がある、と話をすり替えようとし始めました。それが、「タミフル服用、非服用にかかわらず、インフルエンザにかかったら異常行動があるかもしれないので親御さんは目を離さないで！」という言葉です。

私は聞きたいのですが、タミフル発売以前にインフルエンザについて勉強された医療専門家の方々は、「インフルエンザは、服用後数時間以内に異常行動を起こして事故死したり、呼吸が止まって死亡するようなことが起きる病気だ」と教わりましたか？

また、現在医学・薬学などを勉強中の方々も、子どもの頃、「異常行動で死んだらいけないから気をつけなさい」と大人たちに言われたことがありましたか？

医療者でさえ、とんでもなく、国にとって都合のよい情報に振り回されていると情けなくなりました。冷静に考えれば、この情報はおかしいと思えるものなのに、なぜか、タミフルだけは守られ続けるのです。

高すぎるハードル

医薬品副作用救済制度とは、過去にスモンという神経障害を起こした整腸剤キノホルムによる薬害の被害者の方たちが、長くて辛い裁判の末にやっと救済されるという理不尽な思いをしなくても被害者は救済されるべきだという反省から作られた制度だと聞いています。ですから、今回のタミフルの被害救済申請でも、先に述べたような事実と意見書をもって申請すれば、他の薬剤ならばとうに救済されているのではないでしょうか。にもかかわらず、私たちタミフルの被害者は真っ向から国に戦いを挑まれています。医療に強い弁護士さんも「タミフルに関しては、ハードルが高すぎる」とおっしゃっています。

息子が死亡する前年の2004年6月、厚労省のホームページにあった「タミフル服用後に2階から飛び降りようとした少女をお母さんが抱きとめた。」という報告を受けて、タミフルの添付文書の重大な副作用欄で「精神神経症状（意識障害、異常行動、譫妄、幻覚、妄想、痙攣）があることがあるので、異常行動が認められた場合には投薬を中止し、観察を十分に行い、症状に応じて適切な処置を行う事」と、追記されています。

国は「タミフルの異常行動」を認めているのに、翌年2月に起きた息子の場合は、「親がそのとき見ていなかったから状況が分からない」として、異常行動であると認めないという論理なのです。

異常行動を私が見ていたら何としても止めていて、息子を死なせなかったはずです。提訴している他の家族の場合も、転落死したその場に誰も居合わせなかったので「状況不明」として被害救済申請が却下されています。

もし、国がタミフルの副作用を本気で信じていないのなら、不支給通知を家族に送ってくる前に1年間も放置せず、当時の状況を調べに1人くらい来てもよいと思いますし、副作用による異常行動ではない状況証拠を示すべきです。

私たち被害者側に非常に不利なことは、被害であることを被害者側（原告）が証明しなくてはならないことです。加害者（被告）は、タミフルによる被害ではないことを証明する必要はないという現在の制度は欠陥があると思います。

添付文書に「異常行動」の文字があり、息子の行動と死は、どう考えてもタミフルの副作用と思えるのに、否定ばかりされ、辛くて苦しいです。国の今までの対応からすると、裁判の結果も、間違いを正しい事としてしまう巧みな話術やパンデミックを煽ったようにマスコミを上手に利用して一般の人たちを上手に洗脳してしまうやり方と同じように潰されてしまわないかと、とても不安になります。

息子の死を無駄にしないために

時が過ぎ、世間の人々の記憶からタミフルによる異常行動のことは薄れてきています。実際にタミフルの異常行動などの副作用を全く知らない人もいて、タミフル服用後にお子さんの様子がおかしくなり会のホームページ（http://www.tamiflu89.sakura.ne.jp）を見て、このような副作用があったことに初めて気づいたという投稿がいまだにたくさんあります。

私たちの裁判を通して、しっかりとタミフルの副作用が認められ添付文書に詳しく症状が追記され、医療の現場の方々自身が処方を控え（ほんとうは処方してほしくないし、販売を中止してほしいですが）、医療の方々の口から患者やその家族に注意をしていただかなければいけないと思っています。

この様な悔しい思いを沢山して、裁判に臨みましたが、２０１０年10月の提訴から4年目の今、7月に最後の証人尋問と意見陳述を迎え、やっと判決を待つ時期が来ました。

タミフルに中枢抑制作用があるという動物実験、脳に移行するという画像、呼吸抑制に関する論文や、疫学的にタミフルの服用が非服用より異常行動の発生率が高いという調査結果や意見書などを証拠として提出しました。それに対して被告の医薬品機構から反対意見の書面が出され、被告の準備書面に対しても原告の被害者からの反対意見の書面が出されてと、幾度となく意見のやり取りが行われました。

ここにきて、たいへん心強い追い風があります。コクラン共同計画という世界的な医学研究団体のノイラミニダーゼ阻害剤検討チームが、システマティックレビューをし、国への承認申請に用いられたタミフルの臨床試験を解析した結果で、治療に使っても、予防に使っても、精神症状が統計学的に有意に大きくなったと言う結論を出しました。

あとは、裁判官に判断していただくだけです。どちらの意見も熟読され、判断して頂きたいと思っています。

息子が亡くなって9年が過ぎました。10年を迎える前にタミフルの副作用として認められることを切に願います。そして、あいまいなままでなくタミフルの使用にあたっては、死を招く副作用があるという事が周知されていけばと思い、亡くなった息子に毎日手を合わせ、真実により判決されますようにと祈っています。

専門家

津田敏秀（岡山大学大学院環境生命科学研究科）
疫学、環境医学を専攻

タミフルの異常行動は予見可能だった

科学の営み

「科学とは何ですか?説明してください」と尋ねられて、答えることができる人に出会うことはあまりない。これが日本では、自然科学研究者においてすら答えることができる人に出会いにくいのだから、事態は深刻である。

科学の営みは、具体的には自然（この場合、人間も自然の一部）を観察した結果をデータ化し、そのデータが統計学を用いて分析され、理論の言葉を用いた定量的一般法則を導くというように行われる。私たちが最もなじみが深い定量的一般法則の指標は、平均値（算術平均）、中央値、最頻値である。

本稿では、オッズ比、リスク比などが、因果関係による影響の程度を知るための定量的一般法則の指標を後に紹介する。統計学が「科学の文法」と呼ばれるゆえんである。これが一般に原著論文と言われる科学論文として書きあらわされる。そして導かれた定量的一般法則は、観察対象に当てはめられて、様々な応用や判断に利用される。当てはめる際に、元々の観察対象と同じような対象であれば、例えば、人から得たデータから導出された一般法則であれば、人に対して当てはめると、それだけ直接役に立つことが期待できる。そしてまたこの一般法則に基づいて観察データが集められ、そのデータ分析に基づいて定量的一般法則が補強されたり修正されたりする。

このような科学の営みを**図1**で示した。科学の営みが、観察データの側（図1の左側）と一般法則の側（図1の右側）との間で、キャッチボールのように情報が交わされているのが分かっていただけるだろうか。

図の左側は、個々の現象がバラバラに起こっ

図1：科学の営みの基本構造

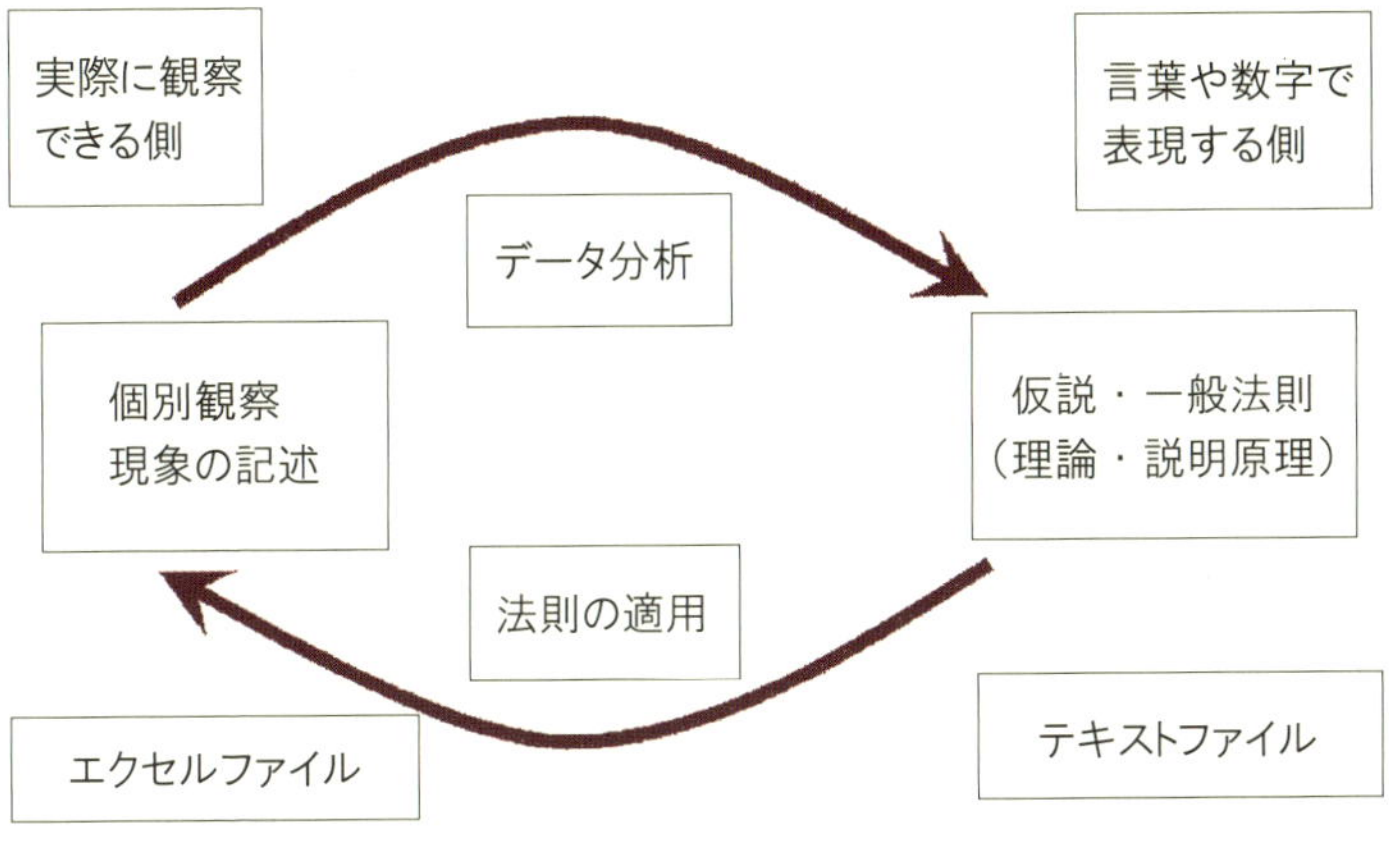

ているのをそのままデータとしてマイクロソフトエクセルのような表計算ソフトに記述されている。一方、図の右側ではそれらのデータが溶け合って一般法則となり個々の現象との対応を失っている。しかし言うまでもなく、この一般法則が役に立つのは、右側の個々の現象から導かれているからである。現実の現象に対しては、この左側と右側の世界を整理し、そしてデータ分析結果を読み解いて対処していかなければ、どうしても的外れな対応になってしまう。

ちなみに薬害問題のような人を対象とした因果関係が問題になる際には、定量的一般法則を論じる時に用いる理論の言葉として、オッズ比（文末に解説）、発生率比（文末に解説）、リスク比（文末に解説）などを挙げることができる。以下に示す横田報告書では、これがハザード比（文末に解説）もしくはリスク比であり、廣田報告書ではオッズ比である。これらの比を用いた指標は、有害物質に曝されない人に比べて曝された人においては「○○倍」病気や障害が発生するということを示すものである。

そして、右側の定量的一般法則の世界では、個々のデータとの対応がない代わりに、確率分布が想定されて論じられる。確率分布を最も簡便に表現するのは、点推定値（文末に解説）と区間推定値（文末に解説）である。例えば、オッズ比では、オッズ比そのものである点推定値と、区間推定値であるオッズ比の95％信頼区間（文末に解説）を用いてこれを表現する。この3つの数字を用いることにより、目には見えない因果関係の影響を示すオッズ比が分布しているあたりのだいたい95％を把握できることになる。そして95％なら、ほとんどを把握していると言えそうだ。

もちろんこのレベルは任意なので、90％信頼区間で示している論文もよく見かける。その時は信頼区間の幅は少し狭まることになる。

図2のように、この95％信頼区間の中に、因果関係による影響がない値である「オッズ比＝1」が含まれない時、特に有害影響の場合には95％信頼区間の下限が「オッズ比＝1」が小さい場合には、統計的有意にオッズ比が上昇している。俗に言う「有害影響があり、それは統計的有意差があった」という言い方になるのである。科学的判断とは、言い換えると、定量的一般法則の確率分布を意識し、その大部分を把握して判断するということである。

以上を踏まえて、タミフルの話に入ろう。

タミフルと異常行動に関するデータ

タミフルの添付文書（どの医薬品にも付いている使用説明書きのようなもの）には、重大な副作用の項目として、精神・

図2：確率分布と95% 信頼区間およびオッズ比＝1（帰無値）

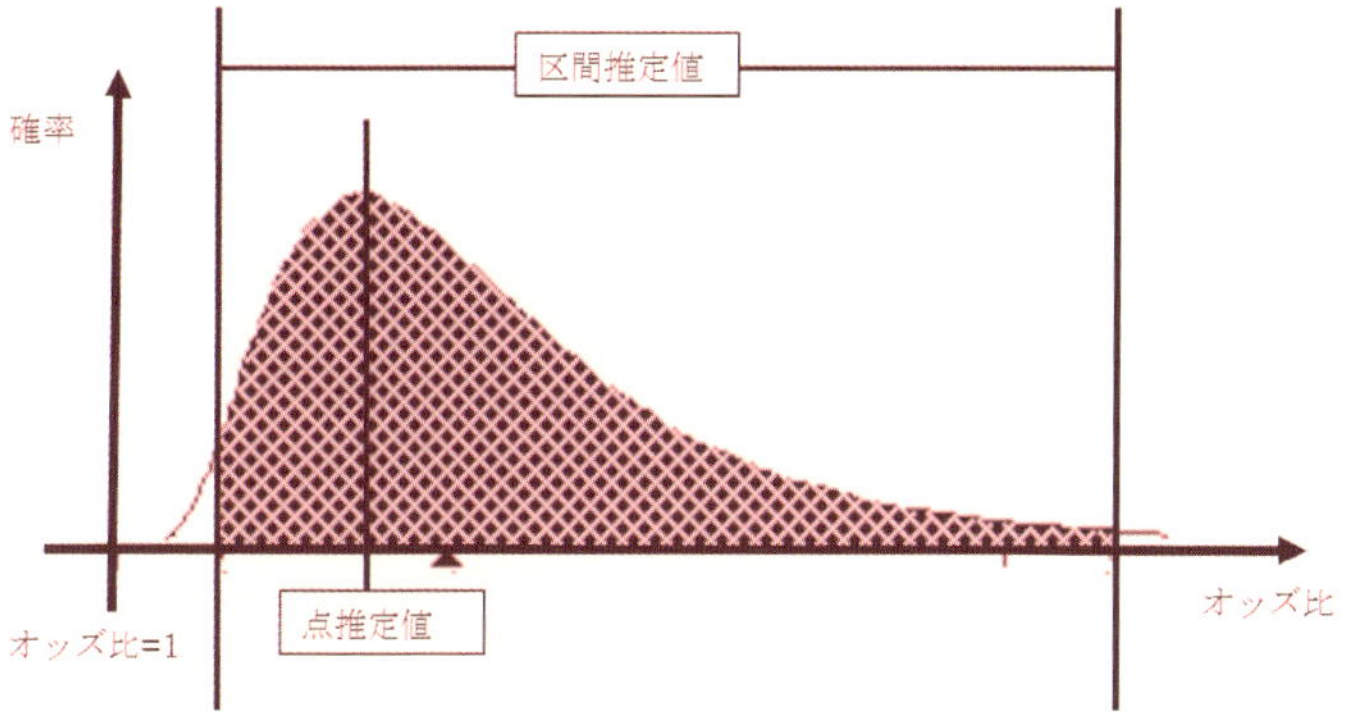

神経症状として、頻度不明としながらも、「意識障害、異常行動、譫妄、幻覚、妄想、痙攣等があらわれることがある」と書いてある。しかし、タミフルにおいて異常行動をその副作用として、厚生労働省は未だに認めていない。つまり、副作用の可能性を認めていながら、被害救済のための判断としては、「因果関係を認めない」となっており、ダブル・スタンダードとなっている点が、いまだに曖昧にされている。

さて、抗ウイルス剤のタミフルが認可され２００１年に流通が始まって以降、しばらく経ってから、タミフルを服用したインフルエンザ患者において、飛び降りて死亡するような異常行動が起こりうるのかどうかが話題になってきた。

２００６年10月末、横浜市立大学小児科教授・横田俊平氏（その後、日本小児科学会会長になった）を中心とする厚生労働省の研究班は、タミフルと異常言動との関連性は有意差を認めなかったと発表した（厚生労働科学研究費補助金 平成17年度分担研究報告書「インフルエンザに伴う随伴症状の発現状況に関する調査研究」、以下「横田報告書」と呼ぶ）。これを受けて、その後、当時の柳澤厚生労働大臣をはじめ厚生労働省は、タミフルと異常行動との因果関係はないという立場を貫く。しかしこれは、いつの間にかトーンダウンしてその後、「因果関係は不明」となるが、現在もなお、国が因果関係を認めていないことは、タミフルに関しては、副作用被害補償の対象としていないことからも分かる。

この横田報告書は、異常行動が起こった時刻に関して、一日を、朝、昼、夜に３つに分けてデータを収集している。ところが、タミフルは一日２回服用するようにされている薬（つまり12時間程度で有効レベル以下に血中濃度が下がってしまうことを意味する）なのに、6時間から12時間毎のデータを分析したり考察したりしていないのである。これは横田報告書の表紙に書いてある「研究内容の要旨」においても、詳しく書いてある「C. 結果」の部分でも読み取られていない。横田報告書は、1週間全部を含めた分析を示して有意差がなかったとしているのだ。

しかし、分析結果が示された表（横田報告書の資料 4-7 ①、資料 4-15 ①から 4-15 ④）を見ると、1日目（第1病日）の昼（正午から午後6時）に、「異常行動」、「おびえ・恐怖」、「幻視幻覚」、「突然大声・うわごと」、「怒り出す」において、極めて明瞭な統計的有意差が現れていたのである。

リスク比と95％信頼区間でそれを示してみよう（**表1**）。6～12時間程度の短い時間間隔で分析すると分析結果は、極めて明瞭な有意差を示し、その影響の程度も非常にはっきりしている。これらは横田報告書に基づいて分析した複数の研究者により示されている（浜 2006、Yorifuji 2009a）。これらのデータを見て、インフルエンザ患者におけるタミフルと異常行動に因果関係がないと言う専門家はいないであろう。念を押すが、これは横田報告書

表1：タミフルを服用した患者の発熱服用後第1日目の昼間（正午から午後6時）における異常行動のリスク比

	前・未治療群の発症割合	治療された群の発症割合	リスク比（95% 信頼区間）
異常行動（%）	10 / 2185 (0.5)	6 / 329 (1.8)	4.0 (1.3 – 12.2)
おびえ・恐怖（%）	7 / 1895 (0.4)	6 / 311 (1.9)	5.2 (1.8 – 15.4)
幻視幻覚（%）	1 / 1902 (0.1)	2 / 315 (0.6)	12.1 (1.1 – 132.8)
突然大声・うわごと（%）	11 / 1899 (0.6)	7 / 312 (2.2)	3.9 (1.5 – 9.9)
怒り出す（%）§	10 / 1896 (0.5)	6 / 309 (1.9)	3.7 (1.4 – 10.1)

に記されているデータに基づいて述べているのだ。因果関係がないと言った厚生労働省関係者は、横田報告書の表紙は見ても、その後を読んでいないのである。

1週間全部を含めた分析結果を取り上げるのは、データ解釈としては基本的なミスである。有効血中濃度に関係のない広い時間範囲までを含めると、影響があったとしてもそれは薄まり、有意差も出にくくなる。しかも6～12時間毎の短い時間間隔のデータを集めていないのならまだしも、この研究報告書では集めて分析までしているのに、そちらの方の明瞭な有意差に関してはコメントしていないのである。

データを素直に読めば、因果関係があると読むのが普通だったので、このような事実がある以上、因果関係を口の上で否定しても、タミフル投与が続く限り、タミフル投与に制限を加えるなどの何らかの措置をしないと、現実の状況に対応できるわけがないと、当時、横田報告書発表時点で簡単に予想できた。

そしてその予想通り、タミフル投与後の異常行動の報告が相次ぎ、翌2007年3月21日、厚生労働省は因果関係否定のままとはいえ、添付文書の警告欄に「10歳以上の未成年の患者に、原則として使用を差し控えること」を書き加え、医療関係者に緊急安全性情報を出して注意喚起するよう指示したと発表せざるを得なくなった。そして、この日を境に異常行動の患者が激減したことも報じられた。

その後

２００７年5月に東京大学で開かれた日本薬剤疫学会主催の特別シンポジウム「インフルエンザ罹患後の異常行動と薬剤疫学」と題するシンポジウムでは、横田教授自身も参加する中で、横田報告書の中にはっきりとした増加があり有意差のあることが明確に書かれていることが2人のシンポジストから指摘された。

ところが、当の横浜市立大学小児科教授の横田教授は、この横田報告書の目的は、そもそもタミフルと異常行動の因果関係を調べるものでなかったと言い訳をした。横田教授はこう述べることにより、はっきりとした明瞭なデータを、まるでなかったかのように無効にする取り扱いにしたのである。

そして、横田教授はタミフルの副作用を調べる研究班には、今後、大脳辺縁系の研究者を神経内科の分野から付け加えるつもりだ、と問題を先送りにする意味の発言をした。大脳辺縁系（大脳の横の奥の方の内側にめくれたところあたり）に注目するのは、ここが異常行動を起こすと言われているかららしい。

この言い方は、『医学的根拠とは何か』（津田敏秀著、岩波新書）で示したメカニズム派（文末に解説）の論理により結論が無用に先送りにされた典型例だろう。

薬の副作用の判断をする際に、その副作用が生じた臓器の専門家を入れないと判断できないという必要など全くない。つまり、副作用の判断（因果判断）についての基本的知識を知らないデータも読めない横田氏は、薬の副作用の検討をするのに相応しい人物ではなかったのである。こういう人が、国の研究班の班長をしているのだから、薬害が繰り返されて当たり前と言えば当たり前とも言える。

タミフル研究班に限らず、例えばエイズ研究班も同様だったが、薬の副作用をどのように行政当局が知り、それをどのように対策に繋げるのかを、彼らは具体的には全く知らないのだ。食品衛生法にはこのようなことが法制義務化されているが、薬事法には義務化されていないので行政もあまり知らない。

さらに、その後、厚生労働省がタミフルと異常行動との因果関係が分からないとした報告書が出た。大阪市立大学の廣田教授の研究報告書（以下、廣田報告書）である。

しかし、この廣田報告書に関しては、２００８年末の日本臨床薬理学会のシンポジウム会場で、満場一致でその分析方法が間違っていることが確認された。シンポジウム会場では、むしろ、このあまりに明白な誤りに関して、誰が厚生労働省にこの誤りを伝えるのかという点ばかりを議論していた。こんな重要で明らかなことが日本では全く伝わっていないのだ。この非常に基本的な間違いを指摘して国際誌に投稿したところ、国レベルでの大間違いの珍しさも手伝ったのか、すぐに掲載された（Yorifuji 2009b）。

なお、新型インフルエンザでも、タミフルは盛んに使われたが、調査は全く行われていない。死に至るほどの異常行動の報告もあるらしいのだが。

人のデータを扱う科学が人の健康を扱う省庁に知られていない

タミフルの副作用の問題は、後で説明するように、日本の薬事法の問題でもある。薬の市販後に副作用が問題になっても、その薬の調査が日本では義務づけられていない。行政は調査しても良いし、調査しなくてもよいのである。

そして『医学的根拠とは何か』で示したように日本の医学部・薬学部・国の研究機関には、このような調査が行える研究者がほとんどおらず、研究もあまり行われていない。実際には、市販後薬剤調査と呼ばれているこの種の調査は、製薬企業に任されている。

第三者で調査が行われないので、結果的に、薬の副作用が何か大きな問題になった時に、判断する材料が非常に乏しくなる。さらに、医学研究者の多くは専門領域の薬に関しては利益相反にひっかかるので、タミフル問題のように調査する関係者がいなくなって総崩れになる危険性もある。

経済理論を知らない財務省や経済産業省、物理理論を知らない国土交通省なら、国民は怖くて仕方がないだろう。

現場のデータから得られた一般法則や理論の現場での生かし方を知らない、つまりデータを読んで判断することができないので、人における科学データを政策に生かせてないのが、現代日本の厚生労働省と環境省環境保健部なのである。市民だけでなく、官僚の再教育、大学院教育が喫緊の課題になっていることを、薬害問題は示している。

よく耳にする謀略説、すなわち製薬企業の圧力の下に官僚などの政策決定者たちが知っていても知らないふりをしているという説が存在するという可能性以前に、日本では実はこの問題が21世紀に入ってからも全く解決されないまま、国際社会から取り残され、長年、経過している。

このままでは、ＥＢＭワーキンググループが１９９２年の論文で冒頭に指摘した「直感、系統的でない臨床経験」（『医学的根拠とは何か』においては「直感派」と表現した）や「病態生理学的合理付け」（同書では「メカニズム派」として表現した）による旧態依然とした非科学的判断が続き、そして不必要に著しく被害が拡大する薬害事件は繰り返されるであろう。

科学報道に求められるもの

最後に、報道のあり方に触れておきたい。単に科学、あるいは科学的根拠というと、必ず、その概念や観察記録を記した文章かデータが存在していなければならないと考えるべきだ。論文でも報告書でもよい。そして報告書の名前だけでなく、「この部分」「この表のこの数字」を確認すべきである。確認がないと、口から出任せ、思いつき、噂話や陰口の場合までも、科学的根拠がある情報と同列に扱ってしまうことにつながる。そして、人間に関することでは科学的根拠の確認は疫学データの確認である。

なお報道は、科学的根拠に基づいて正確であることを大事にすることはもちろんだが、安心を伝える報道も、そして気象庁が行なっているような危険を伝える警告的報道もあり得る。薬剤でいうならば、イレッサは「夢の新薬」という報道だった。タミフルは、科学的根拠が不明瞭なままインフルエンザを予防するかのように紹介されてきた。効果に関する事柄は「可能性」の段階でも報道されるが、害や副作用に関しては「厳密な科学的根拠」がないと躊躇しているように見受けられる。人々は、効果や良いことに関する報道は割り引いて読んだほうがいいかもしれない。

《用語解説》

リスク比｛a／（a＋c）｝／｛b／（b＋d）｝で算出する相対指標。原因曝露がなかった人々に比べて曝露があった人々に何倍病気が多発したのかを推定する定量的一般法則の指標。

オッズ比｛a／c｝／｛b／d｝で算出する相対指標。原因曝露がなかった人々に比べて曝露があった人々に何倍病気が多発したのかを推定する定量的一般法則の指標。

発生率比｛a／Ta｝／｛b／Tb｝で算出する相対指標。原因曝露がなかった人々に比べて曝露があった人々に何倍病気が多発したのかを推定する定量的一般法則の指標。

ハザード比　発生率は、人間ひとり単位で推定しているが、これを連続量で推定したときにハザードと呼ばれる。ハザード比はその比で、曝露がなかった人々に比べて曝露があった人々に何倍病気が多発したのかを推定する定量的一般指標。多くの曝露を考慮してハザード比を推定する方法論の一つで、コックスというイギ

表2：リスク比、オッズ比の2×2表

	曝露があった	曝露がなかった
病気になった	a人	b人
病気にならない	c人	d人
	a+c　人	b+d　人

表3：発生比率の2×2表

	曝露があった	曝露がなかった
病気になった	a人	b人
病気でない時間の合計	Ta人	Tb人

リスの数学者が1970年代に開発した比例ハザードモデルにより推定される話として、よく知られている。解釈は、発生率比と同じと考えてよい。

点推定値 推定をある一点の値を代表値にして示される定量的一般指標の推定値。確率分布を想定して考えると、0%信頼区間。図2を参照。リスク比やオッズ比などの説明で示した式で算出した値が点推定値。

区間推定値 推定を確率分布に占める、点推定値を中心にした確率を任意の割合で把握する定量的指標の推定値の範囲を占める推定値。下限値と上限値で示される。有害影響を推定するリスク比やオッズ比などの比の指標の場合、1である帰無値を含まないときに、統計的に有意な有害影響があったと表現される。

95%頼区間 区間推定値のうち、確率分布の全体の95%を把握する区間推定値。図2参照。

メカニズム派 19世紀半ばのフランスの生理学者、クロード・ベルナールが始めた実験動物や細胞、細菌、分子や遺伝子を観察対象とした実験医学を通じて把握された生体の仕組みや構造、機能から人体機能や因果関係などを推論することにより科学的医学研究を追究しようとする考え方の医学研究者たち。いわゆる病態生理学的合理付けを行う医学研究者たちのこと。疫学的素養がなければ、しばしば要素還元主義的なミクロのメカニズム論に陥る。そうなると、人間ひとり1人のレベルでの判断では、実験結果の外挿となり、人間レベルでは、時に直感に頼ることになる。

専門家

浜六郎（内科医、NPO医薬ビジランスセンター代表）
公衆衛生学、医薬品評価を専門とする

突然死や異常行動を起こす証拠のかずかず

はじめに

２０１４年９月18日(木)、東京地裁で原告敗訴の判決がありました。タミフル服用後に亡くなった子の遺族が、副作用被害の救済申請をし、却下され、その撤回を求めて国（厚生労働省）や医薬品医療機器総合機構を相手に提訴したのです。残念なことに被告側の主張だけが採用された、医学的事実に基づかない誤った判決です。

タミフル服用後の突然死、そして異常行動後の死亡について、科学的論理に従って作られた因果関係を示す証拠は揃っています。それらの事実を認めず、科学的論理とは対極にある国（被告）側証人の意見だけを採用した矛盾に満ちた判決です。

今回の裁判は、当時２歳９か月の江泉温翔くんの突然死がタミフルによる副作用被害であることを国に認めさせる裁判です。温翔くんは、２００５年２月、タミフル服用後３時間程度で突然呼吸が止まりました。

タミフル服用後12時間以内に容態が突然急変して死亡した、いわゆる突然死は、これまでにわかっているだけで１００人を超えています。２つの疫学調査で、タミフルはリレンザを用いた場合の6～20倍も突然死を起こしやすいと推定できました。また、製薬会社が実施した5件の毒性試験でラットが突然死しています。さらには、製薬会社と関わりのない薬理学者らが行なった動物実験でも呼吸が停止しています。これらの事実から、タミフルに呼吸を止める作用があることは間違いありません。

タミフルによるもう一つの死亡は、危険を危険と感じない異常行動の後に起きた事故死です。これについても、タミフルによる副作用として被害救済を求めて、名古屋や大阪で国を相手に裁判が進行していますが、国は製薬企業の言いなりで、脳内の受容体や酵素に全く作用しないと主張し続けています。しかし、この分野でも、最近1年余りの間に大きな進展がありました。脳内にある重要な受容体や酵素の働きを阻害する作用が、タミフルにあることが解明されたのです。

２００５年2月にタミフルによる突然死や異常行動後の事故死について警告をしてから、もう10年が経過しようとしています。私がタミフルの害に気付いた当初は死亡報告はわずかでしたが、動物実験の結果は明瞭に因果関係を示していました。その後、国はことごとく因果関係を否定し続けていますが、因果関係を示す証拠は積み重なってきています。あらゆる面から見て、タミフルは呼吸を停止させて人を突然死させること、異常行動を起こすことに疑いを差し挟む余地はありません。紙面の許す範囲で、証拠の数々を示したいと思います。

２００３年11月にタミフルについて調べた時には、ウイルスのタイプによっては、タミフルには症状改善効果もないこと、仮にあったとしても非ステロイド抗炎症剤（強力な解熱剤）を併用するとその効果は帳消しになる、ということが分かっただけでした（文献1a）。

それから間もない２００４年1月に、メーカー（中外製薬）が自ら出した「1歳未満の乳児には使わないように」というドクターレターを読んだ時、「タミフルはおかしいのでは？」と思いました。よほどのことがない限り、メーカーが自らこのような警告を発することはない、何かあったに違いない。調べねば、とずっと気になっていました。２００５年1月から2月にかけて、動物実験を中心に調べた結果、1歳未満には使えない理由がはっきりしました。

タミフルの体への作用のしかたは非常に複雑です。医師でも理解し難いほどですので一般方々にはなおさらと思いますが、それが21世紀型薬害の特徴でもあります。できるだけわかりやすくと努めますので、なんとか読んでください。

1．赤ちゃんラットが突然死

生後7日齢のラット（赤ちゃんラット）は人では1歳未満に相当し、離乳前です。肝臓や脳の機能が未発達のために薬物を解毒できず、脳内に入り込んでしまうのです。

成熟したラットでは内服の限界量を飲ませても死にませんが、赤ちゃんラットはその約半分で24匹中18匹が死亡し（大部分は4時間以内）、死亡前に酸素不足を示すチアノーゼがありました。

解剖では9匹に肺水腫がありました。心臓を含めて肺以外の臓器の異常がなく、呼吸が止まって酸素欠乏になったときに起きる肺水腫です。別の2つの実験でも突然死が起き、呼吸が止まったために死亡したと考えられました。

一つの実験では脳中濃度も測定されていました。生き残った赤ちゃんラットの脳中濃度は成熟ラットの64倍に達することも分かりました**（注1）**（文献1b—1i）。これでは、やはり赤ちゃんには使えない、と納得できました。製薬企業はこのことを実験で確認していたのです。

しかし、考えてみると、これは1歳未満の赤ちゃんだけの問題ではない。1歳以上の幼児も、そして大人であっても、インフルエンザにかかれば、赤ちゃんラットの未発達な肝臓や脳のような状態になるため、タミフルを解毒できず、脳内に入り込む。赤ちゃんラットの実験は、人がインフルエンザにかかったときの状態を再現したものです。したがって、幼児や成人でもこの動物と同じように呼吸が止まって、突然死する可能性があることを、この動物実験は示していました。

注1　当時のデータでは3000倍とされたが、その後訂正され64倍になった。生存していたラットでこの倍率なので、死亡ラットの脳中濃度はもっと高かったはずである。

2．1シーズンに幼児5人が突然死

動物実験を見終わった頃、林敬次医師（はやし小児科、大阪市）から、大阪府で02／03年の冬1シーズンで、睡眠中に突然死した小児が6人いて、そのうち4人はタミフルを1回服用しただけという論文の情報を得ました（文献2）（同じシーズンに大阪府でもう1人突然死）。

その論文の著者は、タミフルが原因とは書いていませんでしたが、私は動物実験の結果を見ていたので、これはタミフルが原因、と即座に判断しました。

このことを大阪読売新聞の記者に伝えたところ、「子供突然死 新型脳症-薬疑う声も」とのタイトルで掲載されました（文献3）。２００４年までは年間1〜4件であった突然死の報告が２００５年のシーズンには15件に達しました（２４０頁の**図1**参照）。

3．異常行動後の事故死も

タミフル服用による突然死に関する論文（文献1c、1d）を書き上げた頃、服用後にマンションの9階から転落した中学生がいるとの連絡があり、その因果関係について相談を受けました。睡眠剤や安定剤、麻酔剤、アルコールなど大量に服用して呼吸が止まる薬剤は、少量で興奮を起こすことがあるというのが薬理学の常識です。タミフルは大量服用で呼吸を止めるので、常用量のタミフルが異常行動を起こしたと考えて間違いはない。そこで、論文にはそのことも追加しました（文献1c、1d）。

その後も、国道を横切ろうとしてトラックにはねられて死亡した高校生や、突然死した子（冒頭紹介した裁判の例）の遺族から相談を受け、関連があると考えて２００５年11月に日本小児感染症学会で発表しました（文献1d）。発表当日、事前取材された毎日新聞の朝刊1面に記事が載りましたので（文献3b）、会場にはテレビ局や新聞・雑誌各社が多数詰めかけていて、異常行動死は大きく報道されましたが、残念ながら突然死は取り上げられませんでした。

4．厚労省研究班の疫学調査で

横浜市立大学小児科の横田俊平教授を責任者とし、数理研究所の藤田利治教授の主導のもと05／06年冬期に疫学調査が実施されました。彼らは明言を避けていますが、異常行動死に関する報道を受け、検証を計画したであろうことは想像に難くありません。

約２８００人の小児を対象とした第一回目の調査結果は、２００６年10月26日に公表されました（文献5a）。同年11月10日の日本小児感染症学会で予定していた発表に、急遽この批判的吟味の結果を加えて発表し、論文にもしました（文献1e）。これらの疫学調査については、２１８ページの津田敏秀氏の論考を参照してください。

5．元研究班員が「関連あり」の報告

第一回目の報告書の結論は因果関係について否定的ですが、解析を担当した藤田氏が1日24時間を3分割して詳細なデータを示しており（文献5a、5b）、異常行動とタミフルとの関連の可能性を考えていたことは間違いありません。

それは、次の06／07年の冬期シーズンに、仮説強化を目的として実施した、1万人規模の調査の報告書（文献5c）の内容からも明らかです。この論文の序論で藤田らは、「２００５／０６年シーズンの暫定的な結果を踏まえ、06／07年シーズンにインフルエンザ治療薬と重篤な精神神経症状との関連を解明すべく調査を企画した」とし、考察の最初で「本報告はインフルエンザ罹患後の精神神経症状（異常行動、意識障害など）と治療薬剤（オセルタミビル、アセトアミノフェンな

ど）との関連の検討に焦点を当てた最初の薬剤疫学研究である」としています。

ところが、データがほぼ集まった段階で、横田氏や藤田氏の利益相反が取りざたされ（中外製薬から研究費として6千万円が提供されていた）、厚労省はデータの提出を命じ、データは他の研究者（廣田良夫大阪市立大学医学部教授）に渡りました（文献5c）。利益相反のないはずの廣田氏による予備解析は「タミフルは異常行動を減らす」という真逆の結果でした（文献6a）。

この結果は明らかな間違いであり、私は早速批判しました（文献1i、1j）。するとその後の中間解析（文献6b）では、「タミフルは異常行動と関連なし」となり、最終報告（文献6c）では「重症例では有意差がないもののタミフル群でやや異常行動が多い」となりました。解析の都度、結果が異なる奇妙な解析でした。科学的不正ともいえる解析です。

２００８年12月、日本臨床薬理学会がタミフルと副作用との因果関係に関するシンポジウムをもちました。私も３人のシンポジストの１人として参加しました。シンポジスト（文献7a—7c）全員と2人の座長、参加者らからも、廣田班の報告が徹底的に批判されたことは、津田さんの論考のとおりです（226頁参照）。それでも国はタミフルとの関連をいまだに認めません。

藤田氏らは、「利益相反」を理由に厚労省に提出させられたデータを、その後再入手し、適切な解析をした結果、タミフルと、せん妄や意識障害との関連を認め、学術誌に掲載しました（文献5c）。特に、発熱から10～16時間にはせん妄がタミフル非使用状態の5～7倍に、発熱から10～24時間に意識障害は4～6倍になっていて、前年の横田・藤田ら（文献5a、5b）の調査結果と基本的に一致する結果が得られました。

藤田氏は国との利害関係がなくなったことで、かえって自由に科学的事実を発言することができたのではないかと推察します（なお、横田氏は、その後ＨＰＶワクチン接種後の被害に関して厚労省批判の論陣を張っています。186頁参照）。

タミフル問題における国（厚労省）の姿勢は、これまでのあらゆる薬害事件と同じです。関連が指摘された当初は因果関係を認めず、被害者は泣き寝入りするか、裁判するかです。

6．突然死の臨床報告

タミフルの販売が始まったのは2001年2月です。販売開始後間もない3月7日、服用6時間後に救急を受診し、直後に心停止し、蘇生不能で8日深夜死亡した62歳男性例が3月21日に厚労省に報告されています。この男性の場合、市販の解熱剤を服用し、タミフルと同時にＰＬ顆粒や非ステロイド抗炎症剤ロキソニンなどの解熱剤も併用し、死亡時多臓器不全を起こしていましたが、直接の死因はタミフルによる呼吸停止と私は考えています。

翌2002年2月8日には34歳男性が、タミフル服用2時間後に突然死し、解剖で両肺の肺水腫が認められました。まさしく、タミフルを服用後突然死した赤ちゃんラットとそっくりの呼吸停止からの突然死でした。現在裁判が進行中の江泉温翔くん（当時2歳）や、岡田恵眞くん（当時3歳）と同様の突然死でした。

メーカー（中外製薬）がまとめた資料（文献8a）から、08／09年シーズンまでで、56人の突然死例が厚労省に報告されていたことがわかります。09／10シーズンの突然死例数は不明ですが（報告死亡数は5人）を、その後の資料（文献8b）から、10／11、11／12、12／13の各シーズンにそれぞれ3人、2人、2人の突然死が報告されていますので、企業報告は合計63人になります。

一方、文献に報告があるものの、副作用として厚労省には報告されていない突然死例が、02／03シーズンに4人**（注2）**、04／05シーズンに1人、09／10シーズンに38人いました。冒頭の温翔くんは、私が学会発表し、厚労省に副作用被害例として申請もし、裁判になっていますが、厚労省の事例として全く算定されていません。09／10シーズンの38人は、09／10シーズンに厚労省が公表したインフルエンザ罹患全死亡例の調査結果（文献9）から、服用12時間以内に急変して死亡した突然型死亡例です。厚労省統計外の突然死が合計43人となります。

したがって、企業報告と合わせると106人の突然死が、これまでに分かっています。**図1**に突然死の報告人数をシーズン順に示しました。しかし厚労省は、企業報告も含めてすべて、タミフルとの因果関係はないとしています。

注2　証拠1．で述べた大阪府で02／03年の冬1シーズンで突然死したタミフル服用小児4人のうち、企業報告の1人を除く3人と、別の報告1人。

7．タミフルと突然死の関連：2つの疫学調査で示される

厚労省が主張する「因果関係なし」の判断がいかに科学的根拠に乏しいかは、動物実験の結果だけでも明らかなのですが、次の2つの疫学調査結果でも裏付けられます。

①他の薬剤の報告パターンとの比較で約5倍、リレンザの約20倍
②使用者数はタミフル対リレンザの比率は10対7だが、突然型死亡は38対0

それぞれを解説しましょう。

①の方法は、あるタイプの害反応がその薬剤に特徴的かどうかを、自発報告全体の報告パターンと比較検討するもの。Proportional reporting ratio（PRR：報告割合比）といい確立された疫学的手法の一つです。これで関連が指摘されれば、害反応の重要なシグナルとして認識されます。

米国の食品医薬品局（FDA）のデータを利用しやすいように集計し直して、PRRの値をRxisk.org（文献10）という害反応情報サイトが掲載しています（2004年から2012年までの報告例）。そのデータを示します。

タミフルも含めてあらゆる薬剤の全害反応報告例をみると、突然死の割合は1万件中13・8件でした。タミフルによる害反応が日本からの報告例も含めて94334人あり、突

図1 突然死報告数の推移

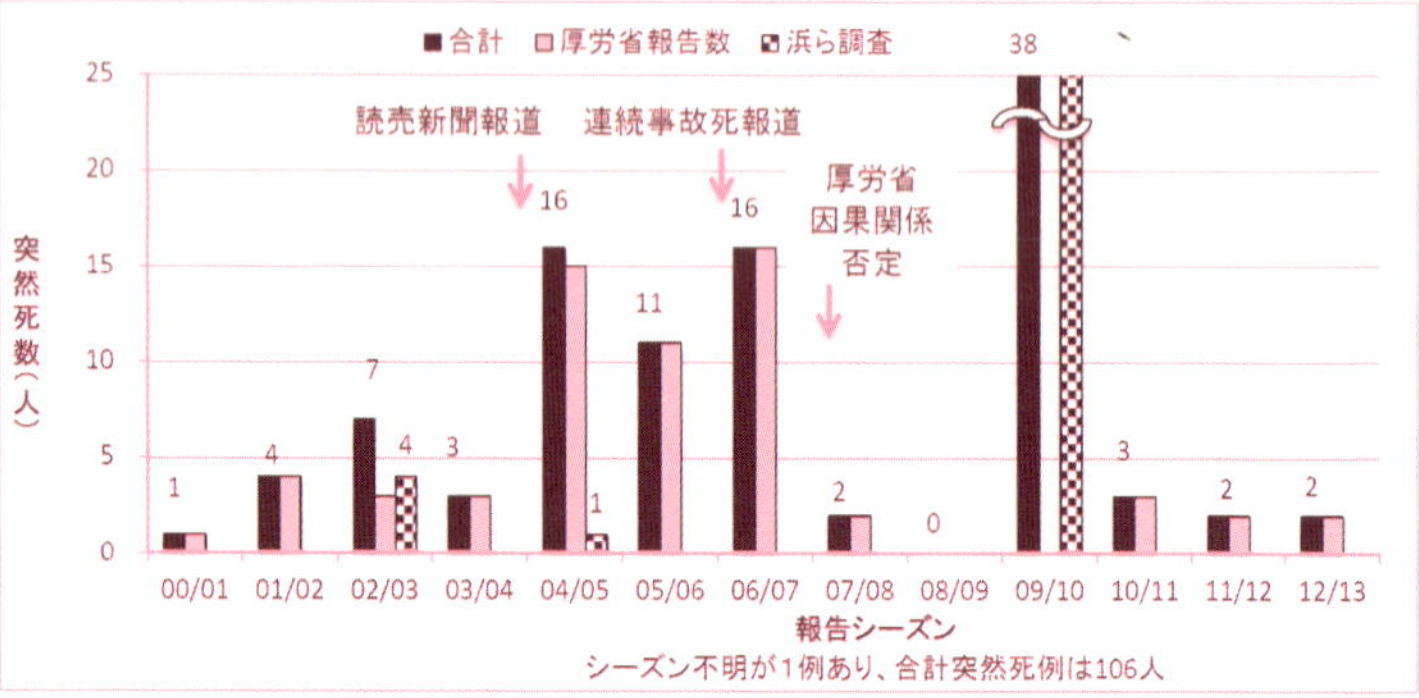

然死は61件でした。1万件あたりに換算すると64・7件の割合になります。リレンザの報告は3226人中1人（1万件中2.3件）だけでした。

タミフルによる突然死の割合64・7は、他のすべての薬剤の突然死の割合13・8の4.7倍、リレンザのなんと21倍、ということを示しています。

リレンザに突然死を予防する効果があるとは考えられないので、この事実からは、インフルエンザ単独では、突然死を起こすことは滅多になく、タミフル服用後の突然死は、ほぼ全例がタミフルによるものといえるでしょう。

また、タミフルで異常行動の報告1047件中、死亡した人は30人、リレンザでは735件中0（ゼロ）でした。統計学的な検定をすると、タミフルはリレンザに比べて、異常行動を起こした場合にその後に事故死する危険性が少なくとも44倍、となります。

②は死亡率比較研究です。私たちが詳細に分析した研究（文献9）では、タミフルが処方された約千万人（推定）中、12時間以内に急変して死亡した人は38人いました。一方、リレンザが処方された約700万人（推定）中では12時間以内の急変例はゼロでした**（注）**。

もともと病気がちの人が突然死しやすいかというと、そうではなく、ふだん健康な人のほうがむしろ突然死しやすい、という結果が得られました。

タミフルの服用時間（または、処方時間あるいは受診時間）と急変した時間が明瞭に記載されていて、急変までの時間が正確に推定できる死亡例15例を用いて推定しても、突然型死亡の危険度は4.5倍でした（統計学的に有意）。

この場合も、リレンザは突然死を防止しないので、やはり、インフルエンザそのものによる突然死ではなく、タミフルが突然死を起こしたと考えられます。動物実験結果と一致します。

注 リレンザの死亡例が0であったために、本来倍率は無限大となるが、統計学の便宜的な計算では約6倍であった。

8．コクラン共同計画でも

各国の研究者・専門家が参加してあらゆる医療技術の効果と安全性に関して質のよい証拠を収集し、再評価するコクラン共同計画という国際研究組織があります。この組織の中に、ノイラミニダーゼ阻害剤（タミフルなど）を検討するチームがあり、２０１０年から私もチームの一員として検討し、２０１４年4月、4年間にわたる検討結果を発表しました（文献11）。

タミフルは症状を半日程度早く軽くするけれども、入院や肺炎を減らしません。一方、頭痛や精神症状、腎障害、糖尿病、ＱＴ延長（重い不整脈につながる心電図異常）などを増やすことが分かりました。例えば、タミフルは96人中、１人に精神症状を起こしていました。

これらの結果は、日本でタミフルを承認した際に用いたはずのランダム化比較試験の詳しい報告書（臨床試験総括報告書）を丹念に検討した結果得たものであり、国（厚労省）がこれらの結果を総合的に検討することなく、拙速に承認した、ということを物語っています。

9．新たな実験結果

メーカーは、脳内における精神・神経活動で重要な役割を果たしている150種類にも及ぶ様々な受容体や酵素などに、タミフルが結合して作用するかどうかを実験し、タミフルが脳に作用することは全くない、と結論しました。国はその見解を採用し、タミフルは精神や神経に作用しないと主張しています。しかし、このような見解を覆す実験結果が続々と出てきています。

脳内の神経の伝達物質や酵素など、かなり専門的な事柄ですので、本文とは別にコラム（次頁）にしますが、要は国やメーカーの見解を否定し、タミフルが脳に働いて突然死や異常行動、低体温を起こす仕組みが次々に解明されてきているということです。

タミフル服用後には、感覚麻痺、危険認知欠如と異常行動、意識障害（不覚醒）、呼吸速拍を経て呼吸抑制、呼吸停止、心停止という順序で異常が起きていることが、あらゆる点から総合して明瞭です。

したがって、タミフルを服用後に、異常行動後事故死したり、呼吸抑制を起こしやすい睡眠中に（睡眠自体がタミフルのためですが）呼吸停止して死亡した場合、その原因は、タミフルを抜きには考えられません。

科学的不正が、医学、薬学、行政、司法の分野にまで蔓延し、医療関係者には無知と傲慢が渦巻いている現実には、深い失望と怒りを覚えます。しかし、一方で、いずれすべての事実が揃い、タミフル服用後の突然死や異常行動死がタミフルの害反応として認識される日が必ず来ると確信しています。

タミフルは脳に作用—証拠の数々

（1）成熟ラットでも呼吸停止から心停止

一つは、愛知学院大学の櫨教授らのグループの研究（木村—櫨論文）です（文献12）。成熟ラットの十二指腸内に直接タミフルを注入すると500㎎／㎏で呼吸停止後に心停止しました。また、静脈注射では、対照群や100㎎／㎏では呼吸停止しませんが、150㎎／㎏では約半数のラットが呼吸停止後に心停止し、200㎎／㎏では全例が呼吸停止後に心停止しました。

このように、用量を増やすほど死亡率が高まっています。メーカーの5種類の毒性試験以外にも、タミフルが呼吸停止を起こすことが示されたため、タミフルの突然死に関する裏付けがさらに強くなりました。

（2）アセチルコリン受容体に作用して体温低下

元名古屋市立大学の小野秀樹教授（現、武蔵野大教授）らは、タミフルがマウスで低体温を起こすことを2008年に報告しました（文献13a）。この結果に対してタミフルの製造元であるロシュ社研究者のフライチェルらは、ラットでは低体温はほとんど起きないとの結果を報告（文献14）し、小野らの結果は、添加剤によるものではないかと批判しました。

しかし、フライチェルら自身の実験結果でも低体温を起こしていてほとんど有意。小野らは、批判に対し、タミフルから添加剤を完全に除去しても低体温が生じること、タミフルはアセチルコリンのニコチン作用に拮抗し、末梢性にも中枢性にも体温低下があることを2013年の論文で証明しました（文献13b）。さらに2014年には、ニコチン性アセチルコリン受容体を阻害する作用を持つことを証明しました（文献13c）。

（3）ドパミン分解酵素MAOを阻害しドパミンを増やす

ドパミンやセロトニン、ノルアドレナリンといった脳内で働く興奮系の化学伝達物質は、モノアミンと総称されています。それを酸化して活性をなくさせる酵素が、MAO（モノアミン酸化酵素）です。ですから、MAOの作用を阻害する物質は、脳内でドパミンを増やします。MAO阻害剤が一時期うつ病治療に使われましたが、害反応が強いため、現在では使われていません。

徳島文理大学薬学部の葛原隆教授らは、タミフルがMAO阻害剤であることを、2013年に証明（文献15）。しかも、ごく少量のタミフルをマウスの脳室内に注入し、異常行動を起こすことを証明しました。

（4）動物実験からの証拠を合わせると、タミフルは

①ニコチン性アセチルコリン受容体を遮断して中枢性・末梢性に含めて低体温を生じ、
②MAO－Aを阻害してドパミンなどモノアミンの活性を高め興奮させ、
③幼若ラットで感覚異常（嗅覚異常）、認知機能異常（危険回避反応欠如）、意識障害（低覚醒）を起こし、
④増量すると、呼吸を抑制し死亡させる（呼吸停止の機序は未解明だが現象は確実）。
⑤十二指腸内投与や静脈内投与で一時的な頻呼吸から呼吸抑制に転じて呼吸停止後、心停止。
⑥遅発性の影響として、免疫細胞や神経細胞をはじめ、体内の各種細胞の内因性ノイラミニダーゼを阻害し神経機能、免疫機能、内分泌機能、心機能に必要な生体反応を障害する。

因果関係を示す証拠がすべて揃っている

一般的に薬剤使用と有害事象（不都合なこと）との因果関係は、以下のようにして検討します。

1) 関連の証明（疫学的に有意な関連を認める）
2) 関連の時間性（不都合なことが原因暴露の後で起きている）
3) 関連の一貫性／一致性（時間・空間の異なる集団で関連を認める）
4) 関連の強固性（高いオッズ比＝危険度大、高い有意性（低p値）、用量―反応関係）
5) 関連の整合性（他の臨床的・非臨床的知見と整合し矛盾しない）

裁判では、タミフルと突然死に関する因果関係は認められない、あるいは不明とし、異常行動死についても、国やメーカーは一切因果関係を認めていません。上記の原則に沿って因果関係を検討してみましょう。

1)と3) 関連の証明、一貫性（異なる集団で関連を認める）

突然死は、私たちの死亡率比較調査（文献9）で関連を認めました（7の②）。厳密に時間が判定できる例のみで分析しても、同様の有意な結果でした。7の①で示したように、報告割合比（PRR）でも、リレンザに比較して極めて高い危険度を示し、関連を認めた疫学調査が2つとなりました。

異常行動については、横田班の第一回目の疫学調査結果の報告（文献5a、5b）、藤田らの二回目の調査結果の報告（文献5c）、さらには、藤井ら京都の小児科グループの報告のいずれでも有意の関連があり、コクラン共同計画のランダム化比較試験の結果（文献11）でも精神症状が有意でした。

2) 関連の時間性（不都合なことが曝露の後で起きている）

私たちの死亡率比較調査では、イベントの判定を、受診しタミフルなど処方後に急変が起きた（曝露が先でイベントが後）ことを厳密に判定して解析しました。したがってこの項目を満たしています。異常行動や精神症状についても、時間的関係は明瞭です。

4）関連の強固性（高いオッズ比＝危険度大、高い有意性（低p値）、用量－反応関係）

突然死については、オッズ比は無限大（死亡率比較研究）ないしは20倍（ＰＲＲ）と高く、大きな危険度を示し関連は強固です。

異常行動については、服用後数時間以内あるいは発症後10時間前後で4～7倍という危険度を示しており、やはり関連は強固です。コクラン共同計画の結果でも、精神症状や頭痛は用量－反応関係がありました。

5）関連の整合性（他の臨床的知見・非臨床的知見と整合する）

他の臨床的知見、例えば頭痛や嘔吐あるいは睡眠後に突然死や異常行動が起きていること、幻覚の症状などは、すべて中枢の抑制と逆説的な興奮、あるいは直接的な興奮を示していて、非臨床的な証拠（毒性、薬理、薬物動態の知見／証拠）とすべて整合し矛盾しません。したがってこの項目も満たしています。

総合的に見て、タミフルが呼吸抑制死、異常行動死を起こすことは明白です。インフルエンザ罹患によって幼若ラットや、成熟ラットでも十二指腸内投与や静脈注射をしたのと同様の状態となり、タミフルの脳中濃度が高まる結果、呼吸が抑制されて死亡したと考えられます。

木村－櫨論文で報告された呼吸抑制の前に呼吸が速くなる現象（文献12）については、少なくともＭＡＯ阻害（文献15）によるドパミン過剰が考えられ、矛盾なく説明ができます。

イレッサ

動物実験や臨床試験で害を認め、確実に予見可能であっても、肺毒性だけを隠し続けた。早期死亡との因果関係を認めない判決は、今後に悪影響。

被害者

近澤昭雄（娘 三津子さんがイレッサによる間質性肺炎で死亡）
元薬害イレッサ訴訟原告団団長、イレッサ薬害被害者の会代表

原告たちの泣き笑い

地裁判決から最高裁判決まで

２００４年７月に大阪地裁、同年11月に東京地裁へ提訴した薬害イレッサ訴訟は、７年を経過してようやく２０１１年２月に大阪地裁判決、同年３月に東京地裁判決が下され、被告の国とアストラゼネカ社に責任あり、として原告側の主張をほぼ認める内容の判決が示されました。

しかし、この判決を不服とした被告は、裁判所が示した和解勧告を拒否して控訴しました。審理はそれぞれ大阪高裁、東京高裁へ移りました。2011年11月に東京高裁判決、ついで2012年5月に大阪高裁判決がありました。いずれも原告の逆転敗訴でした。すぐに最高裁へ上告しましたが、書類の審理だけで判決を待つことになりました。この時点で、「あ、敗訴だな」と思いました。最高裁が耳を傾ける場合は書類だけですませることはないと知っていたからです。

そして2013年4月12日、東日本訴訟について、翌日13日には西日本訴訟に関して、原告敗訴の判決が下りました。こうして、国の責任も、アストラゼネカ社の責任も否定されました。

夢の新薬の登場

2002年7月、夢のような薬といわれて、非小細胞肺がん治療剤のゲフィチニブ（商品名イレッサ）が、世界に先駆けて日本で承認されました。患者や医療現場には、副作用が少なく延命効果の大きい画期的新薬と伝わり、薬価収載がなされるまでの期間に患者を待たせるのは酷だ、と特定療養制度（保険診療との併用を認める制度）が適用されたことで、患者たちの期待は大きく膨らみ、一気に使用されるようになりました。

人間、ふつうに生活していれば、裁判に関わることなどそうないでしょう。私の場合、当時29歳になる娘が肺がんと宣告され、その治療にイレッサを使ったことで、無縁と思っていた裁判と関わることになりました。

イレッサ承認前の華々しい宣伝とは異なり、発売からわずか3か月で、イレッサを使用した患者の多くが死亡する、イレッサの副作用らしいということが明らかとなりました。

ちょうどこの時期、自宅でイレッサを服用していた娘も、間質性肺炎におそわれ緊急入院しましたが、対処の術がないまま、横になることすらできない、酸素がほしい、もっと酸素を流して、と訴え続け、顔を歪め、座ったままで息を引き取りました。

国が緊急安全性情報（緊急危険性情報にして欲しい！！）を出した2日後のことでした。

娘の死を異常と感じて、疑問を各所に問い合わせてみると、抗がん剤治療に副作用死はよくあることで仕方のない死というものがある、という。副作用が軽いとか、延命効果の大きい抗がん剤があるといわれて、そんな話を信じるのはあまりにも愚か、そんなことでは自分の命や家族の命などが守れるはずがない、と笑われる始末でした。

多くの専門家の推奨を信じて使用した薬で、こんなにも大勢の人が死亡しているのに、見捨てられ、あまりにもその死が軽々と扱われる。がん患者の命の重さを問いたいと提訴して、原告となったその時から、思いもよらぬ忙しさの連続でした。この忙しさに対応し続けるには、挫けない気力と体力、そして最低でも7、8年間は行動できる資金が必要不可欠だと、後で思い知ることになるのですが、当時の私は、そのどちらとも無縁でした。そのせいでしょうか、私は世間という存在から、がん患者の命（の短さ）を無視した、お金欲しさの身勝手な裁判をしている、と揶揄されることになりました。

責任は医療現場へ転嫁

イレッサ訴訟に関する控訴に向けた「厚生労働省大臣の談話」や、アストラゼネカ社の「イレッサ訴訟：控訴の決定について」を読むと、死亡被害の拡大には一切触れず、添付文書への記載等で国が取るべき義務は果たしていると主張し、間質性肺炎が発現する危険性については、臨床現場で医師がしっかりと添付文書を読めば死亡被害の拡大は防ぐことができたはずであり、責任はむしろ臨床の現場にある、としています。

イレッサで効果のある患者がたくさんいるといわれる（被告は主張するだけで、その具体的な人数などを示す資料は一切裁判で出なかった）一方で、運悪く、服用数日で重篤な副作用被害に遭って、わずか数日・数週間で死亡した、その被害者は、２００２年７月の販売開始からわずか2年5か月で５５７人も報告されている現実を、控訴審がどこまで審理し、判断するか、期待して待ちましたが、結果は、先に述べたように、私たち原告の敗訴でした。

最高裁も高裁判決を踏襲し、国もアストラゼネカ社も一切の責任はないとされました。むしろ臨床現場の医師がちゃんと添付文書を読まなかったからだ、とさえなりました。医師たちは責任を転嫁されて黙っているのでしょうか。

裁判は終わった、原告の思いはどこへ

裁判は終結しました。しかし、私にとっての薬害イレッサ裁判は終わっていません。怒り

や悲しみ、悔しさ、さまざまな思いは、２０１３年4月17日の最高裁棄却決定から1年半以上が経過した今も、渦巻き、何をどう、どこへ、いまだに立ち止まりも後戻りも前進もできない状態の中にいます。

本書を刊行するにあたって、編集部のインタビューを受け、それをまとめていただこうとしたのですが、納得できずにボツにしてもらい、さりとて新たに何かを書くことに気力を向かわせることもできず、編集担当者は途方に暮れて、この1年間、何度も、何度も、私を口説きましたが、いまだ、書く気になれません。

私が以前に「薬のチェックは命のチェック」誌に書いた原稿に現在の状況を少し加味することにしました。この本を手に取ってくださった方々に、何時の日か、自分の言葉で、薬害裁判をするということ、薬害とは、失うもの、得るもの（あるとして）、支援のありよう、世間というもの、医療のありよう、支えてくれたもの、支えてくださった方々、などをお示しすることができればと思っています。

しかし、今は、まだ、亡くなった娘に裁判のことをどう報告したものか、娘との対話が続いています。

専門家

浜六郎（内科医、NPO医薬ビジランスセンター代表）
公衆衛生学、医薬品評価を専門とする

21世紀型薬害の典型

―害の大きさをあらゆる手段で隠す―

はじめに

２０１３年４月12日、薬害イレッサ東日本訴訟について最高裁判所は、アストラゼネカ社の法的責任を否定する判決を言い渡しました。その少し前にすでに、国に対する上告の棄却決定がなされており、西日本訴訟についても翌４月13日、同様の判断がなされました（文献１）。

これにより、２００２年に多数の急性肺傷害による死亡が明らかとなってから十余年、２００４年の提訴から８年余にわたる薬害イレッサ訴訟は、国と企業に責任はないとする判決が、東日本でも西日本でも確定し、終結しました。

しかし、薬害を起こしたイレッサという薬剤そのものの検証は終結していません。検証はこれからです。私は、この薬害イレッサの裁判で合計８通の意見書を作成し（文献２にすべて掲載）、大阪で４度、東京で２度、イレッサの害を証言するために法廷に立ちました。そうした立場の医師としてこの裁判を振り返り、検証の始まりに際して、問題の本質がどこにあるのか、を指摘しておきたいと思います。なお、以下の文中の主張の根拠論文や資料は、すべて意見書(1)〜(8)もしくは文献3、4を参照してください。

体に必須の因子を妨害する

健康な体では、古くなった細胞を死滅させて新しい細胞で置き換え、生理的に入れ替わっています。また、けがをしたり、感染症で組織が壊されたりした時に、細胞が再生し元通りの健康な組織を取り戻します。細胞の増殖を促す因子にＥＧＦ（表皮成長因子）というものがあります。その刺激を受ける側の受容体をＥＧＦＲ(表皮成長因子受容体)といいます。ＥＧＦもＥＧＦＲも、健康な体を維持するために絶対に必要なものです。名称に「表皮…」とついていますが、表皮だけでなく粘膜の上皮細胞や結合組織の細胞、腹膜や胸膜、心膜などの中皮細胞、血管の内皮細胞など、あらゆる細胞の再生と修復に必須です。

イレッサは、そうしたＥＧＦＲの働きを抑える物質です。そんな働きをするものがなぜ薬剤として開発されたのかというと、肺がんではＥＧＦＲがたくさん増えている現象が見つかったために、増えるのを抑えると肺がんが抑制できるのでは、と考えたというわけです。

ヒトが健康に生きてゆくために必須のものを妨害する、いわば「毒」そのものですが、多少でも「薬」として使えないか、と考えて開発された典型といえるでしょう。

細胞の寿命

ところで、イレッサが肺がんの患者に使われると毒性が強いのはなぜなのか、を理解するための重要な事実を一つ紹介します。

それは、一つ一つの細胞には寿命があり、寿命がくると、細胞分裂を完全に停止するか、「がん」になって不死化し増殖し続けるか、のどちらかを選ぶのです（文献5）。分裂できる回数は、線維のもとになる細胞（線維芽細胞）であれば60回程度であるようです（文献5）。肺の細胞は、分裂ができなくなると死滅し、その部分が線維で置き換わるために「肺線維症」になります。そうならなかった場合には「がん細胞」となって不死化します。つまり、肺がんの人の一見正常な部分の肺も、分裂の回数が限界近くになっている細胞が多いということです。

例えば、タバコを吸う人は常にタールなどの異物を吸っているために、気管支粘膜の細胞が壊され炎症が起き、再生を繰り返しています。そして、気管支や肺胞細胞の寿命が短くなります。喫煙者が肺線維症や肺がんになりやすいのは、このためでもあります。

なお、イレッサによってEGFRの働きを妨害された肺がん細胞は、分裂を停止しやすく、そのため肺がんの増殖を抑える、と効果がうたわれています。しかし、分裂回数が限界近くになった老化肺胞細胞は、イレッサのEGFR阻害によってその働きが著しく低下してサーファクタント**（注1）**が作れなくなることが推測できます。このことは、後述するEGFR欠損マウスがサーファクタントを作れなくなって肺が虚脱し呼吸できなくなることと同じです。

注1 生理的な界面活性剤で、シャボン玉のように肺胞を膨らませる作用がある。これが欠けると肺胞を膨らますことができなくなり、呼吸ができなくなる。未熟児で呼吸窮迫症候群が起きるのは、肺胞が未熟でサーファクタントができないため。

「毒」が「夢の新薬」に

イレッサのメーカーであるアストラゼネカ社は、開発の極めて初期の段階で、すでに数々のイレッサの肺毒性に関する証拠を把握していました（文献2—4）。しかし、それらをことごとくイレッサと無関係として臨床試験担当医に提供しませんでした。一方、担当医も、関連がありそうでも無関係としてメーカーの「安全性」作りに協力してきた、というのが実情です。どういう経過をとることで、「毒」が「夢の新薬」になっていったのかを解説します。

(1) ＥＧＦＲがなければ肺が虚脱

ＥＧＦＲが先天的に欠損したマウスは、ＥＧＦＲ阻害剤（イレッサ）が極端に作用してＥＧＦＲを働かせなくすると、どういう反応が現れるかを知るためのモデル動物として最適です。

１９９５年の Miettinen 論文（文献6、意見書2）には、ＥＧＦＲが先天的に欠損したマウスが、最長で生後８日間しか生きられなかったこと、肺胞を膨らませるサーファクタントが作られずに肺がしぼみ、呼吸ができなくなって死亡する様子が詳細に記載されていました。つまり、イレッサの毒性が極端に作用した場合、動物でもヒトでも、サーファクタントを作れなくなり肺が膨らまず、呼吸ができなくなって死亡することがすでに予想できていたのです。
イレッサで間質性肺炎による死亡者が多発した、との情報があり、私はすぐさまメーカーから、イレッサの申請資料概要（以下、申請資料、**注2**）や、そこに引用されている論文を取り寄せました。その引用文献の1つに、担当者のメモが残されたままの Miettinen 論文がありました。メーカー側がその論文を読み、イレッサの毒性を予測できていたことは確実です。

注2　メーカーは、新製品の承認を受けるために有効性と安全性の根拠となる資料を添付しなければならないが、それら膨大な資料を数百～千頁程度にまとめたもの。医薬品医療機器総合機構（PMDA）のウェブサイト http://www.info.pmda.go.jp/info/syounin_index.html からアクセス可能。

(2) イヌが衰弱し、死亡

次に明らかになったのは、メーカーが提供を頑強に拒んでいた情報の中に隠れていた数々の事実です（文献3b、4c、意見書1）。

イレッサの申請資料に、イヌの毒性試験で10日目に1頭が衰弱したので屠殺、翌日11日目からは、それまでの25㎎／kg（ヒト用量の2倍）を15㎎／kg（ヒト用量の1.2倍）に減量した、とありました。よほど強い毒性が起きたのは間違いありません。そこで、元の報告書の開示を求めましたが、メーカーにも国にも拒否され、私を含む3人が原告となって開示請求の裁判をしましたが敗訴しました。薬害イレッサ裁判においても、原告弁護団がメーカーに開示を求めましたが、メーカーも国も提供を拒みました。

ところが、法廷での何度かのやり取りを傍聴していたマスメディアの人たちから、「情報提供しないのはおかしいではないか」といった雰囲気が出始めていたことを察知したのか、2005年3月1日、ついにメーカーは動物実験の詳しい報告書をインターネット上に公表しました。

公表された実験報告書は膨大でしたが、申請資料でおおよそのことは推測できていましたので、10日目に瀕死状態になり屠殺されたイヌのデータはすぐに見つかりました。そして、イレッサの用量を減らすほどの毒性が現れたにもかかわらず、イヌの死亡につながる最も重要な所見は「慢性肺炎」と記入されていました。若い元気なイヌが試験開始10日目で「慢性肺炎」になどなるはずはなく、まして死ぬほど悪化するはずがありません。急性肺炎なら炎症で充血し赤くなりますが、肺虚脱で急に死ねば、炎症がほとんど起きずに白っぽい。肺虚脱を「慢性肺炎」と間違ったか、意図的に偽ったか、のどちらかです。

病理のプロが慢性肺炎と肺虚脱を区別できないはずはなく、明らかにこれは虚偽記載だ、と私は判断しました。

減量しなければならないほどの変化（悪化）が起きて死亡した事実は、隠しようもないのですが、「慢性肺炎」とすれば、イレッサとの関与を全否定できると考えたのでしょう。

この情報は、臨床試験の担当医に対して提供されませんでした。少なくとも死亡するほどの肺の病変がわずか10日で起きた、という事実は提供しなければならなかったはずですが、「イレッサによる肺病変はなかった」と説明されています。これ自体が虚偽記載であることは明らかです。にもかかわらず、裁判ではまったくこの点が考慮されませんでした。

このほか、イヌでもう1頭（ヒト用量の半分で）、ラットでは4匹が（ヒト用量の1.8倍で）気管支や肺の傷害で死亡していたのに、肺傷害による死亡の所見を書かず、イレッサの肺毒性を徹底的に隠していたのです。

(3) 少量で重症呼吸困難

日本で実施された第I相試験（対象は少数の患者）で、1日わずか50㎎（通常は1日250㎎）を15日間使用し、終了4日後から重篤な呼吸困難や肝障害が生じたために、予定していた2週間後からの2クール目をせずに試験を終了したケースがありました（意見書2）。

呼吸困難は改善していないのに追跡を終了。このような例は本来、症状が改善するまでずっと追跡しなければなりませんが、「呼吸困難の原因は肺がんの進行であってイレッサは無関係」として追跡されませんでした。しかし、実は肺がんの病変は不変であったのです。ですから、呼吸困難は肺がんの進行によるものではなく、イレッサによるものと考えるべきものでした。

しかも、この例は、イヌがわずか10日で死亡したことが判明してからわずか3か月後に行なわれた臨床試験でしたから、動物実験で判明した肺虚脱が起きるという情報が試験担当医に提供されていれば、イレッサと無関係とは判断しなかった可能性があります。試験担当医にさえ、不都合なデータや情報は提供しないというメーカーの姿勢は批判されるべきです。

(4) 血栓塞栓症が非常に多い

イレッサの第I相の試験（静脈注射）では、血栓塞栓症が約16％と極めて高率に起きました。これは一般の薬剤（静脈注射）の血栓塞栓症の頻度０・07％の２００倍以上にもなります（意見書2）。その後の臨床試験でも静脈血栓症や、肺血栓塞栓症による突然死が起きているのですが、すべてイレッサとは無関係とされています。この点も判決では、全く考慮されていません。

(5) 胸膜や心嚢に水が溜まる

日本の臨床試験では、間質性肺炎を経て死亡した64歳男性がいました。この人は、イレッサ開始後17日目に間質性肺炎による呼吸困難に陥り、19日目に人工呼吸器が装着され、その時点ではかろうじて死亡を免れました。けれども、気管切開が行なわれ人工呼吸器を装着したまま、イレッサを中止して38日目に、胸膜や心嚢（心臓を包んでいる袋）に水が溜まり死亡しました。解剖するとわずかにがん細胞が見えたので、がん性胸膜炎、あるいはがん性心嚢炎とされ、死亡にはイレッサは全く無関係という判定がなされました。

しかし、イレッサと胸水との関係については、イレッサ使用例で、がん細胞は見られないのに胸水が溜まったとの報告があります。胸膜や心膜の中皮細胞にも存在しているＥＧＦＲが阻害されると当然、水が吸収されにくくなり、胸水や心嚢液が溜まります（意見書2、3）。

この男性の場合、イレッサの影響は大いにあり、急性期の間質性肺炎に続いて、胸水や心嚢液が溜まって死亡したといえます。

(6) 電撃的肺傷害

第Ⅱ相の臨床試験では、電撃的肺傷害での急死がありました。２５０㎎を服用した翌日に無呼吸が生じたためイレッサを中止し、５日目に死亡、５００㎎を服用した初日に呼吸困難を生じ急性呼吸窮迫症候群などで13日目に死亡、５００㎎を服用して翌日に低酸素血症を生じ４日目に死亡など15日以内に死亡した電撃的肺傷害例が少なくとも6例報告されています。

これらほとんどについて「イレッサは無関係」とされました。中には重篤な呼吸困難が生じているのにイレッサを中止せず、死亡当日に気付いてようやく中止したという、医師の責任が問われかねない例もありました（意見書２）。

(7) 有害事象死を無関係に

これらの例を含めて承認までに実施された第Ⅱ相までの試験の対象者６７７人中、イレッサの使用終了後30日以内に死亡し、担当医により有害事象死とされた人が34人報告されています（このほか病勢進行死89人を合計すると１２３人が死亡）。しかし、担当医によって、そのうちの94％に相当する32人はイレッサとの関連が完全に否定されました。裁判の過程で開示された個々の症例報告をもとに私が独自に検討した結果、34人のほとんどすべてで、イレッサによる死亡の可能性が考えられます。担当医によるこうした因果関係の徹底的な否定は不可解です。

なお、病勢進行死とされた89人のなかにもイレッサによる影響が十分に疑われる例が結構ありましたので、無関係とされた割合は94％よりもさらに高くなります（意見書２）。

(8) 有害事象名の書き換え

臨床試験では、不都合なこと（有害事象）が起きそれが重篤な場合には、その症状名をカードに記入して報告しなければなりません。担当医が書いた病名が普通はそのまま集計されるのですが、ときには書き換えられることがあります。

例えば、担当医師が「間質性肺炎」として報告した例を、メーカーが電子媒体に登録する際に同義語である「肺臓炎」と置き換えると、次の段階で「肺炎」と「肺臓炎」はまとめて「肺炎」としてカウントされます。害反応としての間質性肺炎は、細菌感染による肺炎に比べて重篤で死亡率が高いとの認識を医師は持つけれども、それが「肺炎」と報告されると、情報を受けた側（医療者）の、注目度（認識）が異なってきます。

このようにして、害反応用語が書き換えられることで、イレッサの毒性の証拠を薄める操作がなされていたのです。

(9) 終了30日超の死亡は無視

日本の臨床試験では、133人の対象者中死亡例は0と報告されています。中止後30日を超えて死亡した場合は、イレッサとは関係ない、というトリックが使われ、ゼロになるのです。

先にあげた胸水・心嚢液貯留後に死亡した男性は、イレッサ中止から38日目の死亡であったために、死亡例としては報告されませんでした。しかも、この例は、担当医が有害事象の重症度を最高レベルのグレード4（**注3**）と報告したのに、メーカーがグレード3に書き換えていました。

注3 有害事象の重症度は一般にグレード1（軽症）から生命の危険がある最高レベルのグレード4（重篤）の4段階に分類される。グレード3は日常生活の活動が制限される程度の重症度であり、呼吸困難のグレード3であれば、通常の活動時に呼吸困難が生じる程度、グレード4は安静時にも呼吸困難あるいは人工呼吸器を装着した場合である。

(10)「副作用死」でも因果関係を認めず

国もメーカーも、有害事象死のうちのわずか2例の「副作用死」でさえ、因果関係を明瞭には認めていませんし、裁判（高裁）でも、否定されました。その理由は、あくまで因果関係は「否定できない」のであって「因果関係が認められた」わけではない、というものでした。

メーカーや国の姿勢そのものを代弁する法解釈です。国やメーカーに責任はない、と結論するためには、こう解釈するしかなかったということでしょう。

さらにはアストラゼネカ社の提供資料による国の審査も、高等裁判所では、すべて妥当としています。また最高裁は、それらの判断をすべて妥当とし、追認しました。司法も、メーカーや国の不正を裁くことができない仕組みになってしまっています。

専門医による宣伝と報道記事

毒性が強いことを臨床試験の段階で認識できたにもかかわらず、試験に参加した医師らは、従来の薬剤よりも害の少ない、夢の新薬として、メーカーが主導する各種宣伝媒体に販売前から登場して安全性を強調する発言を繰り返してきました。

新聞や雑誌なども、メーカーや専門家の宣伝を鵜呑みにして夢の新薬と持ち上げていましたから、そうしたメディアの情報を読んで、イレッサを使って治ると期待した人は少なくありません。娘さんを亡くされた近澤昭雄さんもその1人です。

抗がん剤は、延命効果があってはじめて有用といえます。一時的に腫瘍が小さくなっても、寿命が短くなることがあるからです（意見書1、文献3b）。

プラセボを対照とした第Ⅲ相の比較試験2つ（INTACT1および2）で、延命効果はなく、むしろプラセボ群よりもイレッサ群の寿命が短い傾向がありました。つまり、承認前に無効であることは明らかとなっていました。しかし承認の際、これらの結果は無視されました。

抗がん剤の比較試験では、他の薬剤ではやらないことをする習慣があります。効果を確かめようとしている新たな薬剤候補と、標準治療とを途中で入れ替えるのです。

当初はイレッサ群に入っていて死亡率が高くても、途中で標準治療に切り替えると死亡率上昇に歯止めがかかります。一方、標準治療をしていて途中でイレッサに切り替えると、途端に死亡率が高くなるという現象が実際に起きました。その結果、全体として、イレッサ群と標準治療群とで、寿命に差がなくなったのです（このトリックにメディアの人たちもだまされている）。

そこで標準治療への切り替えがされない初期の時期だけを取り出して、対照群と死亡率を比較してみました。先の2件も含めて、合計10件の比較試験がありましたが、イレッサは死亡率を

45％増やすという結果になりました（意見書6、文献3e）。

イレッサは使えない

EGFRに遺伝子変異がある人ではイレッサの効果が大きい可能性が指摘され、遺伝子変異のある肺がん患者だけを対象に比較試験が2件、日本で実施されました。

ところが、治療法を入れ替える前では、イレッサ群の死亡率が対照群の2.5倍に達するというとんでもない結果でした（統計学的に有意）。

この試験でも、イレッサ群の大半が途中で標準治療に切り替えられました（一つの試験では60％、別の試験では95％も！）。一方、標準治療のほうでも20％もしくは68％がイレッサに切り替えられました。そして、全体的には両群に差がないという結果が得られたのです。このような誤魔化しともいえる試験をやって、報告者は遺伝子変異の患者に用いてよく効いた、有用だと主張しているのです（意見書6、文献3e）。

不正行為を容認した判決

裁判で被害者（原告）側の主張は、数々の毒の証拠で承認前から間質性肺炎の副作用を予見できたのに、添付文書などに明瞭に記載されず、十分な注意喚起がなされず、そのために被害が生じた、ということでした。

間質性肺炎については、重大な副作用の項の第四番目に初めて登場し、しかも死亡の可能性については触れられていなかったのです。欠陥添付文書でした。

まだ販売が継続されている薬剤であり、一応国が認めたイレッサの最も重大な副作用（害反応）は間質性肺炎です。裁判ではそれを前提に、原告側は、情報の欠陥を指摘するにとどまりました。承認を取り消すべき、というところまで主張しなかったことが、私としては残念です。しかしそれ以上に、イレッサに薬剤として欠陥があるにもかかわらず、様々な手段でそれを覆い隠して、有効、安全との印象を医師や患者に与えたアストラゼネカ社の虚偽的行為こそ批判され、裁かれるべきであったと考えています（文献7）。

いままで述べてきたこと以外にもアストラゼネカ社は、様々な毒性の兆候を隠しています。ところが、判決では、動物実験から臨床試験の段階および申請資料概要の作成の段階でも、虚偽の記載や虚偽の書類作成が疑われている被告所属の利益相反のある特定人物の見解のみを鵜呑みにして採用しています。犯罪が疑われている人物の作成した証拠のみを採用し、客観的な証拠を何ら吟味することなく不採用とする、という、あってはならない判断方法をとっています。薬剤として欠陥がないことが事実であれば、米国でいったん市販されながら、なぜ販売停止となったのか、なぜヨーロッパで販売されなかったのか、その理由の説明がつきません。

製薬企業による臨床試験のデータ隠しが頻繁に発生していることからもわかるように、医薬品の利益が誇張され、害の過小評価がまかり通っています。その結果、多くの人々が知らず知らずのうちに効果のない不必要な治療を受けて、害にあっていることが注目され、製薬企業に、すべての臨床試験結果を開示させるべきとの考えが現在、一つの流れとなっています（文献8―

10)。

こうした世界的な動きに対して、薬害イレッサ裁判では、時代の動きに逆行する判決が次々に下されました。

メーカーと国による不正行為が何ら批判されないならば、今後日本から、薬害は一切なくならない。むしろ、イレッサによる被害が「薬害」と認知されず、「よいくすり」として今も日本で売られ続けていることは、薬害を蔓延させることにつながるでしょう。薬害肝炎を経て、薬害再発防止のための検討がなされていることがいかにもむなしい、絵空事に思われます。日本の薬害防止は極めて困難になってきました。

裁判は終わっても薬害は続く

企業が副作用が少ない夢の新薬であるという宣伝を行ない、添付文書の警告も不十分であったことは、イレッサによる害発生の最終段階の一面ですが、問題の本質ではありません。もっとはるかに本質的な理由は、物質そのものの毒性によって生じた薬害だということです。そして、その後続々と登場している同様の機序を持った類似薬剤にも共通する薬害です。

本質的な重大な欠陥を抱えた化学物質を市場に出すために、動物実験や臨床試験の各段階でデータ操作を行ない、あたかも安全であるかのように見せる。不正行為により生じた薬害。同様のことがその後承認された類似薬剤にもいえるのではないかと疑います。

薬害イレッサや薬害タミフル脳症、ＨＰＶワクチンなど「21世紀型薬害」と私が名づけた本意は、害の仕組みが複雑で一般に理解し難いが故に、因果関係が認められ難く、したがって販売中止に至り難い、という共通点があるからです。これを解決するためには、よほどしっかりとした医学的切り込みと、不正を暴く努力が不可欠であると痛感します。

原告らに対して言いようのない苦しい思いを強いることによって、薬害イレッサ裁判は終了したようになってしまいました。

この裁判にわずかでも意味があったとすれば、医師によるイレッサの使い方が慎重になり、使う患者数が減少したことでしょう。

しかしながら、原告らの被害は何ら救済されていません。イレッサの使用人数が減り、薬害裁判は一応終了したとしても、イレッサは今も薬害を作り続けているのです。承認が取り消されず使い続けられる限り、イレッサで利益を得る患者よりも無駄に死亡する人の方が多いということに変わりはありません。

まずデータ開示を

この事件を検証するためには、医学的な欠陥と、製薬企業および国のデータ隠しなど科学的不正があったことを指摘する必要があります。そのためにも、全面的なデータ開示をメーカーと国に迫る必要があります。

データ隠しがあったことは、すでに明らかです。先に述べたように、２００３年、私を含む3人がメーカーや国にデータ開示を求めても、拒否されていましたが、イレッサの裁判の進行とともに、そのことが問題化されそうになって動物実験結果を部分開示、また、臨床試験の死亡や重篤例のケースカードを、裁判所の命令でようやく開示しました。それらのデータをつぶさに検討することで、不明であったことが多数明らかになりました。しかしながら、非常に残念なことに、それらの事実を裁判所は徹底的に無視しました。また、市販後に実施された臨床試験のデータをメーカーに求めても開示を拒否しています。

これらのデータを開示させ、それを用いた適切な科学的な検証によってこそ、無効あるいは有害な薬剤を追放することが可能となるはずです。

その上で、イレッサの、物質としての妥当性の検証が科学的になされなければならないと考えます。

第4章

過去の薬害とされているが…

薬害の典型がすべて現れている。それまでにない特異な病気が2人続いた時に「あれっ」「二度あることは三度ある」と、現場の医師が疑いを持てば防ぐことはできたはず。サリドマイドしかり、スモンしかり、筋短縮しかり、薬害ヤコブしかり。

「薬害の再発を防止するため、最善の努力を確約したにもかかわらず、悲惨な被害が発生するに至ったことを深く反省」し、「再び繰り返すことがないよう最善、最大の努力」とは、鋭敏に感知して早期に因果関係を認め規制することである。

薬害が繰り返される現状は、国がそれをしていないことを如実に示している。

サリドマイド

二人をみて三人目を疑い、出産前に確認し、その後サリドマイドを中止した病院があったが公表されず、回収はその1年以上もあと。

日本での被害が大きかったのは、なぜ？

被害者
増山ゆかり（1963年生まれ）
公益財団法人いしずえ常務理事、全国薬害被害者団体連絡協議会世話人

世界各地での被害と病状

薬害サリドマイド事件の発端は、1957年10月に西ドイツ（当時）のグリュネンタール社（以下、G社）が開発し販売した「コンテルガン」という睡眠剤でした。これ以降、ヨーロッパ、スカンジナビア、アジアなど、世界46か国でサリドマイドは販売され、この薬剤によって手足に奇形を持った子どもが世界で1万人以上生まれ、おびただしい数の小さな尊い

命が犠牲になりました。

睡眠剤・鎮静剤であるサリドマイドが、これほど世界中を巻き込んだ大量薬害事件に発展した原因はいくつかありますが、処方箋なしで買える国が多く、だれもが入手しやすい状況だったことも被害に拍車をかけました。

なぜそういう状況になったのか。G社が販売前に少数動物で急性毒性実験を行ない、致死量の測定が不可能な毒性のない薬と結論づけたからです。これによって安全無害な薬として大々的に宣伝され、妊婦が飲んでも安心と謳われるまでになりました。

サリドマイドを妊娠初期の妊婦が服用した場合、胎児は胎盤を通して薬剤の影響を受け、成長が阻害され、四肢に奇形をもたらすということは、今や広く知られています。さらに手足や耳の奇形にとどまらず、心奇形をはじめ消化器系のさまざまな部位での閉塞・狭窄・ヘルニア、胆嚢や虫垂など内臓にも欠損が見られました。耳の奇形では難聴障害や聴力をまったく失う深刻な症例も多くあります**（表1）**。また、服用した妊婦本人にも手指がしびれるなど末梢神経炎が起こることがありました。

内臓に障害を抱えた重度児のほとんどは流産や死産となりましたし、生まれても四肢の欠損によって体温調整が十分にできず、幼児期を生き延びることができなかった児も数多くいました。生存率は55％程度であったと、西ドイツの医師たちは推定しています。被害児は最終的には8千〜1万2千人で、そのうちの5千人が生き延びたと考えられています。

被害がこれほど悲惨で広範囲なものだったにもかかわらず、そのメカニズムについて研究

表1　日本におけるサリドマイド被害者 309 人の障害の種類と人数

上肢が非常に不自由な人	30 人	（2 人）
上肢が不自由な人	88 人	（6 人）
前腕が不自由な人	72 人	（5 人）
手指が不自由な人	56 人	（6 人）
計	246 人	（19 人）
耳が全く聞こえない人	46 人	（5 人）
耳の聞こえが悪い人	36 人	（14 人）
計	82 人	（19 人）

（　）内は障害が重複している人の数です。

され尽くしているとはいえません。医療従事者や科学者にとっては、過去の事件を検証するだけの魅力ない研究としてしか扱われませんでした。そのため、奇形をもたらす過程や、奇形そのものが健康に及ぼす影響など基礎研究さえ行なわれないままです。私がかぜなどで診察を受ける場合には、医療従事者にさえ「サリドマイドの被害者です」と言わなくては理解されないのが現状です。そう伝えても、「サリドマイド被害」を知らない人たちや世代が医療者にもいます。

　現在、国内外の多くのサリドマイド被害者は腰痛や手のしびれなど二次障害に悩まされています。これまでは幼少期から機能回復訓練を行なってきたことで、関節や骨格に奇形を持ちながらも、体の残存機能を駆使して社会に適応してきました。しかし、壮年期に入って体力の衰えが目立ち、これまでの生活を維持することは難しくなってきました。体に負荷を掛け続けて生活をしてきた私たちに、これから先どのような深刻な事態が起こるか、だれもわからないのです。

日本におけるサリドマイド被害

サリドマイド被害者は、サリドマイドを成分とする睡眠剤や胃腸剤を服用した母親の胎内で、薬剤の影響を受け、四肢や耳に先天的な障害を受けて生まれました。サリドマイド製剤による障害は主に四肢の欠損症と耳の障害です。

日本でサリドマイドを含む製剤はまず、1958年1月に大日本製薬から「クセにならない安全な」睡眠剤として「イソミン」が販売されました。それに続いて1960年8月には胃腸用薬剤「プロバンM」も製造・販売が認可されました。

当時の厚生省には「包括建議」という内規があり、先進国で既に販売が認可されている有名医薬品については、簡単な書類審査で製造を認可する、としていました。この規定により、2時間にも満たない簡単な書類審査でサリドマイドは日本に登場してきました。しかし、日本で製造・販売の手続きがなされた時点では、ヨーロッパでは認可・販売の準備中であり、実際にサリドマイドを含んだ製剤を販売している国など世界中どこにもなかったのです。

ヨーロッパで大騒ぎとなったレンツ警告（283頁参照）は日本では報道されず、依然としてイソミンは販売され続けていました。製薬会社は、睡眠剤イソミンはいずれ売れなくなると睨んだのか、胃腸用薬剤プロバンMでサリドマイドの在庫処分でも行なうかのように、新聞広告を使って派手な宣伝を繰り返しました。これによって被害は拡大しました。実際、日本のサリドマイド被害児の出生は1962年にピークを迎えていますが、妊娠初期（最終月経の開始日から34～50日）に服用した場合にしか胎児に害が及ばないということを鑑みれば、西ドイツと同時（1961年11月）に回収を始めていれば、日本での被害は半分で食い止められたといえます。

日本では309人がサリドマイド被害児として認定を受けました**（表2）**。しかし、1960年代前半の日本では奇形児に対する偏見は強く、闇から闇へと葬られた子も大勢いたのではないかといわれています。なぜなら子どもの誕生に立ち会った医師から、「お子さんをどうしますか？」と子どもの処置について尋ねられたという親の証言が数多く残っているからです。日本国内の最終的な被害者数を1000〜1200人と推定する医師もいます。

サリドマイド被害を語るときに、私たち当事者は、奇形児に生まれたことで受けた苦しみについて伝えなければならないと思います。

このような子どもが生まれてくるのは血に汚れがあるからだとか、何か悪いことをした天罰だとか、障害を持つ子どもの親になったばかりの人々にとって、たいへん重い言葉が投げかけられました。外出させるときは子どもに包帯をさせていたとか、親戚にすら出産したことを言えず、何年も家の中で人目に触れな

表2 日本におけるサリドマイド被害者の出生年と男女別

生年	1959	1960	1961	1962	1963	1964	1969	計
男	6	16	34	88	24	2	1	171
女	6	9	24	74	23	2	0	138
計	12	25	58	162	47	4	1	309

※サリドマイド製剤の販売は日本では1962年に停止されたが、回収が徹底していなかったため、その後も被害児が生まれた。

いよう育てた、といった話が、被害者の間では語り継がれています。

今は以前に比べ差別や偏見は緩和されてきているとは思います。しかし、出生前の検査で胎児の異常を容易に発見できる現代、病気や障害を持つ子どもの命の尊厳が守られていると言い切れるでしょうか。健康に生まれたとしても、死ぬまで一度も病にかからない人はいません。

私は、人がこの世に生を受けることは、幸せや苦しみをすべて含めて受け入れるところから始まると思っています。ときには心に痛みをともなったとしても個として存在するだけで人は尊いと思います。

サリドマイド復活について

日本で最初の大量薬害事件となったサリドマイドの惨禍も、過去のこととして薄らいできた感があった1996年頃のことでした。ブラジルで新たにサリドマイド児が生まれているというショッキングな話を、サリドマイド福祉センター（いしずえ事務所）宛に届いたブラジルのサリドマイド被害者協会からの手紙で知りました。再びサリドマイド児が生まれている、しかも60人を超えているという事実に息を呑みました。

1965年にイスラエルのシェスキン医師が、ハンセン病の皮膚病変の治療に効果があったと報告してから、ハンセン病発症が多いブラジルでは、サリドマイドがハンセン病の痛みを緩和する薬剤として医者の管理下で使われてきました。しかし、害反応（副作用）に対する注意・指導が徹底されず、第二のサリドマイド薬害が起きたというのです。「サリドマイドがだれかにとって有益である」という事実も、私にはにわかに信じられませんでした。

しかし、手紙から2年が経った1998年、米国のFDA（食品医薬品局）はサリドマイドをハンセン病患者の治療薬剤として承認しました。そのニュースを新聞で読んだ時、「医薬品としてサリドマイドが復活した」ことを強く実感しました。ハンセン病の治療薬剤として承認されただけでしたが、がんやリウマチ、あるいはエイズといった治療の難しい病気に効果があるという報告も聞かれるようになっていましたので、これは同時にサリドマイド被害が起きる可能性も復活したというのが、私の認識でした。

製薬会社とFDAは販売に際して、STEPS（サリドマイド教育と安全な処方のためのシステム）というプログラムを作りました。サリドマイドを服用する患者は2種類の避妊法を学び、薬剤が余った場合は返却する、などの同意書に署名しなければならない、というものです。

それでも、私はいくらかの懸念を払拭できません。販売が承認されるやポジティブな情報ばかりが先行しているように思えるし、処方箋もないままインターネットで買えてしまう現状で、いったい、だれがどのように管理できるのかと、途方に暮れてしまいます。

有効性と安全性がデメリットを超えたとしても、サリドマイドの害は今も胎児に奇形をもたらし、あるいは、死に至らしめる力を秘めていることに変わりはありません。

2002年4月、スウェーデンのヨーテボリにヨーロッパを中心としたサリドマイド被害者団体の代表が集まり、サリドマイド復活について話し合いをもちました。サリドマイドが再び近い将来、ヨーロッパでも認可・販売される可能性があると考えているからです。

サリドマイド被害者として、自分たちは被害を起こさないために何をすべきか、それにはどうしたらいいのか、熱い議論が繰り広げられました。すべてのサリドマイド被害者団体が共同で活動し、害反応に関しての情報提供や、製薬企業、医薬品認可官庁、WHO（世界保健機構）等と協定を確立し、薬害防止システムを作り上げていこう、という呼びかけで会は締めくくられました。

薬剤の販売量が利益に直結している医療界が、自らの利益に走ることなく患者のために尽力してくれると確信できないのは、私が被害者だからでしょうか。私にできることは、風化しつつあったサリドマイド被害を多くの人に伝えながら、どのように扱われていくのか、被害者の厳しい視線で監視していくことだと改めて思いました。

サリドマイドに生まれて

私が生まれたのはサリドマイドの回収が始まって半年が過ぎた1963年5月でした。北国の大地に桜前線が駆け抜ける新緑の季節に北海道伊達市で、祖父母、父、母、兄の六番目の家族として加わりました。昭和30年代後半の片田舎の暮らしは裕福とはいえませんが、食卓を囲めば笑い声が響くくらいの幸せはあったと思います。

しかし、私の出生で家族の暮らしは一変しました。難産で、助からないのではないかと思ったそうです。父は生まれた女の子が奇形児であったことを医者から聞かされましたが、体調を崩して入院したままの母には告げることができませんでした。私は手の奇形のほかにも心臓に小さな孔が開いていて不整脈が続いていました。小さな病院では対応しきれず、東京の小児専門の病院に移されることになりました。

「小学校に入学することはないかもしれませんが、大きな病院で手当てをすれば何度か誕生日を迎えることができると思います」。当時、医者が父にかけた言葉です。小さな雑貨屋の経営で細々と暮らしていた家族にとって、私を東京に入院させるということは経済的に厳しかったのですが、父は迷わず、すぐに手続きをしました。私が東京の病院に移される朝、看護婦さんは母のもとに私を毛布に包んで連れて行きました。母は死んだかもしれないと思っていたわが子を自分の目で確かめた時、どんな姿であっても生き抜いてほしいと心から願ったと、のちに当時の心境を何度も話してくれました。

それから私は10年もの月日を病院で過ごしました。医者が言ったように、何度も死線を彷徨い、そのたびに故郷の家族には危篤の知らせが届きました。それでも小学校に入学したあたりから体力がつき、心臓の孔も手術をすることなく閉じて元気になっていきました。やがて私は故郷に戻りましたが、機能回復訓練が行なわれる環境を維持するために、18歳までは家から離れた療育施設で生活しなければなりませんでした。

今から3年前（1999年）になりますが、母はがんを患って2年近い闘病生活のあとに亡くなりました。サリドマイド事件も40年が過ぎ、当事者の私ですら、悲惨な記憶は薄らぎつつあったのですが、母の言葉でサリドマイドは終わっていなかったと思いました。病床で母は、うわ言のように「こんな体に産んですまなかった」と私に何度も詫びたのです。

がん末期におびただしい量の抗がん剤を打つ母を見ていて、結局、薬害被害の私たちも薬に頼らなければならないのかという複雑な心境にいましたが、その一方で母の命が助かるのなら、と薬漬け医療を受け入れていました。しかし、苦しそうな笑顔でベッドに横たわる母を思い出すたびに、本当に治療に必要なものは薬だったのか、なぜもっと慎重に治療についてどうあるべきか考えなかったのだろうと悔やまれます。

母が、私を産んだあとの40年近い人生をどんな気持ちで生きていたのか想像すると、やはり家族を苦しめ続けた薬害は許せないと思いました。そういう土壌を変えていない日本の医療体質を受け入れてはいけないと思いました。

（「薬のチェックは命のチェック」7号の記事より再構成）

公益財団法人いしずえ（サリドマイド福祉センター）

財団法人いしずえは、１９７４年（昭和49年）全国サリドマイド訴訟統一原告団と、国（厚生省、当時）および大日本製薬（株）との間で調印された和解確認書により、サリドマイド被害者のための福祉センターとして設立された。２０１３年４月、公益財団法人に移行した。

http://www008.upp.so-net.ne.jp/ishizue/

専門家

津田敏秀（岡山大学大学院環境生命科学研究科教授）
疫学、環境医学を専攻

疫学と行政判断　サリドマイド事件を例にして

はじめに

日本では、しばしば行政の対応の遅れにより薬害などの被害が拡大してしまうという指摘がありました。ただ、適切な対応をして被害が拡大せずに小さな事件で収まった場合には、その判断を下した行政官が大した賛辞をもらうわけではありません。一方、回収等の対策により、製薬会社に対しては経済的コストを背負わせるわけですから、対策を実行するための精神的エネルギーは相当なものです。

私は、大学で疫学を教えていますが、その際にデータの読み方と因果関係論や行政判断についても、できるだけ言及するようにしています。そのときに用いるのが１９６０年前後に起こったサリドマイド事件のデータです。この事件を題材に科学的根拠に基づいた行政判断を学生に問いかけるのです。

以下の文章と表を読んでください。ただし単に読むだけでなく、自らが厚生労働省食品医薬品局の担当課長になった気持ちで読んでください。すべてが分かった後で薬害の責任を非難することは簡単です。しかし、実際に回収決定の最前線、即ち回収の責任者として立たされたときに、果たして皆さんは決断することができるでしょうか?

サリドマイド事件

1961年6月5日、西ドイツのハンブルグ大学小児科講師Wレンツのところに奇形の一症例が知らされてきた。レンツはこのことに関して、このような症例は過去の記載の中に正確に一致するものがないので、突然変異によるものと思うと述べている。その母親はつわりの症状を緩和する薬としてコンテルガン**(注1)**を服用していたのであるが、そのことを当時知っていたとしても、この一例だけでは、コンテルガンという薬剤の服用が原因とは疑ってみもしなかったろうと、レンツは後に語っている。

ところがその数日後に奇形児を持つ1人の青年法律家がレンツを訪れ、彼の姉も同じ年に同じ奇形児を産んだと話した。彼の話によると、彼の住んでいるメンデンの町は人口3万くらいの小さな町だが、その頃上肢の短い子供が12人も生まれていたのである。彼はなにか地域的因子があるらしいと言ったので、レンツは調査に行こうと考えた。

奇形児の両親とその受け持ち医とに質問票を送って検討していたレンツは、1961年11月8日になって質問票に対する回答の中で、奇形児を生んだ母親の約20%が妊娠中にコンテルガンを服用していることに気付き、改めて全ての親に特にコンテルガンについて質問したところ50%がこの薬を使ったと返事してきた。**表1**は、レンツが症例対照研究デザイン即ち奇形児の母親にコンテルガンを服用したか否かの割合と奇形のない児を生んだ母親におけるコンテルガン服用の有無の割合とを比較したものである。

これがレンツ警告というものである。さて、11月20日レンツはハンブルグ保健局でG社代表と会ったが、会社側は極めて強硬でレンツを訴えると言って脅した。一方、ほぼ同じ頃レンツと独立に調査を進めていたバイゲルらも同じ結論に達していた。再現性があったのである。

(「サリドマイド—科学者の証言—」、増山編、東京大学出版会：絶版」から改編)

(注1) 日本ではサリドマイドとして有名な薬品のドイツでの販売名。

表1　母親がコンテルガン服用

	服用	非服用	計
症例群　奇形　＋	90 人	22 人	112 人
対照群　奇形　−	2 人	186 人	188 人

症例対照研究

ここで「症例対照研究」という研究デザインとそれにより構成される表について簡単に説明しましょう。その目的は、原因と疾患の因果関係を描き出すことです。原因（ここではコンテルガンという薬剤）と疾患（ここでは奇形）の関係を描き出すには、主に2つの方法があります。一つは、原因になる薬剤を服用した人々とそのような薬剤を服用しなかった人々を比較して、それぞれの人々にどれくらいの頻度で疾患が発生するかを測定します。これは動物実験や一般の臨床試験とおなじ理屈であり、疫学ではコホート研究デザインと呼ばれます。しかし、コホート研究では疾患発生までに時間がかかる上に、疾患の発生率が低い場合には相当な規模の人々を追跡しなければならないのでコストもかかります。しかも、人体実験を大規模に行なうことは現実的に困難です。

そこで力を発揮するのが症例対照研究の手法です。ある疾患を持った症例群とその疾患を持たない比較群を設定して、それぞれの群において過去における薬剤の服用者の割合を比較するのです。これだと大規模な集団を追跡する必要がなく、研究自体も早く進みます。しかし、コホート研究ほどには理解しやすくないので、考え方をきちんと学んでおく必要があります。

疫学理論に基づいて、症例対照研究デザインでもコホート研究デザインと同様に薬剤を飲まなかった人々と比較して薬剤を飲んだ人々において疾患の発生率が何倍高いかを推定できます。これがオッズ比です。**表1**の場合は（90×186）／（2×22）で求めることができます。もし、服用と疾患の発生率が無関係な場合は、理論上オッズ比は1となります。がんの疫学調査などでは、このオッズ比が1・3倍や1・5倍になると問題視されます。サリドマイド事件におけるオッズ比380.45（95％信頼区間83.28-2404.53）は、極めて高い数字であることがわかるはずです。

気をつけていただきたいのは、症例対照研究の表において、服用群と非服用群の合計をとってはならないという点です。症例群の服用割合が有症者の母集団の服用割合の代表であり、対照群の服用割合が非有症者の母集団の服用割合を反映していることから成り立つからです。表の読み方を90度曲げてはならないのです。しかしサリドマイド事件では杉山博氏による「いわゆるサリドマイド問題に関する統計学的考察」（日本医事新報１９６９年5月17日号）で、レンツに対する批判のために、この誤りが展開されました。

データと行政判断

表のデータを読む方法を教えた上で、他にも別の研究者による同様のデータがあると説明した後で、私は聴講する学生に対して質問を投げかけます。そして「回収命令を出す」と「回収命令を出さない」のどちらかに手を挙げさせるのです。

しかし、今まで「回収命令を出す」というほうに手を挙げた学生が半数を上回ったことはありません。一方、「回収命令を出さない」ほうに手を挙げる学生は、ほとんど皆無です。残りの学生は、ただ手を挙げそびれたのです。

薬害対策が遅れがちになる背後には、だれしもが持つ、このような「決断」の難しさが潜んでいます。手を挙げそびれた学生は、おおむねこのように言います。「もう少し検討してから…」。しかし、このような場面で「もう少し検討する」とは、その時点で「回収しない」を選んだのと同じことなのです。コンテルガンと奇形の因果関係を云々すれば「因果関係がある」、「因果関係がわからない」、「因果関係がない」の大まかに言って3種類の回答になりますが、対策、即ち回収を行うか否かは、その時点で「対策を取る」もしくは「対策を取らない」の2種類しかありません。

このような明瞭なデータがあっても、「因果関係がわからない」として、その時点で「対策を取らない」方を人は選択しがちです。しかし「(誤って)回収する」ならば主に経済的コストで済むのですが、「(誤って)回収しない」場合には、経済的コストも生じるが何よりも人的被害が重くのしかかります。過去の失敗に学ばねばならないとき、自分を、その時点での立場に置いて学ばないと意味がありません。失敗の事例を正面から学ぶ必要があります。

正解は歴史が物語るように、即座に回収しなければならないのです。これほど明確なデータが示された例は稀です。しかし、これでも実際は遅すぎたのです。奇形児出生の症例報告はすでに出ていました。オーストラリアでは、この極めて稀な出生が3週間を挟んで2例発生し、そのどちらもがコンテルガンを服用していたことが分かっていました。フィンランドでは、レンツ警告より前に売られなくなっていました。また、奇形以外にも臨床治験の段階から神経系の機能障害が多数例報告されていました。マスコミにこの件がすっぱ抜かれた後でしたが、グリュネンタール社はレンツ警告の後の11月中に自ら回収を行なっていました。

一方、日本では回収どころか「在庫処理」のために胃腸用薬剤に混ぜられて販売が続けられました。胎児の四肢の形成期頃は、つわりの症状が強くなるので、胃腸症状に対して服用した妊婦も多くいたようです。出荷停止をした後も販売は続けられ、10年後の1971年までサリドマイドが回収されずに残っていた病院もあったといいます。

先延ばしの論理

次は、先延ばしの論理として用いられる論法をいくつか紹介し、それへの反論や指摘をしましょう。これまでいくつかの公害問題を研究してきた立場として、薬害問題にも共通の問題があると思われ、同じように例示することができます。例えば、水俣病事件などでも同じような言葉が出てくるのです。

①証明もされていない他の原因を挙げたてる。

これはサリドマイド事件でも会社側により実際に行なわれました。放射線や放射性降下物、妊娠中絶の失敗、突然変異、遺伝的なもの、妊婦に対する心理的なストレスなどなどがその例です。反論としては、どの原因もこのような奇形を生じさせるという証拠はなく、たとえそのような証拠があるにしても、コンテルガンが販売される前には非常に稀な出生だったことを指摘して反論できます。

②メカニズムや作用機序が証明されていない、と言う。

反論としては、メカニズムは単に人々が納得する程度の問題だと指摘することです。過剰な放射線被爆によりがんが多発するが、それすらもメカニズムが分からないということが可能ですし、メカニズムが分かっているということも可能です。母親が妊娠中に薬剤を服用して胎児に奇形を生じたというメカニズムで何も不思議はありません。また分子レベル、遺伝子レベルでの話を要求されるかも知れませんが、そんなレベルの研究で「原因」が明らかになった疾患はほとんどありません。
③科学的原因究明が必要である。
結論先送りのときにしばしば登場する常套句ですが、科学的根拠に基づいた医学医療ＥＢＭの考え方では、レンツの表自体が科学的原因究明です。
④病理学的に明らかにならなければならない。
病理学は動物実験で原因を探るものです。なお人体病理学は、原理的には顕微鏡下でどのように細かく見たところで、原因は明らかにできません。
⑤（動物で）実験しなければならない。
ヒトで生じたことが問題になっているのです。私たちは動物の心配をしているわけではありません。
⑥逆に、サリドマイド事件のように動物実験で確かめられたとしても、「これは実験動物でのことであるからヒトには応用できない」、と言う。
動物実験結果はヒトへのいわば警告です。お互い人生は一度きりです。大事にしましょう。
⑦コホート研究ではない。
コホート研究では、時間もコストもかかりすぎますし、発生率が低い場合には、非現実的です。

コホート研究より質の良い症例対照研究は理論上十分にありえますし、実際にいくらでも存在します。

まとめ

このようにまとめて例示し、それに対する反論を書けば、対策を実施する際の反対論者に対する反論は、簡単に行なえるように見えます。しかし個人もしくは少人数が実際に問題に直面した時には、そうそう回収の判断はできるものではありません。「回収」のひと言で世の中が大騒ぎになるのです。「回収」と言わなければ、対策を実施する責任者とはいえ、その時点では自分の身には何も起こらないのです。

さらに、そもそも**表1**に示したような「2かけ2表」を作る訓練は、ほとんどの大学医学部で行なわれていません。厚生労働省の医系技官も受けていないので、レンツのような表を作るどころか、表を読む訓練も受けていない可能性があります。サリドマイド事件の紹介の元となった絶版本「サリドマイド―科学者の証言―」の編集者である増山元三郎氏は、その著作の中で「医学部にも薬学部にも関係講座がなく、薬事審議会に専門家の一人もいない現状で」と当時の状況を述べています。この状況は、後に多くの薬害事件に触発されて薬害を学んだ学者や医師が増えて少しは改善したものの「医学部にも薬学部にも関係講座がない」状況は、ほとんど変わっていないといえます。

また、多くの薬害事件に触発されて薬害を学んだ学者や医師が、薬事関係の審議会に選ばれることはまだ少ないのです。例えば薬害エイズ事件のエイズ研究班には、血液学の専門家が「専門家」として集められましたが、彼らの多くは、薬害の「専門家」ではありませんでした。もちろんレンツの表のようなデータを作ることも読むこともできません。

薬害事件のようにある種の疾患が時間的・空間的に集団発生してくる状況を「疾患のアウトブレイク」と呼びます。米国の疾病管理予防センター（CDC）では、そのような際に調査を担当する研究者を数多く抱え、さらにトレーニングコースを持つことで数を増やしています。今後、薬害などのアウトブレイクを調査する集団をトレーニングして組織化する必要があると思います。

後注

1961年11月15日のレンツ警告の時は、奇形児の両親に質問したところ50%がコンテルガンを使ったと返事してきたという証拠に基づいています。また続く18日のレンツ博士の小児科地方会での発表は、実際には重症四肢奇形児21例の母親中14人が鎮静催眠剤サリドマイドを妊娠初期に服用していたことを述べたものです。したがって、本稿の表に示されたような「対照」は後に示されたもので、当時は示されていませんでした。しかし、たとえ「対照」の服用割合が示されていなくても、直感的にこれは重大事態だと思う必要があります。症例対照研究における「対照」における服用割合は、ほぼ一般妊婦中における服用割合を反映しているからです。鎮静剤のような薬剤が50%以上の妊婦に使われていたとは常識的には考えにくいとすぐに想像するべきです。

（「薬のチェックは命のチェック」7号の記事より再構成）

編集部注　統計の用語については、229頁を参照してください。

キノホルムとスモン

日本では何万人もの被害者が出てようやく整腸剤キノホルムが原因とわかった。海外では1人を診て中毒を指摘した人がいた。この差はなぜ？

被害者　春本幸子（1933年生まれ、キノホルム服用後スモン発症）

兵庫県スモンの会会長

東京オリンピックを控えて――原因薬が治療薬に!?

キノホルムはスモンの特効薬!?

スモン被害**（注）**はキノホルムで起きたものですが、実は、スモンの治療にキノホルムが効く、とされて何も知らないまま飲み続けるという、嘘のようなことがあったのがスモン薬害です。

「スモンにはキノホルムがよく効く」という群馬大学医学部の発表を信じた医師たちが一

斉に飛びついて、患者を重症化させました。発症時は軽症だったのに、「学校へ行けるように早く治しましょう」と言って、主治医がわざわざ製薬会社のチバガイギーや武田、田辺等に頼んで取り寄せ、患者に大量のキノホルムを服用させた例は少なくありません。

治療のためのキノホルム剤をどんどん増やされて呼吸困難で亡くなった男子学生を私は知っています。職場復帰や、育児のための家庭復帰を早めようと、さらにキノホルムを服用させられた患者は数えきれません。どこそこの病院のなんとか医師のところではスモン患者が増えている、などということを患者同士で噂したものです。

スモンは、利潤追求の製薬企業、規制の甘い厚生省（当時）、医薬品の副作用に関心が薄い研究者と現場の医師、の4者によって引き起こされた薬害です。

諸外国に比べて日本で桁違いにたくさんのスモン患者が発生したのは、大量使用や適応症のむちゃくちゃな拡大、医師が自分の手元で発生している害作用に注意を払わない、といった多くの要素が重なったからですが、しかし、研究者の無責任な発表も加担していました。

注　亜急性に（Subacute）、脊髄（Myelo）、視神経（Optico）、末梢神経が障害される（Neuropathy）病気だということで、その頭文字をとってSMON（スモン）と名づけられた。

東京オリンピックを控えて、スモン撲滅作戦？

ではなぜスモン治療にキノホルムという珍妙で悲惨な現象が起きて、患者を苦しめることになったのでしょうか。スモン薬害発生までを簡単にお話します。

それはキノホルムが強い殺菌力を持っていたからです。欧州ではアメーバ赤痢に悩む植民地のために必須の薬剤でした。日本では第二次世界大戦でアジアへ出て行くために、適応症の拡大と大量使用がなされるようになってしまいました。

戦後、日本は困窮時代を経て、高度経済成長の時代に入りました。国民皆保険となり医薬品がたくさん使われるようになりました。その頃、1955年（昭和30）過ぎに、これまで見られなかった病気が全国各地で発生しました。

1964年の内科学会で、スモンという独立疾患として認められました。このときの内科学会の会長がウイルス学者前川孫二郎京大教授でした。東京オリンピック開催を目前に控え、この病気を撲滅すべく研究班が編成され、前川教授が主任研究員（班長）になりました。研究班ではスモン感染説が大勢を占めていたので、研究の主眼はウイルス発見と、その撲滅です。当時、強い殺菌力を誇るキノホルムがスモンの治療薬剤として注目を集めたのは、自然のなりゆきでした。

研究班には感染説を唱えない医師もいました。しかし、キノホルムの副作用に気づいたのは数年後、推定3万人の被害者を出したあとでした。

スウェーデンでは、たった1人の患者を見て、疑問を持って調べた医師がいて、キノホルムを止めさせたのに、日本ではそのような姿勢の医師はいませんでした。

この違いは？　わたしは悔しい思いでつぶやくのです。

（「薬のチェックは命のチェック」12号掲載の記事を再構成）

被害者

高町晃司（3歳の時に飲んだ胃腸剤が原因）
京都スモンの会、英語教師

幼児期にスモンの被害にあった

原因不明のまま、入退院を繰り返した

もうすぐ5歳になろうとする節分の日のことでした。いつものように近所の子どもたちと一緒に走り回って遊んでいた私は、いきなり足に力が入らなくなった。懸命に立ちあがって、両足に力を込めて走り出そうとするけれど、二、三歩で倒れてしまう。幼かった私は、何が起きたのか分からず、無我夢中で泣きながら自分の家まで戻り、自分の身に起きた異常を家族に訴えるのが精一杯でした。今から思えば、これが、私がスモンの発症を自覚した瞬間でした。

しかし、後から聞いたことですが、この少し前から、地面に座り込んで遊んでいる私の姿を、近所の人たちが見かけていたそうです。おそらくこの頃から、少しずつ症状が現れていたのでしょう。

「足が変」と泣きながら帰ってきた私を見て、家族はそのただならぬ様子に驚いたそうです。とりあえず、病院に連れて行ったものの、病院でも何が原因でそのようなことが起きているか、皆目見当がつかなかったということです。結局、それから約1年間、複数の病院で入退院を繰り返しましたが、どのような病気で、原因が何であるかは、分からないままでした。

幸いにも、脊髄注射による治療が功を奏し、ほとんど歩けなかった足は回復しました。しかし、この頃になって、両親は、私の異常な行動に気づきはじめました。テレビを見ていた私が、画面から数10センチにまで近づいていたのです。「目が悪くなるから下がりなさい」と注意すると、画面から一旦離れるけれど、すぐに近くに寄っていく。その行動で、視力が低下しているのではないかと思った両親は私を病院へ連れて行きましたが、すでに視力がほとんどなくなっていました。そして視力は回復することなく、現在に至っています。

薬害だと知ったのは二十歳のとき

このように私を突然襲った、「歩行困難」と、「視力の喪失」の原因が、スモンであるとわかったのは、発病から15年以上が経過した、私が20歳の時でした。

ある日テレビのニュースでスモン訴訟が話題となった際、聞き覚えのある「キノホルム」という言葉に、両親は顔を見合わせたそうです。私が3歳の時、自家中毒という幼い子供特有の病気にかかり、「この薬を飲んでおけば二度と同じ病気にかからない」と言われ、渡された「エンテル・ビオフェルミン」という薬に含まれていた物質でした。しかも、１０００

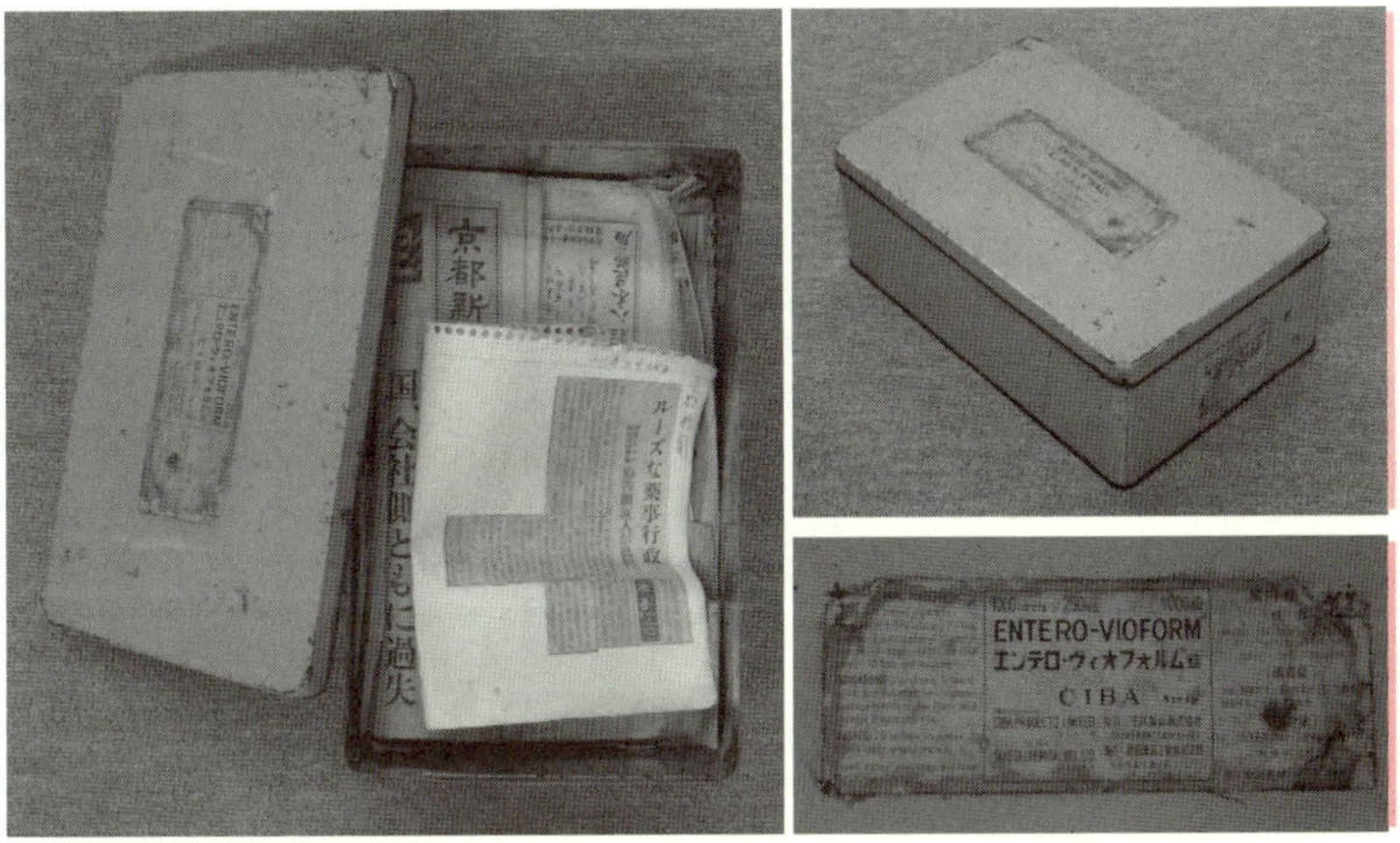

高町さんの母親が保管していた、「1000 錠入り」のビオフェルミン缶。中には関連記事の切抜きなどが収められている。

錠入りの缶をそのまま渡されて、２缶近くも飲んでいました。母は幼い子どもに、こんなにも大量の薬を飲ませたことと、その後私が原因不明の病気を発症したこととの関連がなんとなく気になり、キノホルムに関する記事を見つけると切り取って、その缶（**写真**）に入れていたといいます。そして、その缶が決め手となって、私がスモンであることが判明したのです（**編集部注**）。

編集部注　高町さんは裁判原告にはなっていない。スモン裁判が和解となってのち、キノホルムによる被害であることが証明された被害者は補償を受けることができた。しかし、市販薬にもあったことから、自身が被害者であることを知らない、あるいは補償を受けるにも証拠がないことで断念した被害者も多い。本当の被害者総数は不明である。

原因不明のまま盲学校へ、そして大学へ

話は発病当時に戻ります。自分の辛い症状がまさか薬の副作用によるものだ、とは思いもしませんでした。そして治療に明け暮れる日を過ごすうち、就学年齢に達し、視力がほぼなかったので盲学校に入学し、その後も高校卒業まで盲学校生でした。

その間、自分が視力障害者であることはわかっていても、そうなった原因がなんであるかについては、ほとんど考えなくなっていました。むしろ、「視力に障害を持った自分が、将来どのようにして生きていくか」ばかりを考えており、その思いは高校に進む頃に一層強くなっていきました。

当時盲学校では、ほとんどの生徒が理療科へ進み、針・灸・マッサージの国家免許を取って仕事とすることが普通でした。しかし私は、「少人数の画一された社会」である盲学校へとどまることに、抵抗を感じ、外の世界がどうしても見たかったのです。そこで、大学進学の道を選んだのですが、当時の私には、受験を乗り切るだけの学力はなく、浪人し、盲学校の先生にテキストを点字に直していただきながら予備校に通い、ようやく合格することができたのでした。

大学生活は、盲学校出身の私には大変新鮮で、毎日が楽しくて、「テキストを自分で点字に直さなければならない」とか、「講義の時には、配布された資料や板書された文字が見えない」などの困難さはあったものの、助けてくれる友人も数多くいました。盲学校で、わず

か数人のクラスメートしかいなかった私にとって、多くの友人たちと交流することは、何にもかえがたい楽しみでした。まさしくそれは、大学進学を決めた時に夢見ていた世界で、進学を選んだ自分の選択は正しかったと思い込んでいました。

就職を断念して英国留学

しかし卒業の時期が迫り、就職活動を始めると、人生で最大の壁にぶつかりました。視力に障害があることを知った企業は、会ってくれないばかりか、資料すら送ってくれない。大学進学を決めた時、「就職で苦労するだろう」とは、何となく意識はしていましたが、まさかこれほど困難だとは…。そこで就職を断念して学部を転じ、社会福祉学科で障害者雇用について学んだところ、想像以上に厳しい現実が見えてきました。この時点で、「広い外の世界が見たい」との理由だけで大学進学を決めた、自分の認識の甘さを、初めて思い知らされたのでした。

が、この時は「何か人より秀でたものがあれば、障害があっても就職はできる」と信じ切っていました。そこで、少しは得意だった英語を生かそうと、通訳・翻訳の専門学校に入学することにしました。創設以来この学校には、視力障害者が入学したことはなかったそうですが、「視力障害が、通訳者や翻訳者になるために、致命的な障害とは思えない」と入学を認めてもらえました。この学校で学ぶ過程で、実際に英語圏で勉強する必要性を感じて、イギリス留学（まずは語学学校）を決意しました。

私が入学を希望したイギリスの語学学校でも、視力障害者が入学したことはなかったそうですが、「全力で支援するから、ぜひ来なさい」と言ってもらえたのです。１９９０年、28歳の時のことです。


こうして、思い切って飛び込んだイギリス社会ですが、そこでの2年間は、大学に進学した時以上に衝撃的でした。

大卒時の日本での就職活動で、障害に対する差別と偏見を痛感させられた後ゆえ、余計に強く感じたのでしょうが、イギリスでは障害を、周囲がごく自然に受け入れているのに驚きました。

あるイギリス人の友人の言葉が今でも忘れられないのですが、それは、「君は視力が悪いのだから、視力が必要なことが苦手なのは当然のこと。だからそれは、視力のある僕らがすればよい。でも僕らにはできず、君にできることももちろんあるはずなので、その時は助けてほしい」

この言葉を聞いたとき、「障害をその人の個性のように受け止めて、何の偏見もなく受け入れるイギリス社会の懐の深さ」を痛感しました。視力障害者に対する大学の支援体制も、日本よりははるかに充実していたこともあり、そんなイギリスの社会が心地よかった。次に進んだ「大学院」で「国際関係論」を学び、論文が認められ、修士号を取得できました。

そのような中で過ごせた2年間は、私の生涯の中で最も充実し、また幸福な時期だったと思います。

やっぱり厳しかった日本の現実

当時の日本はバブル全盛期で、留学生の採用にも積極的な企業が多く、求人もかなりの数がありました。「就職説明会のために帰国するのなら、旅費を負担する」という企業まであったほど。そのような状況と、イギリスで身に付けた英語力と、修士号の資格により、「日本に帰国したら、今度こそ就職できる」という確信に似たものが、私の中に芽生え始めていました。しかし、そんな思いを胸に帰国した私を待っていたのは、大学卒業時と全く同じ現実でした。

ほとんどの企業が、視力に障害があると分かると、就職試験すら受けさせてくれない。私の中に込み上げてきたのは「試験を受けて不合格なら実力がないからだが、実力を見せる機会すら与えられないとは、何と悔しいことよ」という、やり場のない憤りと哀しみでした。

日本の社会では、いくら努力して実力を付けても、障害者が仕事をもって自立するのが、いかに難しいか、に、改めて気が付いたのです。この時私はすでに30歳を過ぎており、将来の展望もまるで立たず、途方に暮れていました。通訳・翻訳の専門学校での勉強は続けてはいるものの、将来の仕事に繋がる目処はまるでなく、明確な目的もないまま、インプットだけを続ける毎日を、送るほかに術はありませんでした。

学習塾で教える

そうしているうちに十数年が過ぎてしまいました。

そんなある日、大学の時の先輩に偶然再会し、その方が経営されている学習塾で、自分の経験を話す場を与えてもらいました。それが思っていたより好評だったようで、その後、中学生には「歴史」と「時事問題」を、大人には「英会話」を、教える機会をいただきました。

こうしてようやく、これまで学んできたことを生かして仕事に就くことができたわけですが、これは、大学の先輩で理解ある人に再会したから実現したのであって、もしお会いしていなかったら、私は今も無職のままでしょう。

生きる術を保証する社会を

幼い時にスモンを発症して障害者となった私たち若年発症者は、将来生きていくための術を学ぶ教育を受ける段階で、まず出遅れることが多い。何とかそれを克服しても、「障害者は健常者より能力が劣る」という社会の偏見が、大きな壁となって立ちふさがる。

前例がないのに受け入れてくださった、通訳・翻訳の専門学校の担当者、イギリスで学校に受け入れてくださった上に、自らの家庭にホームステイまでさせてくださった語学学校の責任者と大学院の担当教授、そして働く場を与えてくださった大学の先輩…という、理解ある人たちとの出会いによって、これまでなんとか生きてこれました。この幸運にはほんとうに感謝しています。しかし、個人ができることには限界があります。やはり、国が制度として、生きていく術を保証する必要があると思います。

薬害被害者は、「強い副作用があることを承知で薬を販売し続けた大手製薬会社」と「それを容認してきた国」により、障害を負わされたわけです。「ただ薬を飲んだだけ」で困難な人生を強いられたことへの、悔しさや無念さを抱えて生きてきました。そして、さらに、「大手企業や日本社会の無知と偏見によって、余計困難な人生を強いられている」と言っても過言ではありません。

これまでは家族に支えられ、そんな中でも生きてこられました。しかし両親も高齢となった今、自立していかなければならない。今こそ、政府や企業などの日本社会が、私たちに生きる術を与えてくれる時期ではないだろうか？

金銭的な補助ももちろんですが、障害がある…というだけで、採用しようとしない企業の姿勢の転換など、することは山ほどあります。

薬害被害者が、尊厳を持ちつつ充実した人生を送るために、社会の再構築を、強く、強く望んでいます。

（編集部より：高町さんは、視力障害者用のソフトを使って原稿やメールのやりとりをします）

注射による筋短縮症

整形外科医の世界では常識であった筋短縮症。小児科医に伝えられず、不要な注射が幼い子の小さな筋肉を壊して成長を止めさせ、障害者をつくった。

被害者

岸 光哉（長男が筋短縮症の被害にあう）

親の会結成時から裁判の終結とその清算時まで会計として統括し、薬害筋短縮症の会として再発足時から会長

つくられた障害の責任はだれにある？

発症の要因と被害実態

1973年（昭和48）10月、山梨県鰍沢（かじかさわ）町を中心に、ある医院で大腿部に注射をされた幼児に大腿四頭筋短縮症が集中発生し、新聞各紙が「幼児23名が奇病／歩行困難／カゼの注射が原因か」と報道しました。

これを受けて同年11月30日、患児の親の会を結成しました。同時に地区の労働組合が親の

会を支援して、「山梨県大腿四頭筋短縮症児救済対策会議」を結成しました。地区労組がこのように親の会支援に素早く対応した背景には、「公害学習」があります。73年8月に山梨県南巨摩郡中富町に進出しようとしていた金属会社の誘致阻止と富士川の水を守るため「工場公害と水の汚染」について、宇井純氏（当時東京大学講師）を招いて川の工場廃液による汚染問題を学習しました。そして2回目の学習会は11月に医薬品公害について高橋晄正氏（当時東京大学医学部講師）を招きました。親の会結成は、高橋さんの講演直後です。

同年12月に第1回自主検診が行なわれ、それ以降の検診を合わせた結果、283人が大腿四頭筋短縮症、41人が三角筋短縮症、7人が臀筋短縮症と診断されました。

この事態を重視した山梨県選出の国会議員によって筋短縮症問題が衆参両議院で取り上げられ、翌74年3月22日には参議院予算委員会で高橋さんが参考人として出席し、大腿四頭筋短縮症の大量発生は筋肉注射によるものだと主張しました。

厚生省（当時）も調査や対策に動き出し、全国的に大きな社会問題となりました。75年6月に日本小児科学会の有志医師による検診団が、東京・大阪で第一回自主検診を行ないましたが、受診申し込み者が多く、7月に第二回検診開催が必要となりました。被害児の拡大が予測されたため、8月に「注射による筋短縮症自主検診団」が結成され、診断基準の統一や治療方針がまとめられました。そして京都市で本格的な第一回自主検診がスタートし、全国各地での自主検診が始まりました。

全国各地での検診の結果、要観察者を含め総障害児は8583人となり、厚生省の実施した検診発表のBランク者（要観察者）を含めた障害児数は9657人であり、2つの検診者を合計すると1万8240人もの被害児が出たことになります**（注1）**。

注射の対象となった疾患は、病名調査によると、かぜ45・2%、下痢・消化不良7・5%、発熱5%、麻疹4%、肺炎4・6%、扁桃腺炎4%、気管支炎2・7%、喘息2・4%、中耳炎2%、その他21・9%というように、ほとんどが入院を必要としない、いわゆる軽度の疾患でした。

注1　両検診の二重受診児数は極めて少なく、数%以下と推定される、とのこと（文献1）。

抗生物質の乱用

筋短縮症大量発生の最大の根本的な原因は、健康保険医療にあります。1974年12月末現在の各地の自主検診の資料から、注射液生産高と患児発生とが比例していることが明らかとなりました。注射による筋短縮症は以前から発生していましたが、60年代に入って急増しています。61年4月に「国民皆保険制度」がスタートしました。そして、67年からさらに注射剤の生産が増えています。この背景に抗生物質クロラムフェニコールの筋肉注射がありました。

自主検診団のデータと裁判等で保全されたカルテを分析した結果、筋短縮症が集中して発生した医院では、注射剤にクロラムフェニコールが多用されていました。もともとクロラムフェニコールは錠剤で、三共・山之内・藤沢の三社が独占していました。この市場へ参入するため東洋醸造（92年に旭化成に合併）は、クロラムフェニコールの筋注用製剤を開発し、医療機関への納入価格を大幅に下げました。すると本来の薬価（いわば定価）と納入価格との差額（いわゆる薬価差益）が大きくなります。その結果、筋注用製剤を大量購入する医療機関が出てきました。

日本の「国民皆保険制度」では、薬剤処方や検査など、形として見える医療行為がされない限り、医師は収入が得られない仕組みになっています。そのことが、かぜなどに対し、治療上不必要な注射が濫用された原因となったのです。

被害拡大の責任はだれに？

注射時の年齢と筋短縮症の発症率に関する調査によると、生後1か月未満38・1％、1か月から6か月未満27・9％、6か月以上1歳未満16・6％などとなっており、1歳未満での発症が非常に高い。赤ん坊に傷害を与えたことは、医療行為とはとうていいえるものではなく、決して許されることではありません。山梨をはじめ、各地でこの被害に対する責任追及の裁判が起こされました。

1978年1月、注射が原因で足や肩に取り返しのつかない傷害を受けた子どもをもつ京都・滋賀の親の会（正式名称：注射による筋短縮症から子供を守る京滋協議会）は、カルテ保全ができた被害児・家族を代表原告団として提訴に踏み切りました。

裁判の目的は、

①基礎的な安全確認をしないまま医薬品を製造販売した製薬会社
②それを監督しないで許可した国
③直接医療を担当した医師や病院
④医師の権益擁護に狂奔し営利本位の濫診・濫療を招いた日本医師会

の四者に対して、その責任を問うためでした。これら四者が人間の生命と健康を何より大切にする本来の医療の姿勢に立っていれば、子どもたちが傷害を受けることはなかったのです。筋短縮症の子どもたちは人為的につくられた障害児たちなのです。

京滋筋短縮症訴訟と他の地区の裁判との違いは、大きく2点あります。

一つは、代表原告団であることです。現在の法律では損害賠償を請求するという形でしか裁判ができません。そして提訴するにはカルテが必要です。しかしカルテ保存期間の関係でカルテがない被害児も多数いました。たとえ裁判で勝っても、提訴できない大勢の被害児の救済にはつながりません。裁判の一番の目的は、加害者の責任をはっきり認めさせることです。そこで提訴できる条件の整った会員を原告代表として、提訴できない会員も自分の裁判として考え参加し、最後まで全員で一致団結して行動することを決めました。

二つ目は、被告の中に日本医師会を加えたことです。

残念ながら裁判途中で、代表裁判の解釈を巡って会員間に食い違いが生じ、原告ではない者とは一緒に裁判をやれないと脱会した一部会員もあり、最後まで混乱しました。裁判の被告は国・医師会・医療機関や医師・製薬会社（13社）と多いため、18年余りの歳月を費やしました。18年という長い裁判は、患児自身が親になるほどの歳月であり、親自体が高齢化し疲れました。また先行する各地の裁判情勢**（注2）**などから見て、やむなく和解に応じました。

１９９３年11月、京都地裁より「和解勧告」がなされ、和解交渉に入り、96年にそれぞれの被告を相手に和解が成立しました。結果は、国と医師会の責任は問わず、製薬会社と医師からの損害賠償金は極めて少額でした。

日本の裁判は常にこんな形で終了してしまいます。そのため薬害は後を絶たず、エイズのような直接生命にかかわる薬害まで引き起こしてきています。

注2　福島（１９８７年）、山梨（１９８９年）、新潟（１９９０年）、愛知（１９９１年）、大阪（１９９１年）とつぎつぎに和解した。

なぜ今、会の活動継続が必要か

長い、長い裁判が和解という形で終わりました。その年（96年）の12月に、被害児の発見や治療に多年にわたり尽力してくださった自主検診団の医師や、長期裁判闘争を手弁当で務めてくださった弁護士、親の会発足以来事務局として会組織を守り抜いてくださった全労済（全国労働者共済生活協同組合連合会）の役職員の方々を招いて、「感謝の集い」を開催しました。

その席上、自主検診団の谷岡賢一医師が、「当たり前のことですが、医療被害を出してしまってからでは遅いということです。日本では過去にいくつもの医療被害がありました。サリドマイド・スモン・HIV感染等いずれも悲惨な医療被害です。大事なのは、被害を発生させないことです。私たちは筋短縮症の問題から学んだことを決して忘れることなく、安心して医療を受けられる社会を作りだすための努力を今後も続けていくことが必要です」と言われました。

被害児の親としてできることは、これから生きていく子どもたちの精神的・身体的な苦しみが少しでも軽減するように、今後も被害者全員が諸問題に対応解決できる組織として京滋協議会を存続させることではないかと考えました。裁判の終結を会の終結とするのではなく、新しい一歩と考え、大人になった被害児を中心に薬害に対する姿勢を今までの「守り」から「攻め」に転じ、これから生まれてくる生命が安全に健やかに成長する世の中にするために、会を継続しました。

「再び筋短縮症を発生させるな」をスローガンとして、会員の診断相談・損害補償活動の継続および薬害撲滅を会の目的にしました。全国薬害被害者団体連絡協議会（略称：薬被連、1999年11月結成）が発足したことを知り、2000年4月に加入しました。薬被連に加入したことで、薬害根絶フォーラムに参加し、薬害である筋短縮症の被害実態や被害者の現状を訴える会の存在を広く知ってもらう機会となりました。

薬被連の活動を通して知ったことですが、医療従事者が過去の悲惨な薬害を知らない。たとえば最近、「生後3日目に発熱したわが子に4日間にわたって合計14本の筋肉注射が打たれたが、筋短縮症にならないか心配です」という相談がありました。その病院では他の子どもにも注射をしていたといいます。薬害教育の欠如を痛感しました。

このまま放置すれば新しい筋短縮症被害者を出すのではないか。今後も、薬害や医療被害を防ぐために厚生労働省交渉や、薬害の実態や情報を提供する活動、文部科学省に対して薬被連を通じて薬害教育の実践と普及を要求していきます。

筋短縮症被害者の今

薬害筋短縮症の会

再発足して被害者が役員となり、自分たちの諸問題への対応や、薬被連の薬害根絶や再発を防ぐ運動に取り組んできて、早くも16年の歳月が経過しました。高齢になった会長（被害者の親）に代わって、当事者である副会長が薬被連の会合や各種行事に出席して職責を果たしております。

この間、その時々の厚生労働大臣には、筋短縮症の自分たちの実態に基づいて、障がい者の認定基準の問題や救済疾患の問題、また介護保険が施行された時には筋短縮症を特別疾患として認定するよう要望書を提出してきました。これらの問題について行政側の担当者とも話をしてきました。しかし、16年間、何の進展もないままです。

被害者たちは今や40歳代から50歳代になりました。注射をされた脚の部分の障がいだけでなく、股関節や腰や、それらに関係する筋肉や神経の痛み、苦痛に日夜悩まされております。これらの症状に対して、治療や専門医療を行なえる医師が、全国的に不足し、数人しかいないのが現状です。薬害筋短縮症の存在そのものを知る医療者がほとんどおらず、被害者たちが受診しても、その訴えが理解できず、的外れな治療になることもあります。

そこで、今、会が期待と要望を持っているのは、今年（２０１４年）５月23日に成立した難病法です。40年以上放置されてきた日本の難病が、ようやく法の対象となります。今まで難病の特定疾患治療研究対象事業は56疾患でした。今回の難病法で３００疾患になりました。しかし、筋短縮症は入っていません。

厚生労働省が難病の定義として発表したものは、

★発病の機構が明らかではなく、治療方法が確立していない

★希少な疾病であって長期の療養が必要なもの

また、指定難病として医療費の対象とするものは

★患者数が本邦において人口の０・１％以下であること

★客観的な診断基準が（それに準じるもの）確立している

です。筋短縮症でこの定義に沿わない点は「発病の機構」が明らかだということのみです。その他の対象事項に適応しています。40年前に社会問題として全国的に取り上げられ、その後、各地で裁判闘争に入り、10年以上の長期にわたる裁判の結果、国の責任は問えないで、

そのまま被害者は放置されました。

筋短縮症は被害者数も自主健診を受診した者の数しか厚生労働省でもわかっていないのが現状です。全人口から見れば少なく、生命の危険もないと判断され、今日に至ったもので、私たちの救済要請に応じることはありませんでした。

筋短縮症は完治することは望めません。適正な治療方法や専門医もいない難病となりました。被害者たちが今後の日常生活で生きていくためには、筋短縮症が今回の難病法の定義の中で認定されなくてはなりません。民主主義社会において国民の権利を平等に受けることができるようにするための、今回の難病法の制定でしょう。長年にわたり放置されてきた筋短縮症が、難病法の難病に認定されるための活動を、私たちは続けています。ご支援をお願いいたします。

薬害筋短縮症の会（旧称：注射による筋短縮から子供を守る会）
趣旨：再び筋短縮症や医療薬害を発生させるな、をスローガンに会員の各種相談・他団体の薬害被害者と連携して、薬害撲滅や被害者救済の運動や活動を行なう。
1999年（平成11）5月に発足した本会は、被害の当事者たちが役員として運営や活動に携わっている。http://www015.upp.so-net.ne.jp/kintan/

専門家

患者の苦悩を支える医療をめざして

林 敬次（はやし小児科院長、医療問題研究会代表）
小児科医として、注射による筋短縮症自主検診団に参加

筋短縮症の症状と病態

筋短縮症の症状は、注射を打たれた部位によって大腿四頭筋短縮症、三角筋短縮症、臀筋短縮症に分かれます。

大腿四頭筋短縮症は膝関節が曲がらなくなり、歩くとき「分回し」といって膝を伸ばしたまま足を外側に回しながら歩かなければなりません。また、腰をかけるとき膝を曲げられないし、正座もできないのです。三角筋短縮症の場合は肩の関節が曲がらなくなり、「きおつけ」をしても腕が身体につかず、手の動きが制限されているので日常生活が大変不便です。肩の筋肉が萎縮し肩紐がかからないなどの不都合があります。臀部の場合は腰が曲がらず、座ることができなくなります。また、二次的に起きる関節の脱臼などによる痛みなどさまざまな症状が患者を苦しめます。さらに、皮膚の陥没や瘢痕などの美容的問題もあります。

被害者は1977年の厚生省（当時）発表だけでも大腿四頭筋短縮症8833人、三角筋短縮症656人、臀筋短縮症168人であり、全国で数万人はいると推定されました。

このような症状を起こす筋肉の病態はどうでしょうか。注射剤によって筋肉内細胞が壊死（筋肉細胞の死亡）すると、白血球が入り込み壊死した筋肉細胞を掃除します。そこに血管と線維芽細胞が出現し、やがて線維細胞に置き変わります。これを搬痕形成といい、傷が治った後にケロイドが残るのと同じです。この線維は筋肉の長径に沿って紐のようになるので、筋肉全体の伸縮性がなくなります。特に、成長期の子どもでは骨は長くなるのですが筋肉の中にできた「紐」は長くならないのでますます相対的に「短縮」することになります。

患者の苦悩と自主検診団

この原因がわからなかった間は、患者とその家族は障害に加えて「奇病・伝染・遺伝」などの社会的偏見のための苦悩が加わりました。そのため、静岡県熱海市の患者一家が心中するというような悲劇さえ起きました。

1973年、保健師が注射との関係を疑って問題になっていた、山梨県南巨摩郡鰍沢町（現、南巨摩郡富士川町鰍沢）などの富士川流域を、高橋晄正氏の要請で東大医師グループが調査をしました。患者の集積状態や注射の既往歴から原因が筋肉注射であることが推定できました。

そして、1974年6月、第77回日本小児科学会での高橋晄正氏の講演でこの調査結果が明らかにされました。被害児童の親による「守る会」が山梨県救対会議の呼びかけで15都府県で結成されました。これは、労働者組織の援助によるところが大きかったです。また、検診会場の提供などにはキリスト教会の支援もありました。

守る会の要請に応えた検診が、北は北海道から南は沖縄まで、手弁当で集まった「自主検診団」の手で行なわれました。これは、当時の若手小児科医・整形外科医・看護師などが、大学闘争でめざした医療改革の課題を医療被害の問題の中で見いだしたことも背景にあったのですが、同時に筋肉注射という当時の医者ならだれでもやっていた医療行為が医療被害を引き起こすことを知らなかったことへの反省を込めたものでもありました。しかも、これらの注射は、かぜに対する解熱剤や抗生物質が処方されたことが原因であり、本来は全く不必要な薬剤であったとわかって来るにつけ、日本の小児医療全体の問題であるとの認識があったからです。

また、日本医学界の閉鎖性や、患者（児）の人権を重視しない、危険の回避を考えない体質があることも認識することになりました。筋短縮症は整形外科学会には報告されながら、単に学問的な興味として同学会に報告するだけで、他の医学会や注射した医師、小児科医、内科医には特別何も知らされませんでした。患児の被害の拡大を防ぐために、危険を回避するためには何をすればよいか、ということを考えないという医学界の体質です。

原因の明確化と学会闘争、その成果

厚生省・都道府県・医師会の対応はほぼ患者隠しに終始しました。自主検診団の検診では、すべての検診会場で患者が発見され、社会問題化し、国会でも論議されました。

これらの活動と並行して、裁判に備えて疫学調査とともに、ウサギを使った筋肉障害の実験を開始し、実験的拘縮症（短縮症）をつくることを実証しました。また、手術所見などの検討も含め日本小児科学会や日本整形外科学会に発表し、両学会に拘縮症委員会を作らせ筋肉注射が原因であることと、筋肉注射を止めるべきであるという答申を出させました。

このような活動を通して、薬害が起こるのは患者の体質によるものであり薬剤の責任ではないという、「体質論」を論破しました。この「体質論」は、厚生省・製薬企業・医師会が主張し、それまでの薬害裁判で使われた常套手段でした。さらに、多くの教授など権威者は「傷害された筋肉はネズミでは再生しているのだから注射では筋短縮症は起こらないはずだ」と主張しましたが、このような「黒を白」というような詭弁をも打破いたしました。

自主検診団の活動は、対自治体・対国との交渉や裁判で闘う患者とその家族に対する側面援助となり、1996年京都滋賀を最後に全ての裁判で勝利的和解を得ることができました。

筋短縮症は薬害である、と国や製薬会社に認めさせたことによる成果は、

①被害者に対する社会的偏見を克服した
②被害者は裁判で勝利的和解を得た
③民主団体（労働組合など）の薬害に対する取り組みを実現した
④全国の民主的小児科医・整形外科医が自主検診団として活動し、その後も様々な分野で活動を続けている
⑤厚生省・製薬企業・医局講座制からの圧力にもかかわらず、学会を巻き込んで医学的にほぼ完

べきに原因を証明し、薬害であることを明らかにした
⑥小児医療を大きく変更することができた（筋肉注射を追放した）
などが考えられます。

残した課題

私は、自主検診団発足と共に検診とウサギの実験を担当し、宮田雄祐医師（当時、大阪市立大学医学部）の指導で筋肉障害と実験的筋短縮症の作成をしてきました。同じ頃より、医療問題研究会に入り、医療職場からの医療内容の変革をめざして活動してきました。小児科学会での闘いが下火になると共に、自主検診団の人数は減り、私自身も職場での医療と労働条件改善、国労・沖縄闘争などに活動の重点を移しました。しかし、薬害問題は常に頭から離れませんでした。私の薬剤問題に対する姿勢は、この筋短縮症自主検診団の活動に基礎を置いています。

現在の視点から、筋短縮症の闘いが残した課題を考えてみました。
①小児医療の改革を筋肉注射だけでなく、小児医療全体を世界水準のものとすること
②小児医療や一部整形外科医療の問題だけでなく、医療全体の改革をすること
③薬剤の乱用を指摘したが、それをさらに「効かない薬」「害のある薬」の批判に広げる
ということではないかと思っています。

（１９９７年に開催した第1回医薬ビジランスセミナーの分科会「薬害の検証」での講演より再構成）

薬害HIV

便利さと危険は背中合わせ。専門家は患者の1人がエイズを発症したため非加熱製剤の危険を確信したが加熱製剤の導入を2年も遅らせた。なぜ？

被害者
花井十伍（1962年生まれ、30歳でHIV感染を知る）
元大阪HIV訴訟原告代表、全国薬害被害者団体連絡協議会代表世話人

二度と薬害を起こさせないために、何ができるか

はじめに

こんにちは。二度と薬害を起こさないために、市民サイドで何ができるのか、をお話したいと思います。様々な動きの中でこのような会**（注1）**を催されるというのは、非常に重要なことだと思います。主催された各位におかれては、非常にご苦労がおありであったことだろうなと思います。

薬害エイズの被害者の一人として私は、患者本人がいかなる状況にあったか、そして今いかなる状況にあるのか、体験的に語るに止めたいと思います。ただ、その前に薬害エイズ、これは普通の薬害とは違った側面が何点かあろうかと思います。それについてまずお話しまして、全体的なフレームワークの中で一人の患者の私がどういう状況にあったかを聞いていただければと思います。

注1 NPO医薬ビジランスセンターが企画、主催した第1回医薬ビジランスセミナーのこと。花井さんの話は、「薬害の検証」という分科会のひとつでのもの。

血液行政の問題

薬害といいますけれども、私たちの使っていた血液製剤というのは、人血を分画した、血漿分画製剤というものです。均質な化学物質によって作られて、均質な製品ができる薬剤というようなものではなく、人血由来の製剤であると。ここが他の医薬品と異なります。臓器に準じた血液というものを原料にしている。ですから薬事行政ということもあるんですが、血液行政の問題であったといえると思います。

私たちは薬害エイズといっていますが、厚生省（当時）はこれは副作用ではない、生物製剤であるから薬害ではないんだといっておりましたが、１９８８年（昭和63）に私たちの働きかけで医薬品副作用被害救済基金の対象となる旨、細則で定めたわけです。世界的な趨勢は、薬剤としての安全性を確保するのは当然だけれども、血液独自の安全確保の網もかぶせて扱っていこうというのが、ヨーロッパなんかの流れです。日本においても、そういう動きの途中にあるということだと思うんですが、いまだに血液に関する基本的法律はありません。

私どもは血友病という原疾患を持っておりまして、これは生まれながらの疾患です。生まれながらのものですから、一番初めの医師というのは小児科の先生なんです。小児科の医師と極めて親しく治療を受けながら、結果として治療の過程でＨＩＶに感染してしまったということです。

それからもうひとつ。薬害といいますが、ＨＩＶは感染症であったということです。この感染症が、日本でも知るところとなったのは、１９８１年６月５日のＣＤＣ（米国の疾病コントロールセンター）報告なのですが、いわゆる同性愛者の中で後天性免疫不全というのが発見された。それ以降、麻薬常習者の中にも、そういう人がいるみたいだと。それから１年ぐらい経って、血友病患者にも何人か同様の免疫障害が見られるという、そういう流れで報告されました。

日本においては、マスコミの中でセンセーショナルに登場したのは１９８７年の神戸の女性患者の死亡を写真週刊誌が顔写真付きで報道した、いわゆるエイズパニックという事件がありました。そういう特殊な、こわい、未知の、よくわからない、伝染性の病気であるという顔を持って登場してきたわけです。ですから、そういう中で差別とか、患者探しとか、そういう異常な状況があったわけです。

これが、薬害エイズの、一般的な薬害とは違う側面ではないかと思います。

１９６０年代まで──輸血

さて、あまり時間がないので足早に進みます。私は１９６２年の生まれでして、このときは血友病の治療は薬剤ではなかったんです。血友病というのは、止血するための第Ⅷ因子、第Ⅸ因子と呼ばれる凝固因子が欠乏している、それがゆえに止血できない、そういう病気なんです。血小板は異常がないんですが、血小板が止血するのに糊の役目を果たす部分が形成できない。そういう病気です。

ですから、単純に健康な人の血を輸血すると、その健康な人の血の止血凝固因子によって治療が可能だったんです。対症療法です。また、遺伝病だったので、根治治療というのはできないわけで、今遺伝子治療がとやかくいわれていますが、それはもっと後の話であって、対症療法を行なってきた。

１９６０年代──クリオ製剤の登場

１９６０年代になりますと、クリオプレシピテートといいまして、健康な人の血液から第Ⅷ因子を多く含む部分だけを取り出すという、これがいわゆるクリオ製剤というものです。そしてクリオ製剤を利用して治療するのが一般的になりました（編集部：日本ではクリオは１９６５年に開発された）。

血友病というのは出血すると血が止まりにくいわけですから、血を止めてやればいいんですね。クリオ製剤で治療すればいいんですが、治療するまでの過程で病院へ行くまで出血しっぱなしなんです。特に血友病で問題になるのは、関節内の出血、筋肉内の出血、もっとひどいのは内臓内の出血。そのうち、頭蓋内なんかだと致命的になっていく。ですから、早く、いかに早く血を止めるかということが問題になる。

脳内とか内臓の致命的な出血ではなくても、関節内でも非常に痛みを伴いまして、「痛い、痛い」と言いながら電車に乗って、乗り換えて、診察券を出して、診察を受けて、注射を打ってもらってと。それまで待っているうちに、もうこんなに腫れ上がってしまうんですよね。足なんか、下手すればバレーボールぐらいにまで腫れ上がったり……。そうなると、たとえそこで止血しても、出血した血液の吸収というか非常に予後が悪い。止血がすぐ、できればいいんです。

1970年代——自己注射と非加熱製剤の登場

ちょうどこの頃、70年代の後半ですが、自己注射という方法がありました。そうすると、自己注射、血液製剤を自宅の冷蔵庫に入れて置いて止血しなければいけないときにすぐに打つという、これが私たち患者にとっては救いとなったわけです。問題の、薬害の原因となった非加熱濃縮製剤が出てくるのも1970年代に入ってからです。

いわゆる薬害エイズ問題においては、輸入濃縮非加熱製剤を自己注射、あるいは病院で投与することが一般的になりかけた時期と、HIVの出現が重なったことに最大の不運があったわけです。その移行期がゆえに、過去の治療法を復活させることも、またある程度可能な時期だったのです。

安永という医師が薬害エイズ訴訟の中で、「クリオというのは蒸気機関車である。新幹線で行くのも蒸気機関車で行くのも治療としては変わりない」とおっしゃっているように、手間はかかりますが、クリオでもある程度治療は可能であった。点滴をして差し替えながら、自分の家でする。しかしながら、クリオには不純物も多く副作用の問題もありましたし、高単位の補充には不向きなところもありました。濃縮はその名のとおり、量が少ないので自分で注射器で打つことができる。

ちょうど自己注射（点滴）が始まって、ああこれで家で打てるなという状況があって、そのうち先生が「今日からこんなんが出たよ」ということで、「ああ、これが濃縮か」と。とてもコンパクトで、しかも少ない量で大量に使えるようになった。患者のほうは、少なくとも私自身はそういう感じだったのです。

ところが、現実にはこれが主にアメリカから原料を輸入したもので、アメリカの売血によって作られた製剤だったわけです。しかしそのときに、私たちはそのリスクを知るすべもなかったし、確かに製剤のどこかに「made in USA」というのがあったように思うし、「アメリカからこんなものが入ってくるんだな」と思った記憶はあります。しかし、それを特別気にすることもなく、使い続けたわけです。私はちょうど高校生ぐらいでした。青春の一番活動的な時期で、それまでは出血すると学校を何日か休むということを繰り返してきたので、自己注射から濃縮製剤を打つ過程というのは、患者にとっては非常に明るい話題だったわけです。

１９８０年代——エイズの報告

１９８０年代に入りまして、エイズという病が報告されます。同性愛者、ゲイの人たちの間で奇病があるという記事を読んだ記憶があります。その後１９８２（昭和57）年7月ですか、血友病患者の中にもということで新聞に載りました。それを見て私は、「これは一体どういうことなんだろう」と思いました。

裁判では因果関係がどうのこうのという話になりますが、麻薬常習者・ドラッグユーザーというものと血友病患者の共通点は何か？　血液媒体ということはすぐにわかるんですよね。因果関係があって学術的に証明されたというのなら別ですが、ウイルス分離はもっと後だし、第一、ウイルスかどうかも分からないという状況でした。その時点で、血液製剤が怪しいというのは、患者にとっては明らかだったわけです。なんだろうな、大丈夫かなという漠然とした不安もありました。結果論的には、できれば「濃縮」は使うべきではなかったなということになるんですが。

しかし、使い続けた。結果的に私は使い続けることにしました。というのも、プラスの情報が2つありました。いずれの情報も帝京大学の安部さん**（注2）**の話に出てきたものなんですが。これがいわゆる血友病の患者誌に載りまして。実家から送ってもらったものを、当時大学生だった私は下宿ですぐ読みました。

そこには、「エイズというものがそんなにすぐ感染するものではない、感染率は非常に低いものであるということ」、そして、「たとえ感染しても、発症することはほとんどないんだということ」が書かれていました。加熱製剤の技術がもうできている、この加熱技術によってウイルスの不活化が可能であろう、今はまだ非加熱だけれども、危険性の低いウイルスであるうえに、さらに安全な技術がそこまで来ていて、それが間もなく実用化されるであろう、だから全く心配ないであろう、という内容だったんです。

その当時、今ほど文献とかそんなに目にはしていませんでしたが、「そんなに危険はないんだな、そして加熱製剤というものができていて加熱されていくんだな」と思ったわけです。

さらに、そのときの主治医も、そんなに心配する必要はないんじゃないかというニュアンスのことを言いました。今だったら、主治医に対してもっと詳しく確認するんですが、当時の私は、先生はそんなに心配していない、大丈夫だ、という判断に流れてしまったんです。この判断をみなさんはどう思われるかわかりませんが、少なくとも私はそういうことによって安心だろう、とたかをくくっていたんです。

注2 安部英：元帝京大学副学長。血友病治療の権威。患者の一人がエイズにかかり1982年12月には非加熱製剤の危険を確信。1983年6月に厚生省エイズ研究班の班長、加熱製剤の治験責任者を務め、加熱製剤の承認遅延に一役買う。薬害エイズに絡む業務上過失致死事件で起訴されたが2001年3月東京地裁で無罪判決。控訴後、認知症発症のため公判停止、2005年88歳で亡くなった。

１９８５年12月――非加熱製剤から加熱製剤に

私がＨＩＶ感染を知ったのはいつかといいますと、これがまただいぶん遅くて92年のことなんです。それまでどうしていたかといいますと、まず１９８５年12月、この時に主治医が「今日から新しい薬が出たから、もう安心だよ」と新しい薬をくれたんです。これがミドリ十字のコンコエイトＨＴという加熱製剤です。このとき私はびっくりしたんです。

今考えると、加熱製剤の認可が１９８５年7月ですから半年ぐらい遅れているのですね。今だと「ふざけんな」と言うところですが、その当時はすでに7月に加熱製剤が認可されていることすら知りませんでした。ではなぜびっくりしたかといいますと、「加熱製剤」というのが「全く新しい薬」として登場するとは、思ってもみなかったんです。

安部さんの話からいくと、加熱すれば不活化するということだから、今までの薬も順次移り変わっていくのだ、安部さんの話が83年のことですから、遅くとも84年ぐらいにはどんどん加熱されていっている、つまり自分はすでに加熱製剤を使っているのだと思っていたわけです。そういう程度の認識だったんです。私個人の話ですが。

患者団体として活動されている石田さん**（注3）**や、石田さんと一緒に活動されていた方々の認識はまた違うと思いますが、私は全く孤立した患者だったので、そういう患者組織にも入っていないし、ひとりの単なる血友病患者として全く関係のない所にポツンといたわけです。そういう患者にとっては、そういう認識だったんです。

注3　石田吉明さん（1945〜1995）、大阪HIV訴訟の初代原告団代表、最初に実名で任を担った。

感染していない——主治医

話を戻しますと、85年の12月、「じゃ、今まで非加熱だったのか」とびっくりしました。(製剤の）ケースの色も変わってますし、なるほど、どこから見ても「新しい薬」なんですね。これには本当に驚きました。しかも非常に危険率が低いといったところで、ゼロではないんだから、まあ大丈夫だと思ったのはだいぶん前の話ですし、そうだったら少しぐらいは当たる確率があるんじゃないかと思いました。そういう不安を持ちながら日々を過ごしていました。

HIV感染は、自分はどうだったんだろうという不安があるんです。この不安に応えてもらうには医者に行くしかない。検査する必要があるかも知れないし、(医師が内緒で)もうやっているかも知れないし、よくわからない。

86年ぐらいだったと思います。ある日、主治医が、「君は感染していなかった」という主旨のことを病室ではなく、他の話をしているついでにしてくれたんです。待合室の隣だったと思うんですが、「君は大丈夫だったよ」と言われたんです。私は「そうですか、ありがとうございます」と言った記憶があります。いつの間に検査したのか分からないままに、それ以降、「自分は感染しなかったんだな」と信じて過ごしました。

感染の不安を抱えて

89年ぐらいになると裁判が始まっていました。大変なことになっているなと思っていましたが、自分は感染しなかったんだという感じで裁判を見ていました。今までの私の話をお聞きになると、何も確認しないで薬を使い続けて、その後も感染の確認もしなかったんだな、とお思いになるかも知れません。

事実、正直、私は医師がそんなに心配していないのならそんなに心配しないし、また医師がそうだと言えばそうだと思うし。ましてや死に至るかもわからない病になっているかどうかということで、主治医に「大丈夫だった」と言われればその言葉を信じたいわけです。そういう意思が働いていたと思うし、医者が言ってるんだからそんないい加減なことは言わないというのもあったので、自分は感染していないんだとずっと信じていた、信じようとしていた。

ちょうど87年の神戸でのエイズ報道の時も、血友病のことは友人たちは皆知ってたので「大丈夫か」と尋ねられて、「検査して大丈夫だったから、皆の方が検査していないんだからした方がいいんじゃないか」というようなことを言っていたように思います。そんな風に、明るく軽く友人にエイズの話をするのとは裏腹に、実はなんとなく漠然とした不安がある。病院に行く度に、カルテを見ても自分は感染していないという証拠はどこにもないように思える。

1992年——感染を知る

そして92年になって初めて、自分から「調べてください」と言いました。そのとき医師と患者のコミュニケーションは対等にとれていなかったと思います。「調べてください」と言って初めて、主治医は調べた。

医師は以前に私に陰性と言ったことを忘れてるんですよね。調べてもらうときに、「先生、僕に感染していないと言いましたよね」と言うと、「そうだったかな」とそういう感じなんです。そして、陽性だということがわかったんです。それが92年です。

調べて陽性だった時も、これは間違いかも知れないということで何度も調べたけれども、全部陽性だったんです。そこで初めて自分が感染していることを知った。非常に曖昧な状態でいたなあと思いました。医師も忘れてるなんて。でも考えてみれば当たり前なことなのでしょうね。医師は何人もの患者を診ているんだから、私にとっては生死にかかわる問題であっても、向こうにとっては何人かの患者のうちの1人であるし。それはそうかも知れないんですが、やはり患者としてはやりきれない。でも、そういう状態だったんですね。

血友病の患者にとって医師というのは、幼い頃からのつき合いですから、「小学校に上がったのか」「先生、就職悩んでいるんです」とかいう形で、その関係というのは長く深いんですね。そこに上下関係でもないけれど先生の言うことが一番正しいと思いがちだったんです。そういう中で、信頼を置いていた医師に全面的にお任せしますという体質があったのですが、これは、薬害ということを考えても一般的な医療を考えても非常に問題があったと、今にして思います。間違っていたと思います。

1983年——厚生省エイズ研究班

それ以降の話、HIVに感染してしまって以降の話は、いろいろあったんですが、直接関係はないのでここでは申し上げません。ただ1983年にエイズ研究班ができて、加熱製剤の緊急導入が議論されているのですが、加熱の早期導入またはクリオ製剤へ一部戻るという対応が必要ないという結論が出た時期、83年というのはマスコミにエイズ関連の報道がほとんどありませんでしたし、私も何も知らなかったんです。

しかし、裁判を通して、当時、緊急ではなくて一般的な手続きの中で加熱製剤の導入が可能であったといわれています。

HIVの年表を書くと非常にいろんなことが書かれるのが83年です。この時、私は全く何のデータもないままに安部さんの2つの「安心情報」だけを信じていたわけです。ですから、薬害を防ぐ体制、監視体制、国の責任、製薬会社の責任を問うたし、私は裁判としてやりましたし、刑事裁判として被告となっている人もいますが、と同時に、薬の一番のインターフェース（仲介者）、ユーザーは病院ですから、患者と医師との関係や、患者がどういう状態にあるのかと、そういう部分で、監視する体制をとらなければ、今後も薬害はなくならないと思います。

お医者さんだってミスするし、お医者さんって何も調べないんですね、結論から言うと。

第4ルート（**注4**）のときなんか、血液製剤を投与したという意識もなく、よく効く薬があるということで製薬会社のいいなりで、ほとんど何も知らないんです。

お医者さんが悪いということではなく、あまりにも薬が多すぎるし、今の医者の勤務体制の中で薬の全ての情報を把握するのは不可能に近い。そしてまた患者のためだからといって積極的に徹夜してまで薬について調べているかというと必ずしもそうではないと思います。こういうシステムが現状としてあるということを前提に、薬害を防ぐにはどうするかを考えないと、製薬会社は人の命を助けるために薬を作るんでしょ、薬務行政は国民の命を救うことでしょ、医師は人の命を助けることでしょと、いくら、そう言ったところでどうしようもないですから、このようなセミナーは非常に大切だと思います。

時間が少なくなってきました。本当はもっといろんなことをお話したいんですが、今回は薬害を防止するためにどうしようか、医薬品の良し悪しをどこで見極めるかということでしたので、1人の患者がいかに情報に無知で、医師に対して他人任せ的な対応をしていたかについてお話しました。このへんで終わります。

（第1回医薬ビジランスセミナーの分科会での講演より再構成）

注4　血友病でない患者（新生児や手術患者）への非加熱製剤によるHIV感染についての読売新聞の報道で、性感染（第1ルート）、母子感染（第2ルート）、血友病患者への非加熱製剤による感染（第3ルート）に対して、初めて用いられたとされている。

薬害ヤコブ

事務処理だけでヒト乾燥硬膜を承認し、被害報告も無視し続けた。日本で世界の3分の1以上を使い、世界中の被害者の3分の2近くが日本にいる。

被害者

上田 宗（父親をヤコブ病で失う）
医師、ヤコブ病サポートネットワーク代表

危険性警告を無視し続けた国が起こした薬害事件

長い裁判の始まり

２００２年（平成14）３月25日、薬害ヤコブ病訴訟は５年４か月におよぶ審議を経て和解により一応の解決を迎えました。国は、サリドマイド、スモン、薬害エイズなどさまざまな薬害を繰り返してきたその歴史の上に、国民との間に新たなる約束をしたのです。

薬害ヤコブ病裁判は、１９９６年11月に大津地方裁判所に滋賀県の谷さん夫妻が提訴したことに始まりました。当時世界ではＢＳＥ（**注1**）への恐怖が広がり、日本においてもその危険性が考えられ、厚生省（当時）の研究班により、全国4千余りの精神科、神経内科、神経病理施設に対して、その類似疾患であるクロイツフェルト・ヤコブ病（**注2**）などについて緊急の調査が行なわれました。

調査の結果、日本でＢＳＥは発見されませんでしたが、脳外科の手術を受けた人でヤコブ病発症が明らかに多いことがわかりました。これが原因に違いないと感じた谷さんは、友人の助けを借りて徹底的にその可能性について調べ始めました。そして、その執念ともいえる追究は、様々な真実を明らかにし、全国の被害者が立ち上がるきっかけとなり、１９９７年９月には東京地方裁判所でも提訴がなされました。

注1　牛海綿状脳症。この病気がマスコミで大きく取り扱われるようになった時は狂牛病という言い方がもっぱらだった。他の動物にも伝達されるため、より一般的な名称として伝達性海綿状脳症が用いられる。

注2　1920年にクロイツフェルト博士が報告し、翌21年にヤコブ博士が報告したことからこの名がついている。頭文字をとってCJDとも略す。本文では「ヤコブ病」を用いている。

そもそもヤコブ病とは

ヤコブ病は、裁判になるまで、一般にはほとんど知られていなかった病気です。病原性プリオンというたんぱく質が主に中枢神経系を冒すことによって起こる難病で、本来は非常に珍しく、100万人に1人程度が突然発病するといわれ、発症するとめまい、神経、精神症状、認知症、小脳失調など様々な症状が現れます。

早期診断が難しく、病院を渡り歩いているうちに症状が非常に急激に進行し、数週間から数か月で動くことも話すこともできない無言無動という状態になり、そうなってようやく診断がつくことが多いのです。しかし、今のところ治療法がないため、発生後数年以内にほとんどの人が亡くなっています。

薬害ヤコブ病の被害はまだ終わらない

ドイツのB.Braun社で作られたBSSというヒト乾燥硬膜（ライオデュラ）がヤコブ病の病原に汚染されていて、それを日本の会社が輸入し、使ったために起こりました。

硬膜とは脳や脊髄の表面を覆う硬い膜で、問題のヒト乾燥硬膜は脳腫瘍や、手術あるいは外傷で硬膜に欠損が生じたときの傷を修復するために使われたのです。この企業は、ヒト乾燥硬膜を死体から採取して作りましたが、ドナーの死因などはまったく考慮せず、闇取引で原料硬膜を入手していました。そして、あろうことか600枚もの硬膜を一括処理したため、それらの中の1枚でも汚染していればすべての硬膜が汚染される結果となり、被害を拡大させました。

しかも、危険性が明らかとなった後にも、製品の回収などはまったく行なわず、記録の改ざんまで行なったのです。

日本政府は、1973年このヒト乾燥硬膜を3か月というきわめて短い期間で、十分な安全性チェックも行なわないままに承認しました。人から作った初めての医療用具であるにもかかわらず、中央薬事審議会での審議にもかけず、事務手続きだけで承認を決めたのです。そのうえ、世界における数々の危険性の警告を無視し続け、米国で出された1987年の第一症例の警告さえ無視し、10年以上放置しておいて被害を拡大させました。

2003年3月時点において、世界で151例といわれる硬膜移植によるヤコブ病被害者のうち、日本が93例を占めます(未確定を入れると100例)。世界に出荷されたヒト乾燥硬膜の実に36%、40万とも50万枚ともいわれる硬膜が日本で使われ続けました。硬膜移植を受けてヤコブ病を発病するまでの潜伏期間は数年から30年以上ともいわれ、まだまだ被害者が増えています。しかし、ドナー選択が行なわれず、闇取引での原料入手で、さらに情報の改ざんまでも行なわれたため、正確な予想を立てることはできません。

裁判の提訴と経過

1996年11月大津地方裁判所、翌97年9月東京地方裁判所と続けて提訴された薬害ヤコブ病裁判では、ヤコブ病を発症した被害者の状況とともにその家族の悲しみと後悔が赤裸々に語られました。そして被告である国については、医療用具の杜撰な承認、海外での危険性警告を長きに渡って見逃し被害を拡大させた危機管理能力のなさなど様々な実態を明らかにし、企業については、利益を何よりも優先させる姿勢を明らかにしたうえで、2001年7

月に結審しました。

結審に当たり、両地方裁判所は早期全面解決のために和解を勧告し、同年11月9日に大津地方裁判所が、同月14日に東京地方裁判所が、それぞれ所見を示しました。同月22日、全当事者（あるいは家族）がこの所見を踏まえて和解手続を進めることに同意したため、2002年3月25日、この訴訟は和解によって全面的に解決することになりました。

この間に集められた署名は2万人以上、第一次和解の被害患者は20人に上りました。その間には数限りなく集会や署名活動が行なわれ、厚生労働省前ではいつも「父を返せ。母を返せ。息子を返せ。愛する人を返せ」というシュプレヒコールが響き渡っていました。

しかし、裁判での審議中、国や企業は、全面的に争う姿勢をとり、実態が明らかになる過程においても、被害者を省みない、救済しようともしない責任回避の姿勢を貫き、さらに被害者の家族の気持ちを傷つけ続けました。

父の発病

裁判の真っただ中、1998年12月に、父は69歳でヤコブ病を発症しました。

地域の開業医であった父は、発症の11年前に脳外科手術を受けていました。その際にヒト乾燥硬膜ライオデュラが使われていたのです。父はヤコブ病を発症後、約1年間の入院生活後に死んでいきました。当時私は、あまりに急激に病状が進行し、日に日に壊れていく父親を前にどうすることもできませんでした。

ヤコブ病による症状が、私の父に出始めたのは1998年の夏頃でした。両脚の様々な場所に痛みが起こり、車の運転中にセンターラインをよく越えるようになり、動物に追いかけられるような悪夢にうなされて、たびたびベッドから落ちるようになりました。医師であった父は、夜な夜な痛みに耐えながら、自分の症状が普通の病気では説明できないと悩み、様々な診療科を受診しましたが、はっきりした病名が付けられることはありませんでした。

父の11年前の手術が髄膜腫という脳腫瘍であったことから、ヒト乾燥硬膜が使用されている可能性を、私は当然考えるべきでした。しかし、「この痛みが解剖学的にも神経学的にも説明できない」という父の言葉を素直に評価することをしませんでした。

そして12月末の孫の誕生会当日、小脳失調といわれる身体のふるえで明らかにヤコブ病を発症しました。コップの水をこぼし、箸をうまく使うことができず、皿に顔を近づけてやっとの思いで食べ、まっすぐに歩くこともできないようになっていました。

父への告知

翌日、医療機関に入院することになったのですが、ヤコブ病という病気は当時の私の頭にはなく、脳の深部の梗塞を疑っていました。しかし、父の病状は日一日と恐ろしい勢いで進行し、これは梗塞であるはずがないと強く思いましたが、それでもヤコブ病は私の中ではありえない疾患でした。そしてその症状はほかの病気ではありえないほどに悪化していき、1人で歩くことも食事をとることもできないほどになりました。

その頃になって初めて、主治医から父の病気がヤコブ病である可能性について説明を受けました。父の発症当時、医師である私は、硬膜を介した薬害ヤコブ病の被害が取り上げられていることを新聞報道で知っていました。しかし、まさか自分の父親がヤコブ病を発症するなんて考えることはできず、主治医からヤコブ病である可能性があることを聞いてもなおその事実は受け入れがたいものでした。

しかし、不定愁訴のように感じられた父の症状一つ一つに、初めて説明がついたように思いました。そしてこんなことならもっと話をしっかり聞いてあげればよかった、そうすればもっと早く診断できて少しでも多く親孝行できたのに、という後悔が自分の中から湧き上がってきました。

その後、父親には私から告知しました。ヤコブ病の可能性が高いこと、手術の際に使用したヒト乾燥硬膜が原因かもしれないこと、治療法もなくあと数日で意志の疎通が不能となること、さらに１００％死亡することまですべてを話しました。家族みんながいる前での泣きながらの告知になりました。

入院前から父は「私がわからない病気だからそう簡単には他の医者にもわからないよ」と述べており、ヤコブ病という病気についてすぐにのみ込めなかったようですが、自分が死んでいくことははっきりと理解し、自分の病気に対する分析に納得しているようでした。しかし、その一方で母に対しては、病室のベッドから柵を乗り越えて立ち上がろうとして、「厚生省へ行ってくる」と言って暴れたそうです。

その後には、ものが二重に見えるようになったり、幻覚を見ているようでおびえたり、話すことも困難になり、5日ほどで意思の疎通ができない状態になってしまいました。

無言無動の1年間

父と私が医師であったため、父は、意識がはっきりしているうちに病気の状況と薬害であったことを知りました。そのため、今後どうしてほしいかなどを私たちに伝えることができました。そして、原因を知ることで、国への思いをほんの少し表面に表しました。

父以外のヤコブ病患者で自分の病名を知ったうえで死んでいった方は1人もいません。多くの患者さんと家族は、病気の診断がつかず、いろいろな診療科を受診し、診断がついたときには意志の疎通ができない状態になっていました。ねぎらいの言葉ひとつ伝えることができない状況に、家族は悔やみ続けます。あるいは、診察した医師に怠け病といわれ、無理やり訓練をさせようとしたことを後悔する家族もいます。

ヤコブ病の診断がついた後は、治療法がないからと大学病院などでは転院を迫られます。しかし、普通では起こらないにもかかわらず、感染がむやみに恐れられていたため、受け入れてくれる医療機関が少なかったのです。

父は約1年間無言無動の果てに息を引き取りました。

ヤコブ訴訟に加わるまで

私は、父親の発症後1年近く、訴訟に加わろうと思いませんでした。訴訟に勝利しても父が元に戻らなければ意味がないと思ったし、国や医者の世界への恐怖感、薬害事件における原告医師は類を見ないという状況もあり、提訴を拒んでいました。しかし、ヤコブ病に関する情報がほとんどない中、あろうことか国は係争中の事例に関しては相談できないという姿勢を頑なにとり続けていました。それは、裁判での争いを超え、せめて残された時間、家族が気兼ねなく患者さんに尽くせるような体制が必要だと感じていた私の考えとは、まったく異なった対応でした。延々と責任の所在を争い続け、最後に和解により謝罪するという、国がそれまで繰り返してきた薬害事件の対応が依然として存在していたのです。

このままでは父のヤコブ病発症が、これからに生きない。今後も発症してくるであろう多くの被害者のために、よりよい体制を作りたいと考え、裁判に加わりました。

裁判の争点は「予見可能性」でしたが、国の言い分は1例だけでは予見できないというものでした。米国では1987年、28歳の患者さんが硬膜移植によってヤコブ病を発症したことが明らかとなるやいなや、禁止勧告が出されましたが、これとはあまりに違いすぎる国の対応でした。

私たちの確認書に込めた思い

私たちの裁判は、2002年3月25日、国と企業双方との間で、和解により解決しました。

和解に至る経過の中で特にこだわったのは、薬害ヤコブ病訴訟がヤコブ病被害者の救済に留まらず、日本の薬害再発防止・根絶に役立つように、という点でした。

そして実際の和解による確認書において、医薬品などの安全性に関する情報収集体制の拡充強化と、危険性に対する必要な危険防止の処置、さらに薬害の発生防止のために医学、歯学、薬学、看護学などの教育の中で、過去の事件を取り上げるなどして医薬品の安全性に対する関心が高められるように、約束させました。

これからの取り組み

ヤコブ病は本来極めて稀な疾患で、神経内科医でもその診療に携わった経験に乏しいというのが現状です。また家族として介護経験を持つ方々も、他のヤコブ病患者の支援者にはならないという状況がありました。早く過去を忘れたいと考えたり、まれな病気で周囲の理解を得にくく、しかも感染性が強調されてきたため、ヤコブ病であることを隠していたりしたからです。そこで和解に向けての取り組みの中で、国主導ではなく、原告・弁護団・支援者自らによる経験を生かしたサポートネットワークを構築し、絶望のどん底にいる患者・家族を支援する体制を作りました。

「ヤコブ病サポートネットワーク」は、現在も電話相談とＨＰによる情報提供、メールでの相談、地域相談事業を行なっています。また、被害者団体である「薬害ヤコブ病被害者・弁護団全国連絡会議」は、薬害を繰り返さないための様々な活動を続け、医者・研究者が続けているヤコブ病の早期診断法や治療法開発への取り組みに対して協力を続けています。

現在までに130人が被害原告として立ち上がり、126人が国と企業との間で和解に至りました。

1999年11月には、これまで起こったさまざまな薬害事件の関係者が集まり、全国薬害被害者団体連絡協議会（薬被連）を発足させました。この会は、その被害の経験を生かして、薬害を根絶しようとしている団体です。この会を通じて、薬害ヤコブ病訴訟の和解と成果が、これからの日本に生きるように共に努力をしています。

最後に私たちが確認書の中に盛り込みました4つの誓約を書きます（枠囲み）。

（「薬のチェックは命のチェック」12号より再構成、被害者数は2014年9月現在）

1．厚生労働大臣及び被告企業らは、本件について両地方裁判所が示した前記所見の内容を真摯かつ厳粛に受け止め、ヒト乾燥硬膜ライオデュラの移植によるヤコブ病感染という悲惨な被害が発生したことについて指摘された重大な責任を深く自覚、反省し、原告らを含む被害者が物心両面にわたり甚大な害を被り、極めて深刻な状況に置かれるに至ったことにつき、深く衷心よりお詫びする。

2—イ．厚生労働大臣は、サリドマイド、キノホルムの医薬品副作用被害に関する訴訟の和解による解決に当たり、薬害の再発を防止するため最善の努力をすることを確約したにもかかわらず、本件のような悲惨な被害が発生するに至ったことを深く反省し、その原因の解明と改善状況の確認に努めるとともに、安全かつ有効な医薬品・医療用具（以下「医薬品等」という）を国民に供給し、医薬品等の副作用や不良医薬品等から国民の生命・健康を守るべき重大な責務があることを改めて深く自覚し、さらに、医薬品等の安全性に関する情報収集体制の拡充強化を図り、医療関係者等に対する情報の迅速かつ十分な提供を始め、こうした情報に広く国民がアクセスできる体制を整備して、情報公開の推進と収集した情報の積極的な活用に努める。万一、医薬品等の安全性、有効性、品質に疑いが生じた場合には、直ちに当該医薬品等について科学的視点に立った総合的な評価を行うとともに、それに止まらず、直ちに必要な危険防止の措置を採るなどして、本件のような悲惨な被害を再び繰り返すことがないよう最善、最大の努力を重ねることを固く確約する。

2―ロ．厚生労働大臣は、我が国で医薬品等による悲惨な被害が多発していることを重視し、その発生を防止するため、医学、歯学、薬学、看護学等の教育の中で過去の事件等を取り上げるなどして医薬品等の安全性に対する関心が高められるよう努めるものとする。

3．厚生労働大臣は、生物由来の医薬品等によるHIVやヤコブ病の感染被害が多発したことにかんがみ、これらの医薬品等の安全性を確保するため必要な規制の強化を行うとともに、生物由来の医薬品等による被害の救済制度を早期に創設できるよう努める。

ヤコブ病サポートネットワーク
HPは、http://www.cjd-net.jp/　TEL/FAX 0120-852-952

薬害肝炎（HCV）

何千人もの血液から作られた血液製剤に1人でも感染者の血液が混じればその製剤全部が感染源になる。HIVよりも対処が困難なことも多い。

被害者

山口美智子（1987年、産後のフィブリノゲンでC型肝炎に）
九州原告1番、薬害肝炎訴訟全国原告団代表

「患者の命を守る」役割とは

製薬企業の責任を問う

2008年2月4日、大阪高裁と福岡高裁において、国との和解が成立しました。5年の歳月をかけて闘ってきた薬害肝炎訴訟も解決に向けた一定の道筋がつきました。
私たちは、フィブリノゲン製剤および血液凝固第9因子製剤によって、C型肝炎感染被害を生じ、かつ、その被害の拡大を防止しえなかったことに対する責任を国に認めさせること

ができました。世論の後押しを得て、薬害肝炎救済法を制定させることまで到達もできました。この救済法によって、今後も薬害肝炎被害者の救済が進められていくことでしょう。

しかしながら、2008年2月半ば時点においても、判決後においても、製薬企業は常に国の責任の背後に隠れ、薬害被害者を無視し続けてきました。東京地裁においては、「適切で十分な指示・警告をしなかったため、血液製剤によって肝炎になる危険が医療現場に伝わらず、漫然と使用され、肝炎の感染を拡大させた」とし、「ここにこの薬害の本質がある」と、国と被告企業を指弾したのです。とりわけ、大阪・福岡地裁では、クリスマシン製剤に関して、医療現場への危険性の警告を怠ったとし、被告企業の責任を糾弾しました。

偽装を許さない世論を

さて、2007年の世相を現す漢字として選ばれたのは「偽」でした。「偽」が選ばれたのは、食品の偽装が相次いだからです。偽装によって食品の安全をないがしろにし、私たち市民の食に対する信頼と健康を脅かした企業の多くは、廃業に追い込まれました。

医薬品は食品以上に科学的な事実が求められます。偽装は絶対に許されません。患者の体に取り入れられ、命に重大な影響を及ぼすものだからです。ところが、被告企業は、「患者の命を守る」という製薬企業の役割を放棄してきたとしか思えません。

さらに被告企業は、薬害を知りながら、今日まで何ら対策も取りませんでした。集団感染の発覚から数えても20年以上経ちます。肝炎が人の健康をむしばみ、命を奪うのに十分な期間です。事実、その間に命を落とした患者がたくさんいます。原告の中にも、解決の日を迎えることができずに、2007年4月、肝がんでなくなった人がいます。

フィブリノゲン製剤によって肝炎に感染した被害者の数は、被告企業が認めただけでも、1万人を超えるといわれています。人生を奪われ苦しみの中に叩き落された被害者が1万人以上いるということです。これほどまでに健康と命を軽視する製薬企業を許すことはできません。

もし被告企業が、今後も企業としての存続を許されるとすれば、「患者の命を守る」という製薬企業の原点に立ち返ったときです。製薬企業は、医薬品の安全性と有用性確保についての重い法的責任を負っているのですから、危険性が一例でも報告されれば、利益追求を一時中断してでも救済責任を負うべきであることは当然です。今こそ「一人の命も奪わない」という決意を固める時がきたのです。そうすれば、過去の行ないを真剣に反省し、口先ではない本当の謝罪の言葉が出てくるはずです。

国との和解が成立した今、被告企業は、国の背後に隠れず、謝罪する勇気を持つべきです。そして、「患者の命を守る」誇りと責任をまっとうする製薬企業として生まれ変わることを患者の一人として願っています。

（「薬のチェックは命のチェック」30号の記事を再構成した）

編集部補足 山口美智子さんはC型肝炎訴訟での最初の実名原告です。裁判に関わる以上、名乗ることは本人には当然のことだったのですが、取材する人たちから、「肝炎は感染する病気であるということで偏見があり、差別されている被害者もいる」と聞いて、非常に戸惑ったそうです。

C型肝炎に感染していることは、出産してその産婦人科医院を退院する時に血液検査をしていたので知っていました。その時は、「輸血したから肝炎に罹るかもしれないのは防ぎようがない」と思っていたそうです。肝炎感染は防ぐことができたと知ったのは、2002年10月の新聞記事を読んだ時。そこには、大阪と東京とで輸血後肝炎が裁判になっていることが載っていました。

山口さんの出産は1987年。その10年も前の1977年に、米国ではフィブリノゲンは承認が取り消されていました。にもかかわらず、日本ではさらに1998年まで使われ続けたのです。ここには、まるで笑い話のような、信じがたい、本当の話があります。

フィブリノゲンは薬の再評価に合格しているのです。なぜそれが可能だったのか?「フィブリノーゲンミドリ」という商品名を「フィブリノゲンミドリ」と変えた、つまり「ー」をとって別の商品を装ったというのです。しかも裁判で判明したことですが、ミドリ十字社の製品であるけれども、別会社が承認をとった、という。ごまかしの上にごまかしを重ねている。「ミドリ」と付いていますから、承認する側（国）も十分に承知していたに違いないのですが、証拠はない。ともかく名前を変えて再評価を得たという、信じがたい話です。

被害者は推定200万人といわれていますが、もっと、もっと多い可能性があります。C型肝炎被害者の半分は産科でしたが、未熟児や新生児期に使っていた場合、今後、若い世代で肝炎患者が出てくるかもしれません。被害者本人がそうだと知らないまま、体の不調をひきずっていることもあるに違いありません。

山口さんは小学校の教諭でしたが、C型肝炎の治療や裁判をやり抜くことと仕事の両立は困難と判断して、2001年退職し、C型肝炎に関する実情を多くの人に知ってもらおうと活動してきています。

（取材とまとめ　坂口啓子）

被害者

須藤和也（仮名、1985年出生時にクリスマシン使用）

フィブリノゲンではなく第九因子製剤による被害者

関東在住の須藤和也さん（仮名・29歳）は、1985年（昭和60）、近隣の小さな医院で生まれました。

未熟児でときどきチアノーゼ（呼吸困難や血行障害によって皮膚や粘膜が紫色になった状態）が起きるため、総合病院へ転院し、そこでブドウ糖などの点滴を受けました。それから数日後、点滴の針を刺し入れた部位と採血部位から出血傾向があり、その治療として、「クリスマシン」4mlが使用されました。須藤さんに使われたクリスマシンは、エイズウイルス（HIV）感染を生んだものでもあります。

クリスマシンをはじめとした非加熱血液凝固第九因子製剤は、「血が止まりにくい」とされた新生児出血症、肝疾患や消化器疾患で出血や吐血、下血があった場合、手術時の出血などに、止血目的で、1972年から1988年まで、不要な場合にも安易に広く使用されていました。非血友病患者への使用がそれで、「第4ルート」といわれています**（注1）**。

須藤さんはこのために、生まれてすぐにC型肝炎ウイルス（ＨＣＶ）に感染しました。しかし、彼がＨＣＶに感染している事実を知り、C型肝炎という診断を受けたのは２００１年、高校1年生の夏のことでした。

１９９６年のある日突然、須藤さん家族のもとに、出生時に転院した総合病院から手紙が届きました。「ＨＩＶ感染のおそれがあるから検査を受けて報告してほしい」という趣旨の要請であり、血友病以外の疾患で、該当製剤が使用された患者がＨＩＶに感染していないか、診察と検査を呼びかける手紙でした。須藤さんの両親は、このとき初めて、息子にクリスマシンが使われていたことを知り、小学生の息子には、血液型検査をすると伝えて検査を受けさせました。ＨＩＶ検査の結果は陰性でした。そして、4年後の２０００年秋、新聞報道で今度はＨＣＶ感染の疑いがあることを両親は知りました。病院から手紙はきませんでした。両親は念のためにと自発的に息子を病院へ連れていき、検査を受けさせました。結果は、陽性でした。

注1　332頁の注参照。非加熱血液製剤の血友病以外の人への使用による感染が、ＨＩＶ感染以外のC型肝炎ウイルスの感染にも拡大して用いられた。

「薬害」を意識したとき

診断当時高校生だった須藤さんは、「C型肝炎にかかっているといわれても、実際、なんのことだかよくわからなかった」といいます。まだこれといった症状もなく、須藤さんの感染は出生時ですから当然ながら本人にはなんの記憶もありません。両親はC型肝炎の情報を積極的に収集し、やがて提訴に向けて準備を始めました。しかし本人は、そのことはほとんど知らされていませんでした。

こうして須藤さんは、02年10月に提訴した薬害肝炎訴訟第1次提訴の原告となりましたが、大学受験を控えていたため、裁判傍聴や打ち合わせには両親が出席しました。初めて公判に顔を出したのは、受験を終えた04年3月のこと。翌4月に福岡で開かれた薬害シンポジウムに参加し、衝撃を受けました。そこでは、サリドマイドやスモン、ヤコブなどの薬害被害者が集い、その被害を訴えていたのです。

「初めて薬害の被害者を目の当たりにして、話を聞いて……ショックを受けました。なんでこんなことがあるんだろうって」

そのとき、薬害そのものについて意識するようになったといいます。

2007年末から08年にかけて、薬害肝炎訴訟の原告団による座り込みや国との和解などが報道されましたが、当時、前面に出て訴えていたのは、山口美智子さんをはじめ、40〜50歳代の女性が中心でした。というのは、薬害肝炎訴訟は、出産の際の出血を止める目的で使われた「フィブリノゲン」という非加熱製剤による女性の被害者が圧倒的に多かったからです。

クリスマシンなどの非加熱凝固因子第八、九因子製剤によるC型肝炎患者は出生時の使用が多かったので、被害者の多くは、訴訟当時まだ20歳代。就職や結婚も〝これから〟という時期です。「ウイルス感染症」ということでこうむる差別や偏見を避けるため、匿名で活動している原告は少なくありませんでした。須藤さんも、その1人です。

「クリスマシンによるＨＣＶ感染の可能性がある」として、国が検査受診を呼びかけていたのは、１９８１年12月までにクリスマシンを使用された人でした。須藤さんは、呼びかけの対象外である85年の出生です。「僕は、対象に入らない時期に使われたクリスマシンが原因でＨＣＶに感染していた。対象外だから大丈夫だと検査をしなかった人が、僕みたいに感染しているかもしれない」、だから「多くの人に薬害肝炎を知ってもらうことが一番の目標」として、匿名ながらも、各地の裁判の傍聴に赴き、さまざまな人たちと交流しながら、積極的にビラを配るなどの活動を続けていました。

そんな彼も、もう29歳。就職し、結婚を控え、ことし（２０１４年）の冬から半年のインターフェロン治療 **（注2）** を始めます。「訴訟中は就職活動をしていたので、治療はしたくなくて、ずっと延ばし延ばしにしていました。でも結婚前に治しておきたい、けじめみたいなものかと思って、治療を始めることにしたんですが、仕事があるので土曜日に通院できる病院を探すのがけっこう大変です」。そう言う彼は、匿名での活動理由をこう語ります。

「今でもそうですが、病気のことは、嫌な気分になるのであまり考えたくないんです。できれば話さないでいたいし、考えないでいたい。それに学生時代のことですが、バイト先の仲間と、何かの話のきっかけでＨＩＶとかウイルス感染症の話になったんですね。そのときに、その人が『あれはヤバイよ、すぐにうつるから近寄るな』みたいなことを言っていて、ゾッとしました。自分の周囲の人が、病気のことをそんな風に思っているんだと知って、できることなら話したくないし、知られたくないと思ったんですね」

肝炎は確かにウイルス感染症ですが、日常の生活で感染することはまずありません。しかし、「肝炎ってうつる病気なんだって」と言われ、友人や職場の同僚が離れていった経験をもつ患者や原告は少なくありません。入院中、洗濯機の使用が禁止されたり、食器を別にされたり、専用のトイレをあてがわれるなど、医療機関の対応でさえ、そうなのです。消毒設備がないからと歯科診療を拒否される、公立の体操教室で入会を拒否される、病気を理由に就職不採用や解雇されるなど、病気への無理解で理不尽な目に遭わされることは、ＨＣＶ感染者にとってまれなことではありませんでした。

「実名で活動している人には、ありがたいというか、自分ができないことだし、複雑な気持ちがあった」と、須藤さんは言います。だから少しでも自分のできることをと、匿名ながら、学生時代のほとんどを訴訟活動に費やしてきたのです。

（取材：大西史恵）

注2　ウイルスに感染した時に、炎症細胞からでるウイルス攻撃物質の一つ。C型肝炎やB型肝炎の治療に効能が認められ、C型肝炎の場合自然のウイルス消失よりも高率にウイルスの消失が得られている。B型の場合には、承認されているものの、効果は必ずしも明瞭とはいえない。

被害者

福田衣里子（1980年生まれ、出生間もない頃にクリスマシン使用）

2004年実名で九州訴訟原告になった。元衆議院議員。

薬害の根源を断ちたい

"私"を知って肝炎に気づいてほしかった

福田衣里子さん、2008年の和解当時26歳。出生後まもなく出血が止まらず、クリスマシンが止血に使われました。感染がわかったのは、多くの若い原告同様、厚生省が肝炎ウイルスの危険性を考慮し、第九因子製剤の納入先医療機関を公表した2001年です。その年20歳になった福田さんは検査を受け、翌年8月、慢性肝炎と診断されました。

夢は、パン職人になることでした。でもパンをこねたり運んだり、立ち仕事で力もいります。慢性的な疲労を抱えている福田さんには、体力的にきつく、ベーカリーショップでの仕事は辞めざるを得ませんでした。03年から行なっていたインターフェロンとリバビリンの併用療法の副作用がひどく、家にこもりがちになることもありました。一番辛かったのは、添付文書に「0・1〜5％未満の頻度」と書かれている「そう痒」。「掻いたら赤くなって、皮がむけ、血が出るでしょう。顔や目、首まで腫れて、首を動かすのもいやになった」

「20歳そこそこできれいでいたいのに汚くなって。人に会いたくないと、あまり家から出ませんでした。外に出ていやなことを言われたこともあります。掻きたくないのに痒いから掻いてしまう、何度も、あー、死にたい、って思いました」。しかし、そのときの治療では、ウイルスは排除できませんでした。「病気になるまでは、友だちと将来のこととか一緒になって話していたけど、そんなこともばかばかしく思えて。私の場合は将来のことを考える、というよりも、将来があるかどうか覚悟するほうが先……」

そんな経験をしてきた福田さんに、実名で活動してきた理由を問うと、シンプルな答えが返ってきました。「私は名前を隠すような悪いことはしていないし、名前を隠すことで、かえって隠さなきゃいけない病気だと思われるんじゃないか、と思ったからです。それに、新聞記事を読んで、自分が肝炎だということがわかったので、私の取材記事を見て、肝炎だと気づく人が出てくるといいなという思いもありました」

しかし、実名原告の中で一番若かった彼女には、当時多くのマスコミの取材が殺到しました。思い出したくもない嫌な話を根掘り葉掘り聞かれ、毎日、何度も何度も同じ話をしなければいけない。負担は相当なものだったといいます。やがて、ブログで活動の情報を発信していた彼女に対する、誹謗中傷が始まりました。

「一番きつかったのは、ブログや2ちゃんねるに書かれた個人攻撃ですね。官僚しか知りえない情報がそこには書いてあったり、明らかに官僚が一般の肝炎患者になりすまして書いているな、という書きこみが多かったんです。でも〝患者の立場〟という名目で、私や原告を批判する文章を見るのが辛かった。当時から原告は、すべての肝炎患者のためになる和解や政策を求めていました。だから、その患者さんから否定されたら、なんでこんな辛いことを続けなきゃいけないんだ、本当に誰も望んでいないんだったらやる意味がないじゃないかと、何度も折れそうになりました」

〝怒り〟が活動の原動力に

それでも和解翌年の2009年、福田さんは第45回衆議院議員選挙で、民主党から出馬。「多くの『命』を奪うのも政治なら、多くの『命』を救うのも政治」をスローガンに当選し、2012年まで議員活動を続けました。パン職人になりたかった彼女が、なぜ議員になったのか――「肝炎救済法を作りたかった。いつまで経ってもだれもやってくれないし、このままでは棚上げにされるんじゃないかという危惧があったんです。それならば、私がやろうと思ったからです」

親をはじめ、周囲の人たちはこぞって反対しました。やっと訴訟が終わり、結婚も就職もできるのに、どうしてまた困難な道をいくのかと。

「〝怒り〟があったからです。訴訟をしているうちに、薬害が起きるのは、癒着とか利権がはびこった結果だということがわかってきました。そうしたら、訴訟が解決したからといって、自分の人生を歩んで、これで終わっていいのかなと思ったんです。薬害をなくすには、その根源を断たないといけないんじゃないか。だったら、やってみないといけないんじゃないかと、そう思ったんですね。それまでは、趣味の手芸をやったりしながら、ひっそりと田舎で生きていたいというタイプだったから、もちろん葛藤はありましたが」

「でも正直、今だったら実名で活動できるかというと、ちょっとわかりません。夫や子ども（第一子妊娠中）、周囲の人への影響もあるから、当時よりは考えるかもしれませんね」

2008年に行なった2度目のインターフェロン治療でウイルスが排除できたはずなのですが、今回の妊娠時の血液検査でHCVの抗体が発見され、ウイルスが再燃していないか、残っていないか、再検査を余儀なくされました。

「ここでもやっぱりつきまとってくるんだなと、ちょっと悲しかったです」

薬害にあうということ

結婚を控え、これから治療に向かう須藤さんと、出産を控え、またしてもHCVという存在と向き合った福田さん。訴訟が解決しても、HCV患者であるという事実は変わらず、これからも続いていきます。

薬害はすべからく同じですが、訴訟解決という先にある患者の生活は、光ばかりが待っているわけではありません。劇的な和解から6年――患者たちは今も肝炎と向き合っています。

（取材：大西史恵）

医薬ビジランスセンター　浜 六郎より

薬害C型肝炎では、フィブリノゲンや第9因子などの血液製剤でC型肝炎になった人が原告となって裁判が行なわれた。血液製剤では何千人もの血漿をプールして作られるため、供血者の中に1人でも感染者がいれば、その製剤全部が感染源になる。加熱によりウイルスを不活化できることは分かっていたが、凝固因子の力価が著しく低下し、大量の原料を要するため、それを避けるべく対策を遅らせたことが血液製剤による被害の拡大の原因となった。

一方、裁判になっていないが、赤血球液や血漿成分などの輸血製剤によるC型肝炎患者数のほうが多い。不要なまでに過剰な成分輸血化を進めたための薬害である。成分輸血は、血液全体の製剤（全血）を、赤血球濃厚液と血漿成分などに分離して、それぞれの必要な人に輸血するという方法である。この成分化は、血漿成分をアルブミン製剤に回すため80％程度が適切とされていたが、１９８０年頃からほとんど１００％成分化された。しかも血漿成分はアルブミン製造には回されず、多くの病院で、血漿製剤のまま大量に輸血された。それまで5単位の輸血で済んでいた人に赤血球と血漿が5単位ずつ合計10単位輸血されたために輸血後肝炎が2倍発症した。１単位で１％程度に輸血後肝炎が発症、１人平均10単位輸血したので、10人中１人が発症した。年間で数万人規模の輸血後肝炎患者が生じたと推定される。長期生存者をそのうち5分の１とし、半数が慢性化して肝硬変、肝がんになり、インターフェロンで半数が治癒すると仮定すると、毎年2～3千人の規模で肝硬変、肝がんの人が増加する計算となる。

第5章

埋もれた薬害
隠された薬害

本章では、ジフテリア、クロロキン、コラルジル、ソリブジンの被害について述べる。これらの薬害が他の薬害よりも軽いというわけではなく、それぞれ非常に重い薬害を起こした。また、薬害に至った要因についても、他の薬害同様、典型的なものであった。しかし、世間的にほとんど注目されることなく、被害者は今も後遺症を抱えていたり、沈黙してしまった遺族が残されている。

なお、本書はひとつの薬害について、被害者（当事者だけでなく家族、遺族も含む）の声と医療者の声とを紹介しているが、コラルジルとソリブジンについては、この問題に深く関わった医師が解説する。

ジフテリア予防接種禍

ジフテリアの予防のため、罰金を科してまで強制接種されたワクチン。だが、いいかげんな製造法によって毒素が残り、世界最大の予防接種禍となった。

被害者

田井中克人（1947年京都市生まれ、翌48年ジフテリア禍事件に遭遇）

京都・島根ジフテリア禍事件事務局長

インタビュー　すばやく幕引きされた薬害

（聞き手　坂口啓子／浜六郎）

84人の乳幼児の命が奪われた

ジフテリア（diphtheria）は、患者や症状の出ていない保菌者の咳などからの飛沫を介して感染し、通常1～10日間の潜伏期間を経て発病します。重症者では虚脱、皮膚の蒼白、頻脈、意識障害、昏睡となって、わずか1週間から10日間で死亡する場合があるという非常に激烈な感染症です。

死亡率は平均で5〜10%、乳幼児や40歳以上では20%以上とされています。発展途上国などでは今も蔓延しており、日本でも戦前はたびたび流行していました。1945年(昭和20)の発生患者数は約10万人もあり、このうち10%近い人が亡くなっています。

1950〜60年頃から患者は激減しました。栄養状態がよくなり衛生面も向上したこととともに、ワクチン接種による予防も功を奏しているでしょう。しかし、予防のために打ったワクチンによって84人もの乳幼児が亡くなった事件があったのです。

※ジフテリアは国際的に予防対策が必要で、かつ予防可能な疾患として、WHOではExpanded Program on Immunization(EPI)の対象疾患の一つとしてワクチン接種を奨励している。

GHQ占領下に起きた事件

坂口:京都ジフテリア予防接種禍事件(以下、ジフテリア事件)からすでに65年近い歳月が流れ、多くの人はこの事件を知りません。幼い子たちが何十人と亡くなったのに、なぜ、それがその後の厚生行政の教訓にならなかったのか、読者に示したいのです。あらましをまずお話し願えませんか。

田井中:この事件は古くて複雑で簡単に説明しにくく、私も全容を摑んでいないかもしれません。そういう前提でお聞きください。

第二次大戦後間もない1946(昭和21)年2月にGHQ**(注1)**の覚書「ジフテリア予

防対策に関する件」の発表以来、予防接種は全国的に実施されていましたが、義務ではありませんでした。

1948年に予防接種法が制定され、「国民の義務」として、全国に先駆けて京都でその年の10月と11月の2回にわたってジフテリアの予防接種が行なわれました。この時に使用されたワクチンが無毒化（トキソイド化：**注2**）されずジフテリア毒素が残ったまま、子どもに接種されて68人が亡くなり、副作用患者538人を数える大惨事となりました。さらに島根でも同様の事件が起こって死者16人、両方の死者は84人という世界最大の予防接種事故になります。

接種を受けた子どもは、京都での10月と11月の2回の延べ接種人員9万7201人ですが、事故の起きた11月4日と5日の両日ですと1万5561人です。この2日間に使ったワクチンが不良品でした。

坂口：京都の68人はほとんどが2歳、当時は数えでしたから、今でいうと満1歳でしょう？田井中さんご自身が当時満1歳、島根の16人もそれくらいですよね。事件に関する報告書みたいなものはあるのですか。

田井中：はい、京都には行政側がまとめた記録が残っていました。1950年に京都府衛生部が作りました。これが原本です（と鞄から紙がボロボロにすり切れ、製本の背中がすっかり外れかかっている分厚い本を取り出した。書名は「京都ジフテリア豫防接種禍記録」）。

発行者の大田黒猪一郎氏は戦時中いわゆる関東軍第731部隊（注3）傘下の南方軍防疫給水部（満州第9402部隊）、シンガポールで炭疽菌の研究をしていた人物なんです。彼は事件当時京都府衛生部では係長なのですが、部長でもなく、課長でもない人物がこの記録の「発行者」つまり責任者だということが私の疑問のひとつです。

大田黒氏はこの記録を作成後すぐに、内藤良一（注4）の興した日本ブラッドバンク（後のミドリ十字）の京都プラント所長になっています。まるで記録を編集するために配置された人物だったと思えるのです。厚生省が作れと指示したという文書が残っていますので、厚生省が記録作成のために大田黒氏を京都府へ派遣した、との推測も出来ます。疑問はまだあります。行政がなぜ自分たちの汚点となるこのような記録を作ったのか。

注1 General Head Quarter の略称。意味は総司令部だが、日本では連合国軍最高司令官総司令部を指す。第二次世界大戦終結に際し、ポツダム宣言を遂行させるために日本を占領し、事実上統治した連合国軍（実質は米国）の日本における司令本部である。最高司令官マッカーサーが天皇と握手している写真は当時の日本国民に、日本が戦争に敗れ、占領されたことを知らしめた。1952年4月のサンフランシスコ講和条約発効によってGHQによる占領は幕を閉じ、日本は「独立国家」となった。

注2 細菌感染症を予防する目的で用いるワクチンの中で、菌が産生した毒素を精製後にホルマリンで無毒化したものをトキソイドと呼んでいる。代表的なものとしてジフテリアトキソイド、破傷風トキソイドがある。百日咳菌由来（pertussis toxin）のワクチンもトキソイドの範疇である。

注3　関東軍第731（ななさんいち）部隊とは、大日本帝国陸軍の関東軍防疫給水本部の秘匿名。軍管轄区域における防疫・給水を主たる任務として設置されたが、実際には細菌戦研究のために中国人など多くの捕虜を対象に非人道的な生体解剖を行なった。米国が731部隊のデータを手に入れるために部隊関係者を東京裁判にかけなかったこと、731部隊で研究していた医学者の多くが、戦後、医学界へ戻り、東大、京大、金沢大など旧帝大の医学部教授や京都府立医大学長、製薬会社の重役といった高い地位に就いた。この事実を広く国民が知ることになったのは、森村誠一著『悪魔の飽食』（1981年）がきっかけである。他に参考図書として、山口研一郎『生命をもてあそぶ現代の医療』社会評論社、常石敬一『医学者たちの組織犯罪　関東第731部隊』朝日文庫など。

注4　薬害HIV裁判の被告会社ミドリ十字の創立者。京大医学部卒業後、欧米で細菌研究や乾燥血漿に関する技術などを学んだ。731部隊の石井四郎の下で働いた。

行政の汚点となるような記録をだれが、なぜ、作ったのか

坂口：当時はまだGHQによる統治時代ですよね。「行政がなぜ自分たちの汚点となるこのような記録を作ったのか」とおっしゃったけど、GHQが指示したから記録が残ったのだ、とわたしは思うんですけど。

田井中：はい。データは当然GHQに行っている、論文は残っていると思うんです。（データとして集計するだけでなくて）わざわざこの「京都ジフテリア豫防接種禍記録」を作った、ということに政治的な意味合いが強いと私は思うんですよ。

もうこれで決着が付いた、終わりですよ、と事件の幕引きを狙った。まさか50年も経ってこの記録が使われる、だれかが追及してくることになるとは行政（厚生省）は思いもよらなかったと思うんです。

坂口：わたしが「GHQが関わっているのでしょう」と言いましたのは、日本人だけだったら記録を作成しなかった可能性が大きいと思うからです。アメリカはとりあえず残し、30年後や50年後、当事者が亡くなった頃にはその資料が読めるようになることがあります。

この記録の作成に関わった日本の行政の人たちは「かなわんな、こんなの残したら後々困ったことになるぞ」と思いながら、GHQの指示だからしぶしぶ従ったのではないでしょうか。例えば戦争が終わった時点で（行政や軍などが）自分たちに不利な書類は燃やしたというのは日本では普通にあります。

GHQとしてはきちんとした報告書がほしいでしょうし、自分らのミスじゃない。

田井中：厚生省の背後にいるGHQの指示は十分あり得ると思います。記録構成の目次まで厚生省が指示しています。島根でもジフテリア事件は起きましたが、記録は作っていないんです。京都の記録で（データは）十分だということでしょうね。

この記録は、ジフテリア禍のことを調べるようになって、2002年頃に京都市の予防接種の担当課へ行った時に私の腕の傷跡を見せたら、「被害者の方なら、これを」と1冊くれたんです。貰った時はページを繰った跡がない（新品）本だったんですけど…。

京都府は千部作って、犠牲者の家族の一部には配ったようです。遺族会の会長や副会長、連絡係といった人でしょうね。厚生省予防局長名で京都府知事宛の文書が残っていてその中に「予算書」があります。そこに、配布先は京都府１００・道府県庁45・京都市１００・大学研究所50・五大都市10・遺族68・厚生省50・患者家族５３８・予備39とあります。最近、古本屋さんで1冊見つけましたので、今確認出来るのは京都府の資料館に1冊、京都市の図書館に1冊、わたしが取材でお尋ねした2遺族のもとに各1冊、そしてわたしが持っている2冊です。

私にこの記録をくださった京都市の係長さんは、「昔のことだから府の職員は知らないし、この文書も府は持っていないでしょう」と。ジフテリア事件を教訓として行政が引き継いだという様子がない。事件当時、補償金運動も一時高揚するのですが、ある日突然和解して沈静化してしまうんです。だから、まだまだ解明できていない闇の部分があるのではないかな、と思うのですが。

接種しなかったら罰金!?

坂口：ところで、記録の中に罰金の話**（注5）**が出てきますが、実際に罰金を取られた例はあるのですか？

田井中：ないです。父親が2人の子どもを連れて行ったが、お兄ちゃんの方が「注射する」と聞いて「注射はいややや」と逃げて帰って、受けさせた弟が亡くなったとか、自分が（子どもを）抱いて受けさせたとか。だから母親が多いですが、親は自分が受けさせて死なせたと自分を責めています。

罰金3千円は単純に今のお金に換算して10〜15万円くらいかな。私の場合、亡くなりはしなかったものの被害（後遺症）が大きかったですから補償金を5万円もらったらしいです。今の価値にすると200〜300万円くらい、もっとあるかもしれません。死亡した場合で当時のお金で10万円です。

補償金の決め方は妥協の産物みたいです。先ほど、補償金運動が突然沈静化したと言いましたが、当初、遺族会は30万円と言っていたのです。厚生省が用意した（遺族の）受け入れ文書を見ると、「一切何も言いません」みたいなもので、そこに遺族が判子を押すようになっているんですが、実際には判子はありません。

事件から約1年後の昭和24年5月22日の遺族会に厚生省の官僚が来て、話をまとめたみたいです。新聞には、「京都は受け入れた」となっています。おそらく遺族会会長が受け入れて、他の遺族もそれに従った。国家賠償ではないです。和解です。こうして厚生省は、1人30万円といっていたのを10万円でまとめた、これで解決した、と。

注5 京都市の実施要綱の中に「本接種は予防接種法第三条による保護者の義務とする」とあり、京都市長名の通達文の中に「第二十六条　左の各号の一に該当する者はこれを三千円以下の罰金に処する」とある。「三千円以下」が「三千円の罰金」と市民の間に伝わったらしい。

国がメーカーを告発　法務省が厚生省に入れ知恵

坂口：裁判にはならなかったのですか。

田井中：刑事裁判になったんです。厚生省がメーカーを訴えているんです。4つのコルベン**（注6）**を一緒にしなかったメーカーに非がある、と。

坂口：国がメーカーを告発したんですか？

田井中：はい。メーカーが国の言う通りにワクチンを作らなかった。本来20リットルという大きなコルベンで作っていたら均質のワクチンができるはずなのに、5リットルで作ったから不均質になったのだ、と。

当時、戦後の物資不足で20リットルのコルベンをメーカーが調達できなかった事情を厚生省は十分に知っているはずですよ。なのに、こんなこじつけたような責任転嫁の理由でメーカーを告発したんですね。

結果は、製造主任が有罪になりました。刑事告発ですから、当時の京都市警が事件を担当しました。メーカーの3人と検査官1人（山口吉人）を刑事告発しているんです。当時の国会答弁の濱野局長の発言に、「告発に当たっては気の毒だけど検査官も被告になってもらって無罪になるよう取り計らってもらう」みたいな文言があります。

坂口：国民の手前、検査官つまり行政にも責任があったかもしれないと見せているわけですか？　検査官は無罪に？

田井中：はい。嘆願書（検査官の所属先である大阪府職員50人くらいの氏名と押印が裁判記録にある）などが出て、大阪府防疫課の検査官山口吉人は一審も二審も無罪です。そもそも裁判で山口検査官のことを審議した形跡がない。

実刑は製造主任の工藤忠雄が禁固2年、所長秋山静一が禁固2年・罰金500円・執行猶予2年、副所長田端正純が禁固1年・執行猶予3年です。

それで工藤主任は不満を言っています。所長命令に従っただけだ、と。しかし、ジフテリア無毒化の製造現場を実際に仕切っていたのは工藤主任だろうと考えられます。この主任は満州第731部隊の出身です。秋山所長は病気で出勤していないし、田端副所長は大阪日赤病院の医師で名義上の副所長でした。

坂口：国が原告だなんて、うまい手を考えつきましたね。

田井中：この事件を乗り切るために考え出した奇策ですよ。当時の法務省が厚生省に対して知恵付けした内容のマル秘文書があります。患者から訴えられたら絶対負ける、だからさっさと補償金を出して片づける、と。

注6 フラスコ（ポルトガル語由来）のこと。コルベンはドイツ語。化学実験器具のガラス製容器。平底や丸底、三角などがある。

ジフテリアトキソイド製造工程図（1948年、大阪日赤医薬研究所における製造工程を推定）

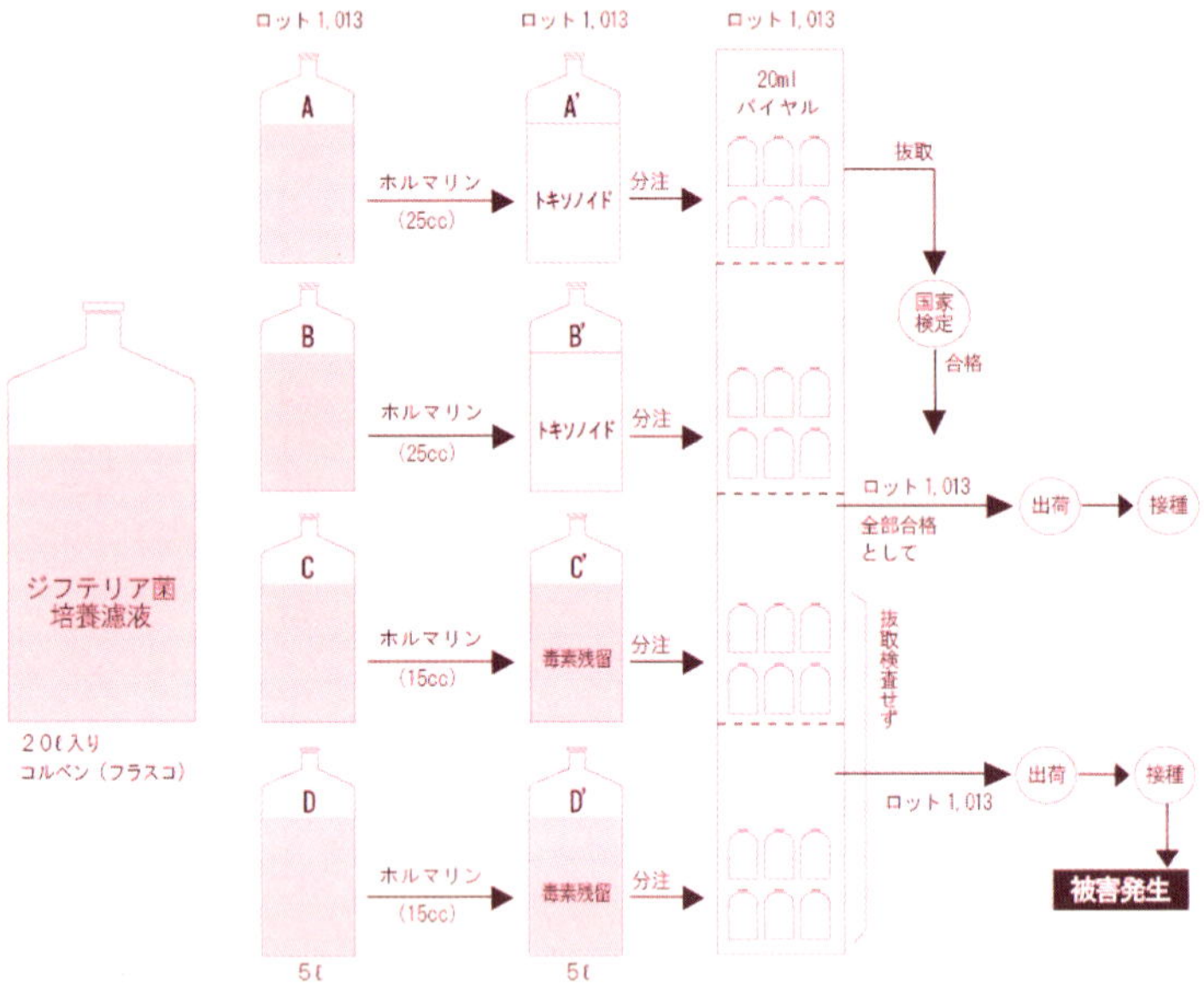

山岡静三郎「薬禍が法律を変えた－薬事関係法規のなりたち」（ファルマシアレビューNo.14）より作図

別々に作ったワクチンを同一製品として検査

浜：本来は行政（厚生省）の責任が大きいのに、メーカーのミスを捕らえてメーカーへ責任転嫁してしまった。この製造工程図を見ると、まさしくそうですね。

田井中：この図は山岡さんという方の論文**（注7）**にあったのです。「記録」をよく読めば、黒川さんの文章に、４つのコルベンのうち２つに毒性があった、とあるんです。あるいは村田論文**（注8）**にも。結局注入量を間違えたみたいですね。

浜：当時はピペットで量るやり方では？

田井中：そうです。５リットルのコルベンに25ccのホルマリンを注入する作業で、10ccのピペットで２回半（25cc）注入するのを１回半（15cc）と誤ったと思われます。そして、本来ならば20リットルを１本として製造するべきところ、20リットル入りがなかったので５リットルのコルベン４本で作った。その４本のうちの１本に毒性があった、というのが厚生省の弁です。これが本当ならこの製品から無作為に８本をサンプリングした場合、全て無毒のものが選ばれる確率は９・９１パーセントであり、これは稀ですが起こり得ないことではありません。

坂口：５リットルのコルベン４本から８本のサンプリングって、どういうことですか？

田井中：５リットル入りコルベン１本からワクチンが２５０本作られます。コルベン４本だと１０００本のワクチンができる。厚生省は「４本のうちの１本に毒性があった、ここで不幸な偶然が起こった」という発表でした。

しかし実際は「4本のうちの2本に毒性があった」のです。つまり半分に毒性があった訳ですから、1000本のワクチンからランダム（無作為）に8本をサンプリングした場合、8本とも無毒のものが選ばれる確率は0・38パーセントであり、これはほとんど起こり得ない。

故に当時の国家検定の抜取り検査は杜撰極まりないと思ったのです。そしてもっと根本的な問題としてロットのことがあります。

ロットとは「ある特定目的のために集められた材料・部品または製品などの集まり」をいい、「同じ材料」でなければなりません。

この事件に当てはめると、4本のコルベンで別々にホルマリンを注入して作ったのですから、コルベン1本（ワクチン250本分）を1ロットとして、4ロットそれぞれから2本ずつ計8本サンプリングしていたら2ロットの毒性が必ず見つかっています。あるいは1000本を1ロット扱いするのなら5リットル入りコルベン4本分を混ぜたものから8本をサンプリングすれば必ず毒性が見つかっています。

別々に作った4本なのに、ロットとしては1つのものとして扱って、無毒化できていないコルベンからサンプリングしなかったことで問題が発生したといえます。

しかも「これが検査用ですよ」みたいに紙箱に準備してあったらしいんです。

坂口：それは「ミス」ではなくて、検査官の怠慢でしょう？ 業者が段取りした箱を調べた、自分で抜き取っていない、ということでしょう？ 検査官は大阪府防疫課所属でしたよね？

田井中：肩書きは大阪府の技官ですが、厚生省からの出向です。国家検定ですから、国がお墨付きを与えたのは確かなんです。裁判記録はやや微妙な表現ですが検査官の山口氏は「よく覚えていない。上の方から抜き取ったように思う」「上にあった箱から取った」と証言している。本来のランダムサンプリングとしての機能が働いていたら起きていないことです。

厚生省から半年間で50ロット5万本作れという製造命令が大阪日赤医薬学研究所に出ていたのですが、実際に製造できたのが41ロット（注9）。もう一人の検査官はちゃんと抜取り検査をして、その中の19ロットに毒性を見つけているんです。半分が毒だったんですよ。いかに粗雑なワクチンの作り方であったか。

そして山口という検査官がやった抜取り検査6ロット（6000本）中3ロット（3000本）の毒性が見つけられずに注射されてしまった。

注7 山岡静三郎「薬禍が法律を変えた―薬事関係法規のなりたち」（ファルマシアレビューNo.14）

注8 黒川正身・村田良介（国立予防研究所）『大阪日赤製ジフテリアトキソイドの毒性試験に就いて』

注9 裁判記録によると、ワクチンを製造していた製薬会社は18社。物資・設備不足や技術の未熟さで検査不合格品が出ていたが、大阪日赤医薬学研究所製の不合格率は特にひどく、京都と島根の事件を引き起こした。

国は一貫して責任回避

田井中：事件が起きて、その後が問題だと思うんです。ちゃんと原因を探り、今後にどう役立てるか。この件では専門家などは原因を知っていたはずです。

坂口：薬害ＨＩＶのときは患者第一号を非加熱製剤使用者からではなく、性的接触による感染者から出して対策を遅らせた。タミフルの場合は、タミフルが原因で亡くなったという被害者第一号を出させない。従来と同じインフルエンザ脳症であるかのように専門家が学会で話したり、他の抗インフルエンザ剤（たとえばシンメトリル）のせいにしたり。

薬害が起きる要因も、害が起きているのにそれに迅速に対処しないことも、繰り返し、繰り返し、行政の姿勢は変わらない。

田井中：変わらないですね。京都ジフテリア事件の時と一緒です。

坂口：変えようはあるのでしょうか？

田井中：国民が一定の知識を持つしかないでしょうね。それと医療従事者の教育。

坂口：一定の知識とは？

田井中：毒と薬の両面があって、それを知らないと。でも薬を扱う人、医師や薬剤師にも、薬は良い物というとらえ方のほうが大きくて毒の面があまりわかっていないのではないかと。私自身がまったくそうでした。薬というものは体に良いものだと思っていました。この事件を調べるまでは。

薬には毒の面もある、ということを本当に知るのは出会いですよ。この本（浜六郎「薬害はなぜなくならないか」）との出会い、その後の様々な人との出会い。

それと、たまたま昭和22年から24年くらいの朝日新聞の縮刷版を持っていたんです。自分が生まれた頃のことを知りたくて何となく買っていたんですね。それをパラパラめくると「天声人語」に京都ジフテリア事件のことが書かれている。初めて見た活字だったんです。「こんな大きな事件だったんだ」と改めて知りました。そして京都新聞を検索すると、出るわ、出るわ。連日大きな見出しになっているんです。ところが事件当時は新聞をとっている家はまずない。

69人目の犠牲者としてできること

坂口：新聞を購読している人は少なかった時代ですね。仮に5年後くらいに「京都でジフテリア予防接種の事件があったらしいですが？」と聞く人がいても、「ああ、あれはたまたま弱毒化が不十分なロットがありましてね」で終わりでしょうね。

田井中：そうです。たまたま抜取り検査で見つけられなかった、そのため不幸な方がいた、で終わりです。5年どころか1年後に事件はもう治まっています。1年で和解です。それから急速にすべて火が消えたように沈静化しています。

坂口：この本にお書きになっていますが、取材に行った先で、子どもを亡くされたお母さんが田井中さんが生きていらっしゃることをうらやましげにおっしゃった、と。

田井中：薬害根絶の運動に関わるという気持ちは、最初は全然ありませんでした。私は55歳で病気になりました。ジフテリア予防接種の後遺症があったとはいえ、たまたま、それまではそこそこ健康でいた。しかし、そうではない方もいるわけですよ。例えばＨＩＶ原告の方などは非加熱製剤による被害があり、裁判をするという、そういう、私よりも遙かに過酷な人生を送ってこられた方々を私が支援できることはこんなことかな、違うんじゃないのかな、という思いがあります。

自分の体（健康）と考えが、被害者の支援というところまでまだ行っていない。病気になって早めに仕事をリタイアして読書三昧の日々を過ごすつもりだったんです。取材でお子さんを亡くされた河村さんという方を訪ねた時に、初めて仏壇に案内されました。仏壇の赤ちゃんの写真の目を見たときに「あ、彼らのために私も何かをしなければいけない」と思ったんです。

私はたまたまこうして生きている。彼ら68人の犠牲の上にいる。だから亡くなった彼らのために何か残したい、生きた証を残したい、というのが出発点です。そこから私自身がまださほど進化していないです。

（「薬のチェックは命のチェック」26号の記事より再構成）

クロロキンと網膜症

早くから害の情報を知っていたのに、国は規制に生かさず、海外に比較してはるかに広い適応範囲で、腎炎やリウマチなどに多用され薬害が拡大した。

被害者

横沢サチ子（クロロキン被害者 軍四郎さんの妻）

インタビュー 雪だるまみたいに被害が膨らむ

（聞き手　坂口啓子）

ものづくりの好きな人だった

――軍四郎さんのお生まれは何年ですか？

横沢：昭和13年（1938年）12月7日生まれです。私は彼より3つ下です。ずるいんですよ、12月生まれでしょう、だから誕生日がなかなか来ないので常に2つ差でした。亡くなったのは昨年（2013年）3月、満74歳のときです。

彼と出会ったのですか？　昭和38、39年（1963、4）頃、彼が入院していた東京都八王子の病院に私も急性腎炎で入院したのです。私は急性なので治って3か月で退院しましたけど、軍四郎は慢性腎炎（糸球体腎炎）ですから、1年近く入院していたんじゃないかと思います。当時は、慢性腎炎というと長い入院だったのです。もともと腎炎をわずらっていましたけれど、20歳くらいから慢性腎炎に移行したみたいです。

——そんななのにそれまで病院に行かなかったのは、健康保険**（注1）**に加入できていなかったからですか。

横沢：そうです。故郷の長野で働いていたのですが、仕事が自分にあっていないと思って退職して東京へ出ました。ものづくりが好きな人で、町工場で働いていました。でも、朝早くから夜は遅くまで働きづめで待遇がきつくて。そんなときに八王子市の会社に縁があって転職して、そこではじめて健康保険があったので入院できたと聞いています。

健康保険がある会社に入ったからといって、入社早々に入院というわけにはいかないだろうと思いますよね。当時はおおらかというか、入院できていましたね。今の時代ならすぐに首切りで、病気持ちの若者は派遣社員でしょう。でも、ちゃんと6割の給料もいただいていました。すべて組合が会社と交渉してくれました。

注1　すべての人が何らかの健康保険に加入するようになったのは、1958年に国民健康保険法が成立し、1961年に全国各市町村でその制度が実施されるようになってから。それまでは零細企業や個人事業主などで働く人の多くは無保険だった。

慢性腎炎にキドラ

――クロロキンを飲み始めたのはそのときですか。

横沢‥はい。飲んでいたのは小野薬品のキドラです。先ほどお話したように、ちょうど私も入院していましたから、軍四郎の被害の早いときから知っています。「見えづらいんだ」とか「(視野が) 欠ける」と彼から聞いていました。ですから、飲み始めて何年も経ってからではありません。「おかしいな」「なんだろう?」と思い始めたのは。入院していた間に主治医には内緒で、自分で勝手に飲んだり、止めたりしていたそうです。「薬のせいかなと止めてみたら、眼の状態がよくなるんだ」とも言っていました。「でも国が許可した薬なんだからいいんだろうと思い直して、また飲み始めた」、とも言っていました。

薬を飲むのを止めると眼の症状がよくなるのに、また飲み始めるなんて理解できないでしょうが、私はわかりますよ。だって国が認めている薬なのだからと、信じるのは当時としては当たり前のことでしょう?

――理解できます。今も同じだと思いますから。国が、専門家が認めたのだからと安心して。

横沢：それに、もともと慢性の腎炎があるわけですよ。その腎炎を治したいがために、眼の症状の悪くなり具合がこの程度ならと飲むほうを選択したようです。

その後、八王子の病院では腎炎の症状がよくならないので、東京都杉並区の河北総合病院にかわったんですが、その病院の眼科を受診したら、「これはクロロキン網膜症だ。しかしこの症状は進行しない」と言われたそうです。その時点では軍四郎の眼の症状はそれほどではなかったので、医者のその話を聞いて、本人は自分の判断、つまり八王子の病院に入院していたときに腎炎を治すことを優先してクロロキンを飲み続けるという選択をしたことはよかった、と納得したんです。

被害者の会との出合いと提訴

――被害者の会との出合いは？

横沢：電車内の吊り広告がきっかけなんです。会社勤めの彼のかわりに河北病院へ私が薬を取りに行ったことがあります。そのときに、たまたま電車内の雑誌の吊り広告で、クロロキン被害者の会があるということを読みました。まだ裁判という段階ではありませんでした。

クロロキンで眼が悪くなることは知っていたので、「こういう会があるのだけど、ちょっとのぞいてみませんか」と軍四郎に話して、入会しました。

彼が入会した頃に、もともとの会の方々はクロロキンを処方されていたことなどの証拠資料をメーカーに提出していて、彼も、会の方々に言われて、資料を出していたのですが、途中で、はたと気づいたんですね、自分たちの資料をすべてメーカーに出すのはおかしいのでは？と。それで、「交渉する相手に証拠を渡してよいのか？」と会の人たちに提案しました。それはそうだ、と言ってくれる人たちがでてきて、資料を取り返すために何度も出歩きました。当時はまだひとりで行動ができる程度の、眼の症状でした。

――では1期**（注2）**からの原告ですね？

横沢：はい。1975年（昭和50）12月に東京地裁へ提訴したときからです。裁判ではクロロキンが処方されていたという証拠が必要だったんですが、八王子の病院に「カルテはない」と言われて、当時の主治医の自宅も訪ねました。でも、医師は「知らない」「処方していない」と言うばかりでした。軍四郎が裁判の原告になれたのは、八王子の病院に勤めていた看護婦さんがレセプトを探してくれたからです。処方したのならレセプトでわかるはずだ、と教えてくれました。

注2　1998年に2期の最高裁判決が出てクロロキン裁判はすべて終了した。いずれも国の責任は認められなかった。

退職し、活動に専念

――仕事は定年までできたのですか？

横沢：いえ。裁判が始まった頃（1975年）はまだ会社勤めをしていましたが、それから3年後くらいに退職したと思います。

もともとの会員の方たちは軍四郎よりもかなり年上だったので、軍四郎さんは若いし、ある程度目が見えているし、理路整然と述べることができる、会長になってくれないか、と言われて、積極的に活動するようになりましたが、長い裁判の中で、主として事務局長を務めていました。クロロキンの活動をするようになって、「これは自分がやらなければ」という思いが年々強くなっていったのだと思います。

一方で、仕事は製図工なのに、肝腎の図面が引けなくなってきていました。

――製図？　それは、眼の障害は致命的ですね。

横沢：しかも腎炎はちっともよくならなくて出勤は週3日くらいで、会社では雑用をするようになっていて、とうとう辞めざるを得ない状況になりました。結婚後10年くらいでした。結婚は昭和43年（1968）です。会社を辞めて、腎炎がいよいよ進行していって透析をするようになりました。ですから透析歴は35年です。幸い、すでに保険適用になっていました。

軍四郎の話から少しはずれますが、このことではぜひ、言いたいことがあります。先人たちが、「お金がなくなったら命がなくなるというのは、あまりにひどいのではないか」と訴えて、要求して運動してくれたからこそ、透析は難病指定されて医療費が無料になりました。そのことへの感謝の思いを、今の透析患者は持ってほしい。

訴えたいです。国の財産を使っているんだという認識を持ってほしい。透析は無料だからと好きに過ごして自己管理ができないと、合併症が出て、透析しても長生きできません。

軍四郎は、自己管理ができる人だったので、病気のオンパレードみたいに腎炎以外にもかわいそうなくらい病気を持っている人でしたが、長生きできたんだと思います。

上級審になるほど、国の責任は減る

――地裁、高裁、最高裁と十数年間闘って、軍四郎さんが折々にもらした言葉ってありますか。

横沢：医師に対して不信感はありましたが、おおもとは拡大解釈して使った薬品業界が悪いと思っていたし、地裁の場合は、原告に有利な判決が出ることが多いので、あの時点（提訴から7年後）ではあの程度のものだろう、と。メーカー責任が90％で、医療機関と国がそれぞれ5％。クロロキン裁判は、原告ひとまとめではなくて、一人ひとりで賠償額の要求なども違っていたと思います。

地裁では仮執行がつきました。大黒柱が原告には多かったので、1000万円くらいありましたから、とりあえずは生活はしのげる、と。透析している人の賠償額は3割減でした。クロロキンは腎臓に蓄積してかえって腎炎を悪化させるという論文もあるということでしたが、透析している人は平均寿命が短めだからと、3割減です。

――地裁では5％とはいえ、国の責任も認められたのに、高裁では国の責任はない、メーカーと一部の医療機関の責任となりましたね。そのことでの思いは?

横沢:軍四郎は、「あ、当然だな」と驚きもしませんでした。高裁の裁判官は、国に責任があっては困るという上の人の思惑に応えて出世したい人たちだから、国に責任があるなどという判決は書けない、だから、「当然だな」ということになるのです。

医者もそうですけど、最初は責任感に燃えていて、患者と向き合っていい治療をしていこうと高い理想を持っています。でも、だんだんその理念が薄らいでいくのです。

地裁で原告有利の判決を出しても、それで出世が止まるということはないみたいです。でも異動で高裁へ行くと、国を守る判決を書かないといけない、という雰囲気に流されるのではないですか。

地裁は7年、高裁で4年、そして最高裁は原告が蚊帳の外のまま歳月が過ぎて7年でした。原告は結果を聞くだけ。「やっぱりな」です。司法制度って信頼していません。実際に判決を受けた身として、公正ではないと思っています。

花の金曜日はビール

——裁判が終わってからの軍四郎さんのことを。

横沢:日常生活は忙しい人でした。裁判終了後、透析は週3日、朗読ボランティアの人の来るのが週1回午後1時から4時頃まで。朝食後は寝てしまうんです。からだを動かすのが大変だったみたいで、午前中は横になっていました。

朗読ボランティアで優先的に読んでいたのは、「薬のチェック」と腎友会の会報。昔はまず判決文を読んでもらっていました。ちゃんと内容を知りたいとの思いからです。医学論文なども読んでいましたが、とにかく医学、医学書関連です。

――他の薬害事件への関心は？

横沢：他の副作用や薬害のことや、それらの裁判が進行していることなどはラジオで聴いていました。この家へ薬害ＨＩＶの被害者や支援の方たちが来て、何度も合宿をしました。

２階から降りてくるとまず、ここにどかんと大きなラジオがあって、テレビをつけていると、「消してくれ」といってラジオ。トイレにも風呂場にも。性能のいいのが出るとすぐに買い替えていました。ニュースも含めて情報はすべてラジオでした。亡くなった後、あっちこっちに10個はゆうにありました。

夜寝るときに聞きたいものもあって、点字図書館から借りてきていました。点字図書館には、ほんとにお世話になりました。

透析をしている人は、日曜日は、「明日は透析に行かなくてはならない」と精神的に圧迫を受けているそうです。彼もそうだったのだと思います。日曜日は少し緊張していました。だから金曜日の透析が終わったら、「花金だあ！」と缶ビールをおいしそうに飲んでいました、ほんとにうれしそうに。

最晩年はかわいそうだった

――(自宅階段に昇降機があるのを見て)ずいぶんと体が弱っておられたのですか?

横沢:亡くなる15、6年ほど前から、後縦靭帯骨化症とほぼ同時に、脊柱管狭窄症があって常に体中が痛い。2002年頃に腰の痛みをとる手術をしたんですけど、失敗でした。手術した3か月後に、胆嚢炎と蜂巣炎、敗血症になって、7月31日に大学病院に入院しました。胆嚢炎があったので少量の水だけしか口にできなかった。寝たきりだったので歩けなくなっていました。リハビリをしてくれるところの紹介なんてまったくないままに、1か月後の8月末に病院を追い出される形で退院です。階段を上がるときは私が彼の後ろから押していたんですけど、無理があると昇降機をつけました。

――そうですか、目の不自由さだけでなくて……それでも穏やかに日常を過ごしておられたんですか?

横沢:おととし(2012年)の夏頃から、急激に生きる意欲をなくしていました。

緑内障は治らないけど進行を止める手術がある、と聞いて、これ以上見えなくならないようにと手術をしました。手術が終わって眼帯を取りました。まったく見えない。それまでは明るさは感じていたのです。かなり悪くなっていましたけど、ほんの少し見える部分が残っていたので、一縷の望みをかけて手術したのですが、それがまったくだめになりました。

(昇降機を使って)階段を下りてきて、食卓の自分の椅子に座れなくなりました。もう自分の座る椅子の場所さえ判らなくなっていたのです。「暗い、電気をつけてくれ」と昼間も言っていました。「ついている」というと、「そうか、暗い」と。

――いろいろと服用なさっていたのでしょうね。

横沢：たくさん飲んでいました。透析しているから血圧の薬があるでしょう？ 後縦靭帯骨化症と脊柱管狭窄症とがあるのでその痛みをとる薬。そして緑内障。ホルモン剤、ビタミンD剤等々数知れず服用していました。

それと、レビー小体型認知症も出ていました。雑誌に出ていた症状のすべてに合う。「これかもしれないわよ」と彼に言うと朗読ボランティアに（認知症関連の）いろいろなものを読んでもらっていました。自分の病や障害から目をそらさずに受け入れて。それらの薬の管理は自分で工夫していました。

くすりの害にあうということ

――薬害被害者は裁判が終われば被害が治るわけではない。むしろそれからの人生がまだまだあります。本書の読者へ軍四郎さんにかわって伝えたいことをお願いします。

横沢：ずいぶんと言いたいことがあったと思いますけど、彼は愚痴る人ではなかったので、ほとんど聞いたことはありません。

でも裁判を始めた頃は、「小野薬品の社長が憎い」「殺してやりたい」と口にしたこともあります。彼の家系に眼の悪くなった人はいない。小野薬品のキドラによる障害で、元に戻らないということを知って、当時はほんとに過激で、怒りに猛り狂っていて、その怒りをどこへぶつけていいのか。心中察するに余りあります。

しかも被害者がさらに被害にあう。裁判したときに、どれだけ誹謗中傷があったことか。一度被害にあってしまうと、まるで雪だるまみたいに、被害がさらに膨らむだけだということを知ってほしい。被害にあっただけの損。でも、(この)本を読む方々にそれがわかるでしょうか。そんなわかる人ばかりだったら、こんな世の中になっていないと思います。

自分に非があるわけではない、製薬会社の儲けのためにどんどん使われたキドラで成人してから視覚障害者になった。人が得る情報の8割は視覚からといいますが、それを断たれた悔しさ、怒り。彼は頭の回転も速くて、視覚障害というハンディがなければまったく違った人生だったと思います。

彼は、被害者の会の方々にくわしい説明をせずに、自分でさっさと進めてしまう、自分で黙々とやっているので、それへの不満を持つ人はいたでしょうね。でも、会が分裂しないように、うまくまとめて、一人一人に最低限これだけは補償できるようにしたいという使命感のようなものがあったと思います。裁判が終わるまで、ぴりぴりしていました。私もぴりぴりしていました。

葬儀をしてはならない、何も受け取ってはならない、と遺言した人なので私はそれを守っています。もっと生きていてほしかった。

支援者

松下一成（薬剤師）

クロロキン裁判やアトピーステロイド情報センターなどで薬害被害者の支援をしてきた。

証拠のない効能拡大、重い被害

高度経済成長とともに薬害も

クロロキン薬害のもっとも大きな原因となったキドラ（小野薬品販売の商品名）は１９５９年（昭和34）に許可され、１９６１年に発売されました。１９６１年といえば、日本が第二次世界大戦の敗戦から立ち直り、高度経済成長時代に突入し始めた頃でした。国民皆保険制度も始まり、薬剤の売上も高度成長期を迎えていました。そして、１９６０年から70年にかけて、薬害も高度成長期に入っていったのです。そのうちの一つがクロロキンです。

クロロキンはもともと、マラリア治療のために開発されたものです。第二次世界大戦中、南方への戦線拡大にはマラリアへの対処が不可欠でした。抗マラリア剤としては天然のキニーネしかありませんでした。クロロキンは、キニーネに代わる薬剤として米国で開発された化合物です。当初から害反応の報告は多く、米国では１９４６年のマラリアへの適応許可のときから要指示薬の指定を受けていました。

制限のない効能拡大

クロロキンは日本でも1955年にマラリアや膠原病の一種であるエリテマトーデスに対して認可され、薬局で販売されて処方せんなしで買うことができる薬剤でした。こんな劇薬が処方せんなしというのは驚きですが、まだ適応は限られていましたので、売上高は知れたものでした。

そこで、製薬会社は適応拡大したのです。この当時の薬事法では、国民医薬品集や薬局方（注1）に収載されている医薬品については、適応の拡大に制限がなかったのです。旧薬事法の抜け道ともいえるこの点を利用して、「腎臓病の原因の治療薬」「安全なリウマチ療法」として、大々的に宣伝販売されるようになっていきました。

もとは外国で開発された薬剤でありながら、なぜ、外国では例のない「腎炎の治療薬」として日本で宣伝されるようになってしまったのでしょうか？　しかも、長期連用によって、元に戻らない重篤な網膜症を引き起こすことが、早くからわかっていました。日本の場合、クロロキン被害者はその8割が小野薬品のキドラの服用によって眼の障害を訴えており、その多くは慢性腎炎の患者でした。クロロキンを成分として含む商品はほかにレゾヒン（バイエル薬品）などがありました。

1959年当時、小野薬品は肝機能障害の治療薬として開発していたオロチン酸（注2）に腎機能をよくする作用があることを認めたそうです。小野薬品の社長の友人であった辻昇三教授がこれに着目して、オロチン酸とクロロキンを結合させた「キドラ」を作り出しました。そして、たった10人にテストしただけでキドラを世に送り出しました（注3）。

こうして作成された論文が小野薬品の販売拡大に使われました。筆者が医学文献から調べただけでも、被害者は１５００人を超えます。潜在している被害者を加えると、何千人もの人の光を奪ったのではないでしょうか。

クロロキンを開発した米国では、クロロキンを1年間服薬した成人で視力障害、頭痛、白髪、体重減少、皮膚発疹などの例が１９４８年に報告されています。

日本が許可した前年の１９５８年にはホップスによって、クロロキンの長期服用が眼の障害を引き起こすことははっきりと認められています。さらに59年には同じくホップスがクロロキン網膜症の発生、しかも服薬を止めても回復しないことを発表しています。

このような重篤な害について、クロロキンを新薬として売り出そうとしている会社であれば当然知っているべきです。キドラが発売された翌年の１９６２年には、日本でも慶応大学の中野教授によりクロロキン網膜症の症例報告がなされています。厚生省（現、厚生労働省）はこの中野論文から5年後、キドラ発売から実に12年も経ってやっと、クロロキンを劇薬に指定し、処方せんがないと買えないとしました。

注1　医薬品の品質確保の目的で作られた、日本の公的規格書。

注2　肝臓病に効くといわれたことがあるが、今では、肝臓に脂肪を蓄積させて脂肪肝を作るとされて、いわば毒の一種である。

注3　昭和三三年六月辻を中心とする神戸医科大学第二内科が我国で初めてクロロキンの腎炎に対する奏効性を提唱して以降昭和三五年末までに（なお、同年一二月一六日キドラの製造許可がなされている）公表された治験論文（略）症例数は全部合計してもわずか三八例であつて、これら論文を通読する限りでは、昭和三五年段階でもいわば臨床試験的領域から一歩も踏み出していない観があり、当時、少なくとも後述するとおり、リン酸クロロキンの効能・効果として腎炎が「医学薬上一般に承認されている」適応症の範囲に含まれていたと解するのは困難であるように思われる。——昭和52年（1977年）2月1日の東京高裁判決文より引用。

米国では腎臓病には使えない

クロロキンの腎炎に対する有効性に関しては全く不明確であり、米国では腎炎治療には使われていませんでした。さらに日本以外の国でも、腎炎に対する治療効果の論文はありませんし、使われていませんでした**（注4）**。むしろ、体内に蓄積するクロロキンは、腎臓病に「禁忌」、つまり絶対に使ってはいけないとした論文さえ発表されていたのです。

米国ではその頃、クロロキンを処方されていた女性が網膜症のために視力障害を起こし、医師を訴えていた裁判で勝訴した結果が報じられています。判決によると、クロロキン使用中には2週間に1度の眼底検査をするように米国医師会は指示しているのに、この医師はそれをしなかった、という理由で原告に5万ドル（当時1ドル360円）支払え、というものです。

注4　諸外国で腎炎をクロロキン製剤の適応症として承認している国は一つもない（この点原告らと被告国との間で争いがない）。クロロキン製剤が腎炎に対しても効果があるとして販売され、臨床上腎炎

治療薬として使用されたのは我国のみである。——昭和52年（1977年）2月1日の東京高裁判決文より引用。

害を知っていた厚生省役人

厚生省はあやふやな医学論文をもとに認可しましたが、もっと腹立たしい事件が、クロロキン薬害には付随しています。厚生省の豊田勤治製薬課長（当時、医薬品の安全性を担当）は自らもクロロキンを服用していたのですが、日本製薬団体連合会（日薬連）の安全性委員会委員長から網膜症が回復不能もありうると聞いて、自分は服用を中止したのです（1965年3月）。しかし、クロロキンの添付文書の注意事項としてクロロキン網膜症が記載されたのは1970年、しかも「連用により網膜症が発生することがある」でした。

この時、豊田氏が自身の服用を中止するだけでなく、医薬品の安全性を担当する課長として適切な対処をしていたら、その後に発生した全体の8割にあたる被害は出なかったのです。にもかかわらず、豊田氏は刑事裁判で無罪となり、後に製薬企業団体の常務理事になりました。

このような、製薬会社と国との癒着は切れることなく続き、薬害は繰り返され、そのたびに国は「二度と起こしません」と厚生大臣（厚生労働大臣）が誓いの言葉を述べる、ということの繰り返しです。

残念なことですが、市民レベルで厚生労働省を監視していく必要が、これからもまだまだありそうです。

（「薬のチェックは命のチェック」8号の記事より再構成）

コラルジル

臨床試験で肝障害やコレステロール上昇が明らかであったのに、安全とし、海外文献を誤引用した論文で使用が拡大。数百人の死亡につながった。

専門家

浜六郎（内科医、NPO医薬ビジランスセンター代表）
公衆衛生学、医薬品評価を専門とする

慢性疾患用薬剤による薬害

コラルジルは、1951年にイタリアで狭心症の薬剤として開発・販売され、1963年に日本で承認されました。当時の日本で、3大死因の一つとしてクローズアップされつつあった心臓病、つまり非常に多い慢性疾患に用いる薬剤でした。

合成女性ホルモンに、神経系の興奮を抑える作用を持つ構造をくっつけたもので、1962年4月に米国で重大な薬害事件を起こしたトリパラノールというコレステロール低下剤と似ています。1961年から62年にかけては、薬害サリドマイドが国際的に問題となっていました。その直後に、問題薬コラルジルが承認されたということ自体、日本ではサリドマイド事件やトリパラノール事件の教訓が、薬害防止に全く生かされなかったことを物語っています。

血液と肝臓の奇妙な病気

1965年頃から、血液学者の間で珍しい病気が話題になっていました。37〜38度くらいの熱が出てやせてくる。白血球数が増え、骨髄中の一種の白血球細胞である「組織球」の中に、ふつうには存在しない真っ青な顆粒や泡状のものがいっぱい詰まって大きく膨らんでしまっている。そのため、「泡沫細胞症候群」と呼ばれていた病気に似ていると報告されました。

一方、1969年から、肝臓病学者の間で「リン脂質脂肪肝」という珍しい病気が報告され始めました。コレステロール値が高くなり、腹水が溜まったり死亡する人もあり、肝臓の細胞を電子顕微鏡で見ると、「渦巻き状の構造物」がたくさん詰まっている。その構造物は、普通には存在しないリン脂質の一種であることがわかってきて、「リン脂質脂肪肝」と名づけられました。

当時、大阪大学医学部第2内科には血液研究チームと肝臓研究チームがありました。それぞれで「泡沫細胞症候群」と「リン脂質脂肪肝」が話題となっていましたが、あるとき、1人の患者さんに両方の病気が見つかったのです。こんなに珍しい病気が、同じ人にあるのはおかしい、と処方されていた薬剤を調べてみると、「コラルジル」が共通していました。

動物実験で人と同様の「渦巻き状のもの」が電子顕微鏡でとらえられ、脂肪の分析でも人と同じ特徴的パターンを示したため、「薬剤性脂質蓄積症」と名づけて、ただちにメーカー（1970年11月10日）と国（同年11月12日）へ報告し、同年11月28日に学会で発表しました。メーカーではこの報告を受けて発売停止・回収を決め、12月19日、コラルジルは品目廃止の措置がとられました。

このように書くと、たいへん順調に薬害が解決していったようですが、そうではありません。大阪大学と同じ頃、コラルジルの害を突きとめた新潟大学の若手医師グループの研究が1970年11月27日の新聞に掲載されました。記事を読んで、自分たちの病気がコラルジルによる中毒症だと確信した新潟県の被害者らは、被害者の会を組織し、約1年後の1971年11月、製造販売元である鳥居薬品と認可した国を相手に提訴しました。遺族らは22家族36人、総額4億3700万円の損害賠償請求訴訟になりました。東京でも72年11月に7人の遺族と患者2人が提訴しました。1979年6月1日に結審し、その後裁判所から和解勧告があり10か月の和解交渉を経て1980年4月5日に和解が成立しました。

実際の被害は、これにとどまりません。実態調査はなされていませんが、各種の調査から、被害患者数は数万人以上、死亡者数は少なく見積もっても250〜400人、場合によっては500〜2千人になると推定されます。

コラルジルとトリパラノールは瓜二つ

コラルジルの承認がいかに問題であったかは、構造や性質がコラルジルとそっくりな毒物「トリパラノール」（日本での商品名はデリトール）が、すでに薬害事件を起こして中止になっていたことからも明らかです。

トリパラノールは米国で開発され、コレステロール値を低下させるとして１９５９年に発売が開始されました。欧米では心臓病が死因のトップで、コレステロールがその原因と考えられていました。コレステロール低下剤は、まさしく「夢の薬剤」でしたが、発売後まもなく回復不能の白内障や全脱毛などが問題となり、１９６２年４月には発売中止となっています。

コラルジルは、強力な血管拡張作用を示すジエチルアミノエチル基と強力な合成女性ホルモン（ヘキセステロール）が結合したものです。トリパラノールも、女性ホルモンのコレステロール低下作用が注目され、それにジエチルアミノエチル基を結合させたものです。

トリパラノールのコレステロール低下作用が発見されたあと、先に誕生したコラルジルのコレステロール低下作用も調べられ、トリパラノールと同じような作用がありました。ただし、コラルジルは、少量短期間では低下するものの、大量あるいは長期ではコレステロールを逆に高めることが後にわかりました。

トリパラノールが薬害で中止になったことで、この系統の物質を研究していた他のメーカーの研究者は、すべてダメだと確信した、と言っていました。

トリパラノールは、メーカーのメレル社が実施した動物実験で、死亡や生殖の影響、動脈硬化がむしろ促進されるという重要な毒性試験データを得ていたのに、申請に際してそれらを隠していたことが曝露されました。そして、販売中止後も、トリパラノールの毒性を示すデータが次々と明るみに出ました。

欧米発の医薬品はフリーパス

危険な物質が「薬」として間違って許可されないようにするためのチェックは厳しく行なわれなければなりません。コラルジルが承認された1963年でも、国の承認基準として、「長期連用されるものについては、必ず慢性毒性も考慮すべき」とされていました。しかし、コラルジルについては、慢性毒性試験は実施されていませんでした。

当時、欧米の主要国で発売されている薬剤を日本へ導入する際は、「事務レベル」の処理だけで許可されていたためです。サリドマイド事件やトリパラノール事件の直後ですから、「事務レベルで許可」という取り決め自体の廃止を含めて安全策を立て直すべき時期であったはずですが、そうしなかったために、コラルジルは許可されてしまったといえます。

臨床試験で種々の害多発

コラルジルは、開発されたイタリアでは「周期的に休薬をしながら使用すべき」との指示があり、長期連用を避けるべき薬剤でした。日本でも臨床試験で、コレステロールが１００㎎／dL以上も上昇した人が37％、４００〜７００㎎／dLまで上昇した人さえおり、58％でGOTが上昇し、24％は80単位以上も上昇していました。しかし、これらの異常例は指摘されず、「長期連用に適した冠拡張剤である」などとんでもない結論の論文を根拠に許可され、発売後も40編以上の同じような論文が出て、長期連用の安全性を強調しました。

用量も、イタリアでは「通常75〜100mg、例外的に150mg」、日本では「75〜150mgが標準量」でした。つまり、イタリアでの例外的な最高用量が日本では常用量として承認。小柄な日本人に、「事務的処理で」例外的な最高用量が長期連用され多数の人々が殺されたのです。

承認論文の内容もおかしいのです。日本での承認の根拠論文の1つがその中で欧米の論文を紹介しています。それは、対照もない1〜2か月間の使用例の報告でしたが、日本語の紹介文は、「副作用の少ない点は、このような大量投与または慢性冠不全の長期使用に有利であり、1日150mgを3年間にわたり投与し、なんら副作用が見られなかった例も報じられている」というものです。ところが、元のドイツ語論文（1959年）を正確に読むと、1人の患者に3年間連用したのではありません。1人1人には1か月〜2か月間使用し、3年間で延べ200人に用いた、というものでした。

誤訳を紹介している論文が、日本での治験論文第1号として、コラルジル申請時に添付された論文中の中心的論文として「権威ある」専門誌に掲載されました。その引用の間違いに気づくことなく、その後に発表された臨床経験報告（十数例ずつの短期使用例の報告）の多くで、同じように引用され、「150mgの3年間長期連用は安全」との認識が日本の臨床医に広がってしまいました。

間違った引用が薬害の拡大の原因の一つになった、という点が注目されます。

研究論文における害反応記載の困難さ

コラルジルの治験論文中には、肝障害の危険性について極めて抑えた言いまわしながら、行間には相当な疑問をにじませた論文がありました。札幌医科大学の浦沢喜一氏の１９６５年の論文です。私は、浦沢氏の意図を確認すべく77年に訪問したところ、想像した以上に「肝障害に危機感」を持っておられたことが確認できました。初稿では「コラルジルは肝障害が強いために今後臨床使用すべきでない」という趣旨を書いたが、主任教授に書き直しを命じられ、しかたなく変更したのだそうです。

その趣旨はメーカーに伝えられ、法廷でもそのことを証言されました。また、メーカーではその指摘を受けて慢性毒性試験を65年に実施して毒性徴候をつかんでいながら、そのまま５年間も販売を続けたのです（文献１）。

全例服用でも原因と断定しない

コラルジルが中止された１９７０年11月の1年前に「コラルジルが原因」と認識をしていた研究者がいました。約10人（その後14人）の泡沫細胞症候群の患者の診察を経験した段階で、「全例にコラルジルが５か月以上使用されていた」「本剤が原因である可能性も考えて目下検討中である」と学会の場で発言していますが、因果関係の断定はしていません。

しかし、極めて特異な病気で、ある薬剤の服用率が１００％の場合、それらの患者と性や年齢を合わせた一般的な狭心症患者を対照群として10人選べば、その10人でのコラルジル服用はほとんど0のはずです。したがって、症例対照研究をすれば、因果関係の指摘は明らかですが、そうした調査で確認はなされず、いつまで経っても原因の確定はされないままでした。

専門家、行政、マスコミの役割

原因の究明と販売中止に至る過程での大阪大学の研究チームの迅速な対応は大いに評価できるのですが、コラルジルによる「肝障害は可逆的」「肝硬変に進展する例は認められない」と結論したため、先述の裁判では、服用中止後の死亡は「中毒症が進行した結果とはいえない。コラルジル中毒は服用中止後3年すれば治癒する」「組織障害性の少ない薬物」とさえ証言し、その後の被害者救済に関しては、過少評価に手を貸してしまいました。

新潟大学の若手医師らによる新聞発表がなければ、コラルジルが引き起こした内臓の病気の薬害は明るみに出なかったでしょう。サリドマイドにおけるレンツ氏の研究結果も、新聞が取り上げなかったならば、ドイツでもあれほど早期の対策はとられていなかったはずです。これらのことは、政府による規制措置には、毅然とした言動のできる専門家集団の存在と、報道機関による公表が不可欠であるということを示しています。

薬害コラルジル事件を振り返ってみると、重大薬害の兆候に接した際の研究者、専門家、医師の考え方や対処の方法、その行動パターンには、ほとんど進歩がみられないことがよくわかります（コラルジルに関しては文献3も参照してください）。

ソリブジン

併用すると抗がん剤を何十倍も使ったのと同じことに。毒性を確認した動物実験をメーカーが隠していたなど、責任が明白で国も素早く規制した。

専門家

浜六郎（内科医、ＮＰＯ医薬ビジランスセンター代表）
公衆衛生学、医薬品評価を専門とする

あばかれたデータ隠し

はじめに

ソリブジンは帯状疱疹の治療薬剤として１９９０年代前半に承認されましたが、承認直後に死亡が多発したために迅速に使用中止の措置が取られました。これもコラルジルと同じように、死亡事故が起きていることを示すデータをメーカーが承認前に隠していたことが判明したために、中止となったものです（文献1、3a―3c）。

抗ウイルス剤で死亡

帯状疱疹は、胸や腹などに帯状に皮疹ができて非常に痛いウイルス性の皮膚病です。93年9月3日に発売されたソリブジン（商品名ユースビル、日本商事）は、それまでと違い、小さな錠剤を1日3回飲むだけ。しかも安全性が千倍もすぐれているとメーカーは主張していました。

ところが、発売されて間もなく、死亡が相次ぎました。一例目は、9月19日。口頭で厚生省（当時）に報告された患者は、ソリブジンだけでなく、抗がん剤（フルオロウラシル系抗がん剤）を飲んでいました。10月6日には二人目、三人目が厚生省に届けられ、副作用調査会で検討され、緊急安全性情報の配付が指示されましたが、配布は連休明けの10月12日となりました。

それから1か月余りのちの11月25日には、死亡者は合計14人に達し、その後1人追加されて最終的に死亡15人、重症8人、合計23人がソリブジンによる重症被害として報告されました。全員、フルオロウラシル系の抗がん剤（経口）を併用していました。抗がん剤を飲んでいるといっても末期がんではなく、まだまだ元気のある、あと何年も生きられる人がほとんどでした。

初期のがんにもかかわらず死亡した理由は、ソリブジンにはフルオロウラシル系の抗がん剤の血液中の濃度を10倍以上も高める作用があり、その結果、大量の抗がん剤を使ったのと同じことになり、白血球や赤血球、血小板など血液成分が作られなくなったからです。

最初に死亡した人は京都府立医科大学で臨床試験が行なわれた53歳の女性です。乳がん手術を受けた5か月後、帯状疱疹にかかり、ソリブジンを7日間服用しました。服用終了日は白血球数7300、血小板数15・7万と正常でしたが、吐き気や微熱があり、体がだるくなり、10日後あたりから何も食べられなくなり、13日目には白血球1600と著しく減少しすぐに入院しました。しかし、白血球数は減り続け、肺炎から敗血症となって16日目に死亡しました。

二人目は肺がんでフルオロウラシル系抗がん剤を使用中でした。帯状疱疹にかかり、ソリブジンを7日間の予定で服用開始したところ、途中でおう吐が激しくなり、内服ができなくなったために5日目に中止。開始後13日目に死亡しました。

三人目は、乳がんの手術後にフルオロウラシル系抗がん剤を服用中に帯状疱疹にかかり、ソリブジンを7日間使用。服用前は5800あった白血球数が服用最後の7日目には3700に減少していましたが、帯状疱疹はほぼ治癒し、その後受診せず。14日目から口内炎が出はじめ、続いて膀胱炎、血尿、肛門からの出血、全身の衰弱が激しくなり、ソリブジン服用開始から24日目に他県の病院を受診し、検査するまもなく翌日死亡しました。

ソリブジン開始後わずか1~3週間で、おう吐や吐き気、口内炎、出血が起きて食事もできなくなり、熱が出て肺炎から敗血症を起こして死亡しています。ソリブジンの量が多いほど症状が激しく早く死亡していますから（300㎎の二例目は13日目、150㎎の一例目は16日目、30㎎の三例目は24日目に死亡）、ソリブジンの臨床試験の段階から原因はわかっていたはずです。

白血球が千個以下、血小板も4万個以下になり、抗がん剤が使われていたのですから、骨髄の機能が侵されたと考えるのが常識です。ソリブジンを使用してから急に抗がん剤を大量に使用したような状態になった事実を重視すれば、それだけでソリブジンがフルオロウラシル系抗がん剤の濃度を高めて、抗がん剤の毒性が増強されたのではないかと疑うことができます。一例目を報告した論文からも、それを疑ったことが読みとれます。

動物に併用して血液毒性は判明していた

海外でも、ソリブジン類似薬剤ＢＶＤＵと抗がん剤との併用で、強い毒性を証明した論文が、ソリブジンの最初の試験（第Ｉ相臨床試験）の開始前にすでに発表されていました。

私が副編集長を務める医薬品情報誌ＴＩＰ誌で、このことを報告したところ（文献1）、毎日新聞が、「類似薬でも血液障害」という見出しで大きく報道しました（1993年12月15日）。また、ＮＨＫの番組（クローズアップ現代）で解説するように依頼されて、ビデオ撮りの日に、それまでに番組が収集していた関連のビデオを見せていただいて、非常に重要な事実が隠されていたことを知りました。メーカーは、第Ⅱ相臨床試験の死亡例が検討会議で問題になったあとに、フルオロウラシル系を含むいくつかの抗がん剤とソリブジンとの併用でどのような効果が出るのかを調べるための動物実験をしていたのです。ソリブジンが、フルオロウラシル系抗がん剤の毒性だけを強める作用を持つことは、ＢＶＤＵとまったく同じでした。

臨床試験ではフルオロウラシル系抗がん剤と併用した人が死亡し、動物試験でも併用で毒性の増強を認めている。これほど明瞭な因果関係の証明はない。その事実を知っていながらメーカーは販売までいってしまったのです。

マスコミの追跡

1994年2月頃、毎日新聞特報部から、今後この問題にどのように迫ったらいいかと相談がありました。コラルジルの治験論文を例に、死亡例を経験した著者に直接聞いたら、論文には書けなかったことが聞けるかもしれないので訪ねてみるとよい、とアドバイスしました。また、コラルジルの裁判で、慢性毒性試験がないとの原告側の指摘に対して、メーカーが自慢げに提出してきた動物実験のデータをよく読むと、毒性徴候が明瞭に出ていましたので、ソリブジンでも毒性実験データを実際に読む必要があるということも助言しました。

3か月後、毎日新聞は一面で大きく報道しました。メーカーが隠していた毒性試験データを突き止め、臨床試験で死亡した人の家族と主治医を突き止めたのです。「『このデータがあれば、患者の死因を原因不明なんて書きませんでしたよ』。臨床試験中に、担当患者を亡くした主治医は、日本商事の動物実験結果をはじめて目にした瞬間『ひどい…』といって言葉を失った」と。

ソリブジンの開発メーカーである日本商事は、先のBVDUとフルオロウラシル系抗がん剤との併用の危険性を示す海外論文も申請前に入手し、動物実験を独自に実施していたのです。「知っていれば、総括医師に副作用の危険性をはっきり伝え、ソリブジン使用者への警告もできたはずだ」と主治医が悔やんだことも報道されました。

一方、朝日新聞は6月28日、臨床試験の死亡者は、もう2人いて、合計3人であった（先述の3人）、と報道しました。合計244人の臨床試験で3人も死亡していたのです。

データ隠しとインサイダー取引

厚生省の対処は、他の薬害と比べると迅速でした。それは、害が明瞭でしたし、おそらく、メーカーの明瞭な害隠しを早い段階で見つけたからではないか、と推察します。

厚生省の調査報告をみると、日本商事が重大な副作用と認識していたにもかかわらず、隠ぺい工作を繰り返していたことがうかがえるからです。

例えば、治験の世話人会での発言。治験総括医から、治験中の死亡例とソリブジンとの因果関係を聞かれた日本商事の担当者は、「大丈夫」と答え、副作用を否定しています。また、三例目の死亡例では、東北大学の治験責任医師（教授）は「フルツロン（抗がん剤）の副作用が出ている感じなので、相互作用があるか動物試験で調べる必要があるのでは」とメーカーの人に伝えました。メーカーは、治験総括医師に伝えると約束し、そのことは医師訪問記録にも記載されましたが、実際には総括医師に伝えられなかったのです。さらには、死亡例の検査異常のデータが報告されたのに、死亡したこと自体を「副作用」としませんでした。

「副作用」としなかった理由として、もとの病気が重症であったための死亡であるとか、死亡したのが試験期間を過ぎていたから報告しなかったのだとか、まったく理由にならない理由で、検討の対象から除外して、重大な警告をすべて葬り去っていました。

市販後の最初の死亡事故が発生した１９９３年９月に開かれた日本商事の幹部会議の席で、開発担当者が臨床試験での死亡例中２例はソリブジンと抗がん剤との相互作用による可能性が高いと説明しています。これに対して、「厚生省にすでに届け出ている京都の女性患者以外はこの場限りとする」と、出席した各部長に外部に漏らさぬよう、かん口令を敷き、論文に載った例以外の2例は議事録にも記載しなかったといいます。

3種類の動物実験でも数々の明瞭な毒性が出ていましたが、それらの毒性試験は、治験総括医師や厚生省にすら報告されませんでした。

その一方で、重役の5人中2人は、ソリブジン発売後、最初の死亡例が報告された翌日から自社株を売却し、他の3人も、副作用死が公表される前に大量の株を売却し、その後、合計175人の社員がインサイダー取引きで合計38万株を売却していたことがわかりました。

害を見抜けない（見抜かない）医学者

ソリブジン事件でのように、複数の動物実験で害反応の結果があり、臨床試験で併用による死亡例があるにもかかわらず、死亡原因として併用による重大な害を見抜けないならば、あらゆる新薬の害を見抜くことはできないでしょう。

治験総括医師と日本商事の責任者に関しては、刑事告発も検討されましたが、結局は見送られました。私は著書「薬害はなぜなくならないか」（文献3）に、厚生省や中央薬事審議会の委員が、このように明瞭な因果関係を見抜けないのなら、今後、新たに承認される薬剤の害を見抜くことは全く不可能だ、と記しました。その後次々と判明した薬害、21世紀型薬害での因果関係の否定の姿勢は、国も専門家も、積極的に「見ないようにしている」としか言いようがありません。

この姿勢が続くかぎり、今後、薬害被害の規模は拡大するばかりであると考えざるを得ません。

第6章

くすりの害にあわないために

「みだりに薬を用いない」

谷田憲俊

はじめに

貝原益軒の『養生訓』に、「医に上中下の三品あり。上医は病を知り脈を知り薬を知る。下医は三知の力なし。中医は上医及ばすともみだりに薬を用いない」と古代中国の箴言（しんげん）が紹介されている。アメリカのO・W・ホームズ（1809～1894年）は、「今ある薬を全て海に投げ込め。魚には迷惑だが、人には大きな福音だ」とした。現代医学には、「11％は成功、9％は患者を害する、80％はどちらにも無関係」という実態がある。2000年にイスラエルで医師が長期ストライキを打ったとき、葬儀件数が減少した。今でも、有効とされてきた治療が害になると警告される事態が続出している。

しかし、医師にも一般にもそういった医学医療の現実が理解されていない。ここで、筆者の在宅診療の経験から「みだりに薬を用いない」ことが患者に有益であることを紹介し、薬による害を減らす一助となることを示す。なお、文献は筆者の前著（文献1、2）にあるものは省略した。

在宅診療における課題

日本は未曽有の高齢社会を迎えている。必然的に多死社会となり、孤立・孤独死数は増え続け、否応なしに対応を迫られている。厚生労働省は医療と福祉、介護を一体化した地域包括ケアを推進し、多職種連携を軸として地域で対応するモデルを提唱している。このモデルは関連する領域が多く複雑だが、「医療との連携強化」「介護サービスの充実強化」「予防の推進」「多様な生活支援サービスの確保、権利擁護など」「バリアフリーの高齢者住まいの整備」の5項目にまとめられる。

その医療領域で重要なのが在宅療養である。在宅療養の主眼は「生の質」向上にあり、実際、多職種が関わる利点が発揮されて在宅療養で改善を示す患者も多い。医学医療に関する最も重要な課題は、過剰治療の是正であろう。紹介した2事例は、いずれも看取りが近いと依頼された患者である。直ちに、服用していた薬剤を中止または減量したところ、日常生活動作も認知症状も改善した。降圧剤と向精神薬の使用を減らすと高齢者の各種症状が改善することは、既に複数の臨床試験において証明されている（文献2）。

「みだりに薬を用いない」ことの大切さ

同様のことは他の病態にも当てはまる。降圧剤や高脂血症剤、向精神薬、認知症用薬剤、インスリン・経口糖尿病剤などを減量・中止すると、例えば認知症のグループホームは訪問するたびに雰囲気が明るくなり、患者に感情表現が出てきたと家族に喜ばれる。また、いつも横になっ

事例1：認知症グループホームの89歳女性

脳梗塞から寝たきり生活となり、重度認知症で発語はなく家族も判別できない。飲食が著しく減り、看取りを依頼されて訪問した。家族の希望は「安らかに（死を迎えさせたい）」で、飲食は本人が摂取するままとなった。

診察で、簡単な問いかけに患者は合理的に応答した。聴診上、軽い心雑音以外、特におかしいところはなく、血圧は160/60 mmHg、脈拍66/分、体温36.6℃、浮腫はなく褥瘡（じょくそう）もない。 腹部は平坦で圧痛（押さえた時の痛み）もなく、浣腸で排便は順調という。紹介状の直近の検査に低栄養状態と貧血、腎不全がみられたが、いずれも年齢から正常範囲とみなせた。

介護記録によると、朝の血圧が200 mmHgを超えたり、昼は110 mmHgを切ったりしていた。職員が苦労していた服薬は次のような内容である。

【朝食後】

メマンチン（5 mg）1錠、ドネペジル（3 mg）1錠、ランソプラゾールOD(15 mg）1錠、ウルソデオキシコール酸（100 mg）1錠、ドキサゾシン（2 mg）1錠、ニフェジピンCR(40 mg）1錠＋同（20 mg）1錠、フロセミド（20 mg）2錠、アスピリン腸溶錠（100 mg）1錠とニトログリセリン貼付剤（5 mg）1枚が入っていた。

【昼食後】

ウルソデオキシコール酸（100 mg）1錠

【夕食後】

ウルソデオキシコール酸（100 mg）1錠、ドキサゾシン（2 mg）1錠、フロセミド（20 mg）1錠だった。

【その他】

随時のグリセリン浣腸（60 cc）、アローゼン（製)0.5 g、経腸栄養剤（250 ml缶）があった。

すぐに、定時の服薬は朝食後のニフェジピンCR(40 mg）1錠、ドキサゾシン1錠、フロセミド1錠と、夕食後のフロセミド1錠だけとした。

その後、朝食後のニフェジピンCR(20 mg）1錠とドキサゾシン1錠、フロセミド1錠だけとし、血圧は150 mmHgほどに安定した。飲食は順調で、全身状態もよくなり、にこやかに会話を交わし、当初臨終間近と言われ付き添っていた家族は診察に同席しなくなった。

事例2：上腕骨骨折から重篤となった102歳女性

右上腕骨を骨折し、状況から保存的に対応された。しかし、全身状態は悪化し続け、飲食も低下し傾眠傾向になった。通院中の開業医に「あと1、2週間。亡くなったら、警察を呼べ」と家族は言われ、つてを頼って筆者（谷田）に看取りの依頼がきた。

初診時、聴診上、特変なく、血圧は128/78mmHg、脈拍66/分、体温36.6℃、酸素飽和度は92%だった。問いかけには応じられない。処方は、

【朝食後】

エチゾラム（0.5 mg）1錠、硝酸イソソルビド徐放カプセル（20 mg）1カプセル、アテノロール（25 mg）1錠、アムロジピンOD(2.5 mg）1錠

【昼食後】

エチゾラム（0.5 mg）1錠

【夕食後】

エチゾラム（0.5 mg）1錠、硝酸イソソルビド徐放カプセル（20 mg）1カプセル、イコサペント酸エチル（300 mg）1カプセル

【眠前】

ゾピクロン（7.5 mg）1錠、センノシド（12mg）1錠だった。

他に、痛みにはロキソプロフェン錠（60 mg）と胃粘膜保護薬が頓用で出ていた。

臨終の折は、警察も救急車も呼ばずに、筆者たちに連絡することを家族に伝えた。そして、飲食の与え方を説明し、すぐにエチゾラムと硝酸イソソルビド徐放カプセル、アムロジピン、イコサペント酸エチルを中止した。2週後の診察時、患者は眠っていたが、すぐに自力で起きて座り直した。とても調子よく、骨折部は重い物を持つと痛む程度で鎮痛剤は使っていない。

また、以前から「大人がベッドの足側に、黙って横たわっている。子どもや女が出ることもある」という訴えがあった。夜間、別室の家族にそのことを言いに来る。認知症状はないので、ゾピクロンを半錠にしたところ、幻視は消失した。なお、ゾピクロンは長年の服用で本人が固執し、中止できなかった。

その後はアテノロール1錠で血圧は150 mmHg程度と安定し、骨折は、3か月後には日常生活に支障ないまで回復した。食欲も旺盛で、家屋内を自由に歩行している。

ていた糖尿病患者が見違えるように元気になる。

しかし、こういった方針は必ずしも全てに通用しない。脳梗塞後遺症から胃ろうが造設され、家族に熱心に介護されている85歳の女性がいた。この患者には複数の降圧剤と高脂血症剤など計12種類が与えられていた。嘔吐やめまい、脱力、痙攣などを起こしており、それらの薬剤による害反応が疑われた。元々、不要なので減らすことを家族に提案したが、説明を尽くしても家族は「絶対に必要」と減らすことを固く拒んだ。不合理な患者や家族の希望に応じる必要はないが、彼らの強い思いに逆らうことは、〝くすり信仰〟の人々の間にあって現実的には難しい。

こういった薬漬け医療を作ったのは医師であり、医師側に〝くすり信仰〟の日本文化を是正する務めがある。しかし、「みだりに薬を用いない」を強調しなければならない裏には、「みだりに薬を用いる」ことが臨床にありふれている現実がある。後者、つまり過剰治療を勧めているのが幾つかの専門学会による診療指針である。一般医の拠り所は各専門学会による診療指針なので、過剰治療が臨床に蔓延し、その温床になっているのが実情である。

診療指針の個別問題は割愛するが、指針の信頼性に関わる利益相反の問題を指摘しておきたい。診療指針の信頼性を示す条件の一つに作成委員の利益相反を公開しているか否かがある（文献3）。

日本の学会の診療指針は、利益相反が公開されていないものが多い。つまり、それら診療指針の信頼性は限りなく低いので、臨床で参照しないほうが適切であろう。

他方、臨床医にとって最新の医学情報に触れることは難しいかもしれない。しかし、少なくとも患者や家族と十分に話し合って治療方針を決めたい。その際に有用なアメリカ老年医学会の勧めを表に紹介する。そこには「みだりに薬を用いない」方針がＥＢＭに基づく適切な方針であると示されている。

アメリカ老年医学会の「医師と患者が質問すべき10項目」

①進行認知症患者に経皮的栄養補給を勧めるな。替わりに経口摂取を供せよ。
②認知症患者の行動症状及び心理的症状に抗精神病薬を第一選択薬に用いるな。
③65歳以上は薬剤でHgA1cを7・5％未満にすることは避けよ。厳格でない血糖管理がよいだろう。
④高齢者の不眠や興奮、譫妄にベンゾジアゼピンや他の鎮静剤や睡眠薬を第一選択とするな。
⑤特別の尿路症状がないなら、高齢者の細菌尿治療に抗菌薬を用いてはならない。
⑥認知能への効果と胃腸管への害作用を定期的に評価しないでコリンエステラーゼ阻害剤（ドネペジルなど）を処方するな。
⑦余命と検査、過剰診断、過剰治療の危険を考慮に入れないで、乳がんや大腸がん、前立腺がん（ＰＳＡテスト）の検診を勧めるな。
⑧食欲刺激剤や高カロリー補助食品を食欲不振や悪液質の高齢者に処方することを避けよ。

替わりに社会的支援を適正化し、飲食を手助け、患者の目的と期待をはっきりさせよ。
⑨薬物治療歴を検討することなしに薬物を処方するな。
⑩譫妄を伴う入院高齢者の行動症状を管理するための身体的拘束は避けよ。
※それぞれに勧告の根拠と対応法が記されている。（アメリカ内科専門医会が運営する「賢く選ぶこと（Choosing Wisely）」より、２０１４年９月１日アクセス）

おわりに

医師が医療の幻想を煽り立てたためか、一般市民は「最後まで治癒医療を追い求める」という姿勢を示す（文献４）。患者が治癒医療を求めることは十二分に理解できる。しかし、濃厚治療に満足すると死亡率は上昇するという現実を理解する必要がある（文献５）。

漢の班固（32〜92年）は、「病気になったら上医の薬を飲むべし。中下医の薬を飲んではならない。（中略）インフルエンザやかぜ、胃炎など簡単に治しやすい病気は下医も治しやすい（現代文風に改変）」と述べた（『養生訓』）。後者の「下医でも治せる」のは自然治癒する疾患であり、薬の出る幕はないことを示唆する。不要不急の薬を使っては、要らぬ害反応に遭遇するだけである。

不要な薬剤を処方するのは「良質の医療を提供する」医師の義務に反するので、「みだりに薬を用いない」方針は医療倫理上も適切である。１９８６年のオタワ宣言に、「健康とは日常生活のための資源であって、人生の目的ではない」とある。健康を目的化しているかのような日本社会は不健全であり、〝くすり信仰〟文化から脱却する必要がある。そのことが薬の害を減らすことにもつながるであろう。

プロフィール：たにだのりとし
1949年、栃木県生。弘前大学医学部卒（MD, PhD, DTM&H）。函館市立病院、兵庫医科大学、山口大学を経て、帯広の北斗病院と加古川市西村医院で在宅療養に従事。近著『そこが知りたい！ 在宅療養Q&A』（診断と治療社刊）はわかりやすい。

宵越しの傷を持たないこと

浜　六郎

よい情報で、正しい知識を身につけて

ヨーロッパでは薬は、政（まつりごと）と密接にむすびついていました。経済的にうまみのある「薬」は国家（王）が管理する、というのが医薬分業の本当の目的でした。単に「毒」＝くすりを医師に任せていては危ないから、だけではなかったのです。

サリドマイド事件を契機にして世界的に薬剤評価が厳しくなっていたのですが、1990年以降は規制緩和が進み、その物質（くすり）全体としては「毒」であっても目を瞑り、いかにも病気治療に役立つ「薬」であるかのようなシナリオを作り上げ、1国の規制当局だけでなくWHO（世界保健機関）までをも巻き込んで、一般の人々はもちろん、医療者にもそれを信じ込ませることに方針が転換されました。

このような信じがたいことを述べても、2013年3月に降圧剤ディオバンのデータ捏造事件が報道されたことで、決して突拍子もない妄想とは受け止められないようになりました。実は、1980年代には、「メーキングでいこう」の号令で、臨床試験全体を捏造し承認されたものまでありましたから、データ操作など、この「業界」では日常茶飯事であったのです。何年、何十

年経とうと、「業界」の基本的な仕組みは何も変わっていません。

日本は、数々の薬害事件を経験し、歴代厚生、厚生労働大臣が「反省し、二度と繰り返さない」と誓っても、製薬企業を監督すべき国自身が、意図的に捏造データを作って世論操作をしています。例えば、医療費に占める薬剤費の割合は長らく約30％を推移していたのですが、90年代半ばから突如20％程度に減り3兆円も低く発表されました。薬局の調剤費を意図的に外していたのです。日本の薬剤費が世界的に見て異常に高いことを隠し薬価を高止まりさせるための操作でした。これにより製薬企業は薬価差益分を収入に吸収することに成功し、不況の中でも純利益を上げてきました。

国は、害のある薬剤を野放しにしているのです。「くすりの害にあわないため」には、まずこの仕組みを理解する必要があります。**よい情報を探し、正しい知識を身につけてほしいと思います。**

医者にかかるのは、どういう時か

「医者にからないのは中くらいの医者にかかるのと同じ」という箴言があります。私自身、内科医として長年患者さんを診てきましたし、そもそも医者になろうと志したのは、子どもの頃に治療してくれた医師が輝いて見えて、「僕も医者になって、役に立ちたい」と素直に思ったからです。しかし、いまや、「医者にかからないのは、優れた医者（本当に病気と薬を理解した医者）にかかるのと同じ」、という時代になってきた、と本気で思います。

宵越しの傷は持つな

健康で長生きするためには、少なくとも病気や薬について医者任せにしてはいけません。薬害にあわないためには、薬を使わなくてもよい身体づくりが大切です。

そのためのキーワードは**「宵越しの傷は持つな」**

ストレスは万病のもとです。とはいえストレスのない生活は不可能ですし、ストレスがゼロだと逆にストレスに耐えられない体になりますから適度のストレス、運動や頭の体操は不可欠です。しかし、「過度のストレスの持続」は避ける必要があります。

激しいストレス、静かだけれど持続するストレス。どちらもアドレナリンを分泌させ、皮膚や腸などの血管を収縮させ、血圧を上げて心臓に負担をかけ微小な傷を作ります。一方、ストレス状態で体内から出るアドレナリンやステロイドは強力な免疫抑制剤・抗炎症剤ですから、傷を治すのを抑制しています。短時間のストレスならば休息をとることで血流が増えて傷はできません。あるいは、傷ができても小さければ、少し長めの休息や寝ている間に、マスト細胞などの炎症細胞・免疫系細胞が活発になり修復できます。

しかし、休息もとらず（あるいはとれず）にストレスが続くと傷が大きくなり、しかも睡眠時間が短い場合には、睡眠中に修復が完了しないため傷が治りません。つまり**「宵越し」**となります。そのような状態が何日も、何か月も続くと、傷が広がり炎症が広範囲となり、痛みやかゆみ、くしゃみ、咳、動悸、下痢、頭痛、不安、うつ状態、関節炎などなど、炎症が起きた部位によってさまざまな症状が出てきます。そのためさらに睡眠が障害され、ますます傷が広がることになってしまいます。

宵越しの傷が出始めたなと思ったら、早めに眠り、**十分な睡眠**で小さな傷を治しきる工夫が大切です。ただし、睡眠剤に頼った場合は睡眠の質が悪く、うつ病が増え、依存症に陥るなど大病を一つ抱えるのと同じことになり、逆効果です。睡眠剤に頼らず睡眠時間を十分に確保しましょう。

薬を使わなくてもよい身体づくりの基本は、次のようなことです。

①栄養は最良の薬：体格（身長）と運動量にあった適量の、栄養バランスの良い食事で「薬不要の体づくり」を。粗食は禁物。糖質（炭水化物）は控えめに。

②適度な運動：ちょっとしんどいな、と思う程度の運動をしているとだんだん運動量を増やすことができます。エレベータやエスカレータ、車を使わず、階段、公共交通と自分の足で。

③十分な睡眠と休養：少なくとも7～8時間。ストレスを抱えていると自覚のある人は、可能な限りその原因の除去に努めること。少し不眠くらいが長生き。睡眠剤や安定剤は問題解決力、免疫力を落とし、うつ病になり、大病を一つ抱えたのと同じで逆効果。眠れないときは、目をつむって深呼吸（腹式呼吸）を。

④睡眠剤、安定剤などは減量を：もしも精神に作用する薬剤を飲んでいるなら、一気にではなく、徐々に徐々に減量を。

⑤仕事や趣味の間に休息を：1時間に1度は、2～3分（できれば数分）休憩をとり、腹式呼吸を。

⑥コレステロールは気にしない：ストレスや睡眠不足の影響、女性では閉経の影響が大きい。低下剤を飲んでいる人は、いつ止めても何の不都合もありません。

⑦血圧が高いのも気にしない：これも、ストレスや睡眠不足の影響の方が大きい。降圧剤を飲んでいるなら一気にではなく徐々に減量を。

⑧かぜやインフルエンザにくすりは不要：自然治癒を待つ。

⑨糖尿病には糖質制限食で：薬剤を用いるなら、インスリンのみ。血糖値のコントロールは緩やかに。

⑩認知症（疑いも含めて）は服用しているくすりの総点検を：認知症のような症状（せん妄）を起こす薬剤は極めて多い。

⑪新薬を処方されたら立ち止まって：「薬のチェックは命のチェック」でチェックして。

⑫健診・検診は受けなくてよい：①〜⑪の注意を守っていれば不要。症状があれば受診すればよい。

⑬「副作用では」と思ったら：精神に作用する薬剤、ステロイド以外は、すぐに減量もしくは中止を。症状を軽くするための薬剤の上乗せは危険。害反応カスケード（副作用の連鎖反応、悪循環）に陥るもとになる。

詳しくは、参考文献の9頁を参照してください。

プロフィール：はまろくろう

1969年、大阪大学医学部卒業後、大学附属病院、大阪府衛生部を経て、阪南中央病院（大阪府松原市）で内科医として長年勤務。1997年、医薬ビジランスセンター設立、2000年NPO法人に。「薬害はなぜなくならないか」（日本評論社）。「高血圧は薬で下げるな！」（角川書店）、「のんではいけない薬」（金曜日）など著書多数。

《参考文献》

第2章

・コレステロール低下剤

高いほうが元気で長生き (浜六郎)

1) a) 小川定男、浜六郎、薬への告発状、エール出版、1976、b) 浜六郎、薬害はなぜなくならないか、日本評論社、1996 年
2) シルバーマンら著、平澤正夫訳、薬害と政治、紀伊国屋書店、1978 年
3) CDP, a) Circulation47(3suppl):11-50;1973, b)JAMA 214(7)1303-1313,1970 c) JAMA 220(7): 996-1008, 1972, d) JAMA 226(6): 652-657, 1973, e) 231(4): 360-381, 1975, f)JACC 8(6):1245-1255,1986
4) TIP、a)1988 年 4 月、b)1995 年 2 月、c)1999 年 6 月、d)2001 年 3 月、e)2001 年 7/8 月、f)2004 年 2 月、g)2006 年 8/9 月、h)2007 年 2 月、i)2012 年 10 月
5) 日本脂質栄養学会監修、a) 長寿のためのコレステロールガイドライン、2010 年版、b) 続 長寿のためのコレステロールガイドライン、2014 年版
6) 薬のチェックは命のチェック、a)2 号 (2001 年 4 月)、b)24 号 (2006 年 10 月)、c)48 号 (2012 年 10 月)、d)55 号 (2014 年 7 月)
7) 日本人間ドック学会、http://www.ningen-dock.jp/other/reference
8) a)「下げたら、あかん!コレステロールと血圧」(2004 年)、b) コレステロールに薬はいらない (2006 年)
9) 医薬ビジランスセミナー、a) 第 2 回 (1999 年 10 月)、b) 第 3 回 (2002 年 10 月)、c) 第 4 回 (2004 年 10 月)、d) 第 5 回 (2006 年 10 月)、e) 第 6 回 (2008 年 10 月)
10) 朝日新聞コラム「薬の診察室」2001 年 a)7 月 14 日、b)7 月 21 日、c)7 月 28 日、d) 8 月 4 日 http://www.npojip.org/newspaper/asahi/20010714.htm など
11) 大櫛陽一、薬のチェックは命のチェック 2014 年 55 号:59-69

・かぜの処方薬剤

くすりで脳症にならないために (浜六郎)

1) TIP、a)1997 年 2 月、b) 1999 年 1 月、c)2000 年 1 月、d) 同年 3 月、e) 同年 11 月、f) 同年 12 月、g)2001 年 6 月、h) 同年 11 月号、i)2003 年 2 月、

j) 同年 11 月、k)2005 年 8/9 月、l) 同年 12 月
2) 第 1 回医薬ビジランスセミナー報告集、NPOJIP 発行 ,1999
3)「鎮痛・解熱治療ガイドライン」NPOJIP 発行、2000 年
4) a)「解熱剤で脳症にならないために」ブックレット、改訂増補版 2001 年 11 月) b)くすりで脳症にならないために、2008 年 11 月
5) 薬のチェックは命のチェック a) 1 号、2001 年 1 月 (Editorial) b)3 号、2001 年 7 月、p54-59
6) http://www.mhlw.go.jp/houdou/0105/h0530-3.html
7) Nelson Textbook of Pediatrics,16th ed,WB Saunders Co.2000
8) Williams Textbook of Endoolinology9thed W.B.Saunders Co1998
9) Meyler' s Side Effects of Drugs,13thed,Elsevier,Amsterdam,1996
10) 厚生科学研究、重篤な後遺症をもたらす原因不明の急性脳症と薬剤に関する調査研究、平成 8 年度研究事業報告書、1997 年 3 月
11) 薬のチェックは命のチェック、No35 (2009 年 7 月)
12) 同 No36 (2009 年 10 月)
13) 浜六郎、やっぱり危ないタミフル、(株) 金曜日、2008 年
14) カレンM . スタルコ、Clinical Infectious Diseases 49:1405-10、2009

・ステロイド剤

当事者が発信することで現状は変わる

1)「アトピーの女王」雨宮処凜、光文社知恵の森文庫、2009 年
2) ステロイドの害とは何かの文献 1) と同じ
3)「生き地獄天国」雨宮処凜、ちくま文庫、2007 年

ステロイド剤を止める(佐藤健二)

1)「患者に学んだ成人型アトピー治療、脱ステロイド・脱保湿療法」佐藤健二、柘植書房新社

子どものアトピーにステロイドはいらない(佐藤美津子)

1) Nemoto-Hasebe I, et al. : Br J Dermatol. 2009 ; 161(6) : 1387-1390
2) Furue M et al. Clinical dose and adverse effects of topical steroids in daily management of atopic dermatitis. Br J Dermatol 2003; 148: 128-133
3) Katherine A,et al.Assessing the efficacy of oral immunotherapy for the desensitisation of peanut allergy in children (STOP II): a phase 2 randomised

controlled trial. The Lancet, Early Online Publication, 30 January 2014

ステロイドの“害”とは何か（佐藤令奈）
1）佐藤令奈，2013，「アトピー性皮膚炎の社会問題化における近代医療批判の展開――一九八五―二〇一〇年新聞言説分析から」ソシオロジ 177，19-34.
2）1992年4月24日付毎日新聞・東京朝刊「Whyなぜ　広がる“ステロイド被害”／上　皮膚炎治療薬の副作用」
3）1992年7月24日付毎日新聞・東京朝刊「ステロイド被害者、集団訴訟の動き『医師が副作用の説明せず』」
4）1993年11月22日付朝日新聞・大阪夕刊「〔からだ・体・カラダ〕成人アトピー対策を」
5）安藤直子，2008，『アトピー性皮膚炎　患者1000人の証言』子どもの未来社.
6）Spector, M. & J. I. Kitsuse, 1977, Constructing Social Problems. Cummings.（＝村上直之。中河伸俊・鮎川潤・森俊太訳，1990，『社会問題の構築――ラベリング理論をこえて』．マルジュ社.）
7）中河伸俊，1999，『社会問題の社会学――構築主義アプローチの新展開』．世界思想社.

・精神科関連の薬剤
被害を取り巻く悲しくも恐ろしい現実（中川聡）
1）「暴走するクスリ？抗うつ剤と善意の陰謀」、チャールズ・メダワー／アニタ・ハードン、吉田篤夫他訳、NPOJIP刊
2）臨床精神薬理 16 (8): 1201-1205, 2013）

精神・心の病気はなぜ起きる？（浜六郎）
1）薬のチェックは命のチェック、11号（2003年）13号（2004年）49～51号（2013年）
2）「読んでやめる精神の薬」、金曜日、2014年

・陣痛促進剤
医療裁判とレセプト開示（勝村久司）
・ぼくの「星の王子さま」へ、幻冬舎文庫、2004年
・患者と医療者のためのカルテ開示、岩波ブックレット、2002年

・レセプト開示で不正医療を見破ろう！、小学館、2002年
・陣痛促進剤 あなたはどうする、さいろ社、2003年
・ネットで暴走する医師たち、wave 出版、2008年

第3章

・HPVワクチン

健康だった少女たちが認知症・歩行不能（浜六郎）

1）TIP、a）2013 年 4 月、b）同 8 月、c）同 10 月
2）薬のチェックは命のチェック a)51 号(2013 年 7 月)、b)52 号(同年 10 月)、c）53 号（2014 年 1 月）
3）薬のチェック速報 http://www.npojip.org/contents/sokuho/1.html
a）No163（2013.11.18）、b）No164（2014.1.28）、c,d）No165,No166（2014.1.29）、e）No167（2014.2.28）
4）横田俊平、神奈川県医師会報、H 26.8.10 号、11-12、2014
5）がん情報サービス http://ganjoho.jp/public/statistics/pub/statistics01.html
6）Lancet 369:2161-70,2007,
7）同 374;37:301-14,2009
8）Lancet Oncol13:89-99, 2012
9）石井健、http://www.ifrec.osaka-u.ac.jp/
10）Shoenfeld ら、J Autoimmun:36: 4-9, 2011
11）Lee ら、J Inorg Biochem 117;85-92, 2012
12）Lee ら、Adv Biosci Biotech 3; 1214-24, 2012
13）Khan, Authier ら . BMC Medicine 11:99, 2013

・タミフル

タミフルの異常行動は予見可能だった（津田敏秀）

1）津田敏秀：医学的根拠とは何か．岩波書店、東京、2013.
2）浜六郎：タミフルは初日昼（初回服用後）に異常言動を起す．TIP 2006: 21(11): 110 -116.
3）Yorifuji T, Tsuda T ら (Rapid response to Jefferson et al. BMJ 2009; 339: b5106).（2009.12.17）
4）Yorifuji T, Tsuda T ら：Oseltamivir and abnormal behaviors: True or not? Epidemiology 2009; 20: 619-621.

突然死や異常行動を起こす証拠のかずかず（浜六郎）

1 a)TIP 誌 2003 年 11 月、b) 薬のチェック 12 号改訂版（2005 年 2 月）、c)TIP 誌 2005 年 2 月、d) 薬のチェック速報 No59 （2005.11.12） http://www.npojip.org/sokuho/051112.html
e)TIP 誌 2006 年 11 月 f) 同 12 月、g) 同 2007 年 11 月 h)12 月、i) 同 2008 年 1 月、j) 同 8 月、k)Hama R. Int J Risk Safety Med 20(1,2)：5-36, 2008
2) 塩見正司、小児内科、34(10):1676-81,2003
3) 読売新聞（大阪版）、2005 年 2 月 25 日号
4) 毎日新聞、2005 年 11 月 12 日
5)a) 横田班 H17 年度報告書 http://www.mhlw.go.jp/topics/2006/10/dl/tp1020-2.pdf b)
b) 藤田利治 2005/2006 年調査：補足集計 http://www.mhlw.go.jp/shingi/2007/05/dl/s0514-2i.pdf
c) 藤田利治、横田俊平ら、薬剤疫学、15(2)：73-92,2010
6) 廣田班報告 a)2007.12.25 http://www.mhlw.go.jp/shingi/2007/12/dl/s1225-7y.pdf
b) 中間解析（2008.7.10） http://www.mhlw.go.jp/shingi/2008/07/dl/s0710-6ak.pdf
c) 最終報告（2009.6.10） http://www.mhlw.go.jp/shingi/2009/06/dl/s0616-4g.pdf
7) 臨床薬理 40(2),2009 a) 浜六郎 (p13S)、b) 藤田利治 (p15S)、c) 吉村功 (p17S)
8) 中外資料 a)2009.6.16 http://www.mhlw.go.jp/shingi/2009/06/dl/s0616-4ae.pdf
b)2012.1029 http://www.mhlw.go.jp/stf/shingi/0000035797.html
c)2013.10.28 http://www.mhlw.go.jp/stf/shingi/0000035674.html
9)Hama R. Int J Risk Safety Med 23 (4):201-15,2011
10)www.rxisk.org
11)Jefferson T, Hama R ら、Cochrane Database of Systematic Reviews 2014, Issue 4.
12)Kimura S, Haji A ら、Basic Clin Pharmacol Toxicol. 111(4):232-9, 2012
13) a) Ono H ら、Biol Pharm Bull. 31(4):638-42, 2008
b)Ono H ら Basic Clin Pharmacol Toxicol. 113(1):25-30, 2013

c)Muraki K, Ono H ら. Basic Clin Pharmacol Toxicol. 2014 Jun 26 [Epub]
14) Freichel C ら、Basic Clin Pharmacol Toxicol. 111(1):50-7, 2012
15) Hiasa M, Kuzuhara T ら. Br J Pharmacol. 169(1):115-29, 2013

・イレッサ

21 世紀型薬害の典型（浜六郎）

1）最高裁判決に対する薬害イレッサ訴訟統一原告団・弁護団声明、最高裁判決
http://iressabengodan.com/topics/2013/000286.html
2）浜六郎、イレッサの毒性・本質的欠陥に関する意見書 8 通
http://www.npojip.org/sokuho/120803.html
3）TIP、a)2003.1 月、2 月、5 月、b)2005 年 1 月、3 月、5 月、6 月、c)2008 年 9 月、10 月、11 月、d)2009 年 8/9 月、e)2010 年 8/9 月、f)2011 年 11 月
4）薬のチェック速報版、a)2002 年 No1,2,4、b)2003 年 No5-7、No9-16、c)2005 年 No47,48,50-56、d)2007 年 No74、e)2011 年 No145、f)2012 年 No159（2012.8.3）、g)2013 年 No162（2013.4.13）
5）加治和彦、細胞老化、老年の科学 -21 世紀への老化研究をめざして（現代科学増刊）、東京化学同人、1994 年
6）Miettinen Nature. 1995;376(6538):337-41
7）浜六郎、イレッサ薬害最高裁判決に対する声明 http://www.npojip.org/sokuho/130413.html
8）すべての臨床試験のすべてのデータへのアクセスが必要
http://www.npojip.org/sokuho/111007.html
9）英国医師会雑誌（BMJ）のキャンペーン http://www.npojip.org/sokuho/121109.html
10）タミフルの無効と害が証明される -- 国際研究グループ（コクラン共同計画）の最新の結果で --http://www.npojip.org/sokuho/140410.html

第4章

・サリドマイド

日本での被害が大きかったのは、なぜ？（増山ゆかり）

1）神と悪魔の薬サリドマイド（トレンド・スティファン、ロック，ブリンナー）2001 年 12 月 21 日　日経 BP 出版センター

2）ノーモア薬害（片平列彦）l997 年 12 月 10 日 ㈱桐書房
3）先天異常の医学（木田盈四郎） 中央公論社
4）薬害が消される（全国薬害被害者団体連絡協議会）2000 年 10 月 15 日 さいろ社
5）不思議の薬 サリドマイドの話 2001 年 9 月 5 日㈱潮出版社

疫学と行政判断（津田敏秀）

1）Greenland S: Invited commentary: Science versus public health action : those who were wrong were wrong are still wrong. Am J Epidem1ol 1991;133:435-436.
2）WynderEL and Graham EA: Tobacco smoking as a possible etiological factor in bronchiogenic carcinoma. JAMA1950;l43:329-336.
3）杉山博：いわゆるサリドマイド問題に関する統計的考察．日本医事新報 1969;2351:29-34
4）土屋健三郎編：疫学入門．第 2 版、医学書院、東京、l978
5）中川久嗣：闘いの歴史．サリドマイド事件．第 2 章薬害の事実、In: 薬害が消される教科書に載らない 6 つの真実，全国薬害被害者団体連絡協議会編、さいろ社、神戸、2000
6）増山元三郎編：サリドマイド—科学者の証言—、東京大学出版会、東京、l971.
〈改編に際して追加〉
7）津田敏秀著、医学的根拠とは何か、岩波書店、2014

・筋短縮症

つくられた薬害の責任はだれにある？（岸光哉）

1）注射による筋短縮症、注射による筋短縮症全国自主検診医師団学術調査委員会発行、三一書房、l996 年
他に、
・山梨筋短縮症裁判の記録、山梨筋短縮症裁判弁護団編集、日本評論社、1994 年
・取りのぞこうつまづいた石、山梨県注射による筋短縮症児救済対策会議発行、山梨日日新聞社、1994 年

患者の苦悩を支える医療をめざして（林敬次）
「注射による筋短縮症」、注射による筋短縮症全国自主検診医師団学術調査委員会編、三一書房

・ヤコブ
危険性警告を無視し続けた国が起こした薬害事件（上田宗）
新聞報道にみる薬害ヤコブ病裁判のあゆみ（2003年3月薬害ヤコブ病大津訴訟原告団・弁護団）

第5章

・ジフテリア
すばやく幕引きされた薬害（田井中克人）
・『69 人目の犠牲者』（かもがわ出版）
・田井中克人著、『京都ジフテリア予防接種禍事件　69 人目の犠牲者』（新風舎文庫）

・コラルジル
あばかれたデータ隠し（浜六郎）
1）中村周而、川村正敏、コラルジル裁判と今後の課題、曽田長宗編「薬害」p467-475、講談社サイエンティフィック、1981 年
2）TIP 誌 a)2003 年 12 月号、b)2004 年 7/8 月、c)2004 年 9 月
3）浜六郎、薬害はなぜなくならないか、日本評論社、1997 年

第6章

「みだりに薬を用いない」（谷田憲俊）
1） インフォームド・コンセント—その誤解・曲解・正解．医薬ビジランスセンター、2006
2） そこが知りたい！在宅療養 Q&A　実践と多職種連携を深めるために．診断と治療社、2014
3） AGREE Collaboration. Development and validation of an international appraisal instrument for assessing the quality of clinical practice guidelines: the AGREE project. Qual Saf Health Care. 2003 Feb;12(1):18-23.
4) Miyashita M, Kawakami S, Kato D, Yamashita H, Igaki H, Nakano K, Kuroda Y, Nakagawa K. The importance of good death components among cancer patients, the general population, oncologists, and oncology nurses in Japan: patients prefer

"fighting against cancer." Support Care Cancer. 2014 Jul 5. [Epub ahead of print]
5) Fenton JJ, Jerant AF, Bertakis KD, Franks P. The cost of satisfaction: a national study of patient satisfaction, health care utilization, expenditures, and mortality. Arch Intern Med 2012;172(5):405-411.

宵越しの傷をもたないこと（浜六郎）

①②⑨ 糖尿病：『薬のチェック』創刊号、44、45 号
③ 睡眠、不安、うつ病：『薬のチェック』49、51 号、『読んでやめる精神のくすり』（金曜日）、発達障害：『薬のチェック』50 号
④⑤ ストレス解消法：『薬のチェック』31 号『アトピー皮膚炎』、32 号『頭痛』たとえば、片頭痛予防には、薬剤よりも腹式呼吸が、害がなく優秀な治療・予防法。適切な臨床試験で証明されている（第 32 号で紹介）。
⑥ コレステロール低下剤：『薬のチェック』2、48 号（2012.10）、『下げたら、あかん！コレステロールと血圧』（日本評論社）、『コレステロールに薬はいらない』（角川）
⑦ 高血圧：『薬のチェック』3、25、38、39 号、『高血圧は薬で下げるな！』（角川）
『下げたら、あかん！コレステロールと血圧』（日本評論社）
⑧ かぜインフルエンザ：『薬のチェック』12 号、『くすりで脳症にならないために』（NPOJIP）
⑨ 糖尿病：『薬のチェック』創刊号、44、45 号
⑩ 認知症：『認知症にさせられる』（幻冬舎）
⑪⑫⑬ 全般的に：『薬のチェック』創刊号～ 56 号、新版『のんではいけない薬（必要な薬と不要な薬）』（㈱金曜日発行、2012 年 5 月）、『命を脅かす医学常識』（宝島社、2012 年 2 月）、『そのくすり子供に使ってはいけません』（ジャパン・マシニスト社）

くすりの害にあうということ

2014 年 12 月 20 日　初版第一刷発行
2015 年 4 月 20 日　初版第二刷発行

編著：NPO 医薬ビジランスセンター
発行人：浜　六郎
発行所：特定非営利活動法人　医薬ビジランスセンター
（通称：「薬のチェック」）
〒 543-0002　大阪市天王寺区上汐 5-1-20-702
TEL：06-6771-6345　FAX：06-6771-6347
http://npojip.org
装丁　和久井昌幸
カバーイラスト　田谷美代子
制作　さいろ社
印刷所　モリモト印刷株式会社

ISBN978-4-901402-68-2　C0047　¥2000